坐月子怎么吃

＋产后瘦身全知道

车艳芳　主编

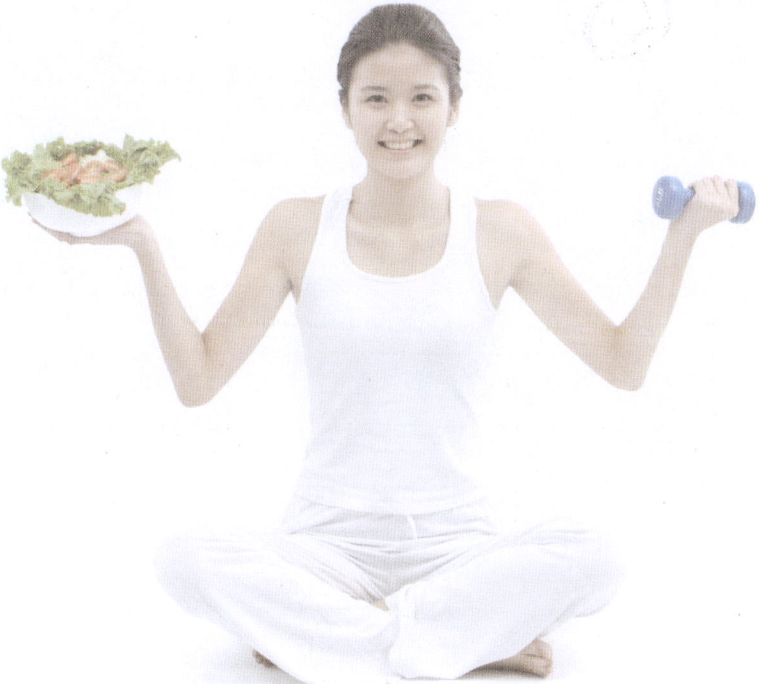

河北出版传媒集团
河北科学技术出版社

图书在版编目(CIP)数据

坐月子怎么吃+产后瘦身全知道 / 车艳芳主编. --
石家庄 : 河北科学技术出版社, 2016.12（2024.4重印）
ISBN 978-7-5375-8787-7

Ⅰ. ①坐… Ⅱ. ①车… Ⅲ. ①产妇—妇幼保健—食谱
②产妇—减肥—基本知识 Ⅳ. ①TS972.164②TS974.14

中国版本图书馆CIP数据核字(2016)第297793号

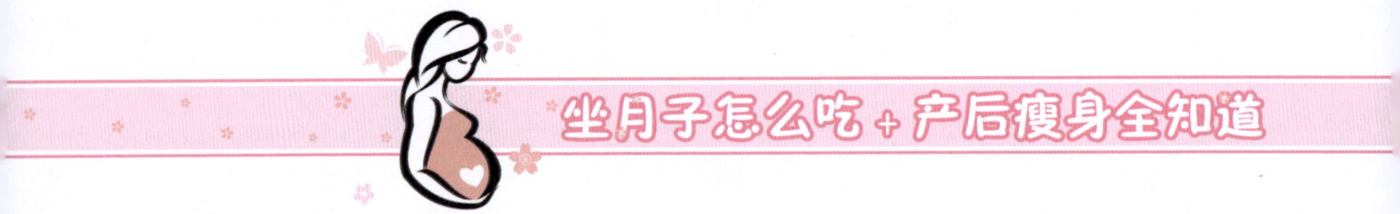

坐月子怎么吃+产后瘦身全知道
车艳芳　主编

出版发行	河北出版传媒集团 河北科学技术出版社
地　　址	石家庄市友谊北大街330号（邮编：050061）
印　　刷	三河市南阳印刷有限公司
开　　本	720 × 1000　1/16
印　　张	14
字　　数	224千字
版　　次	2017年1月第1版
印　　次	2024年4月第2次印刷
定　　价	68.00元

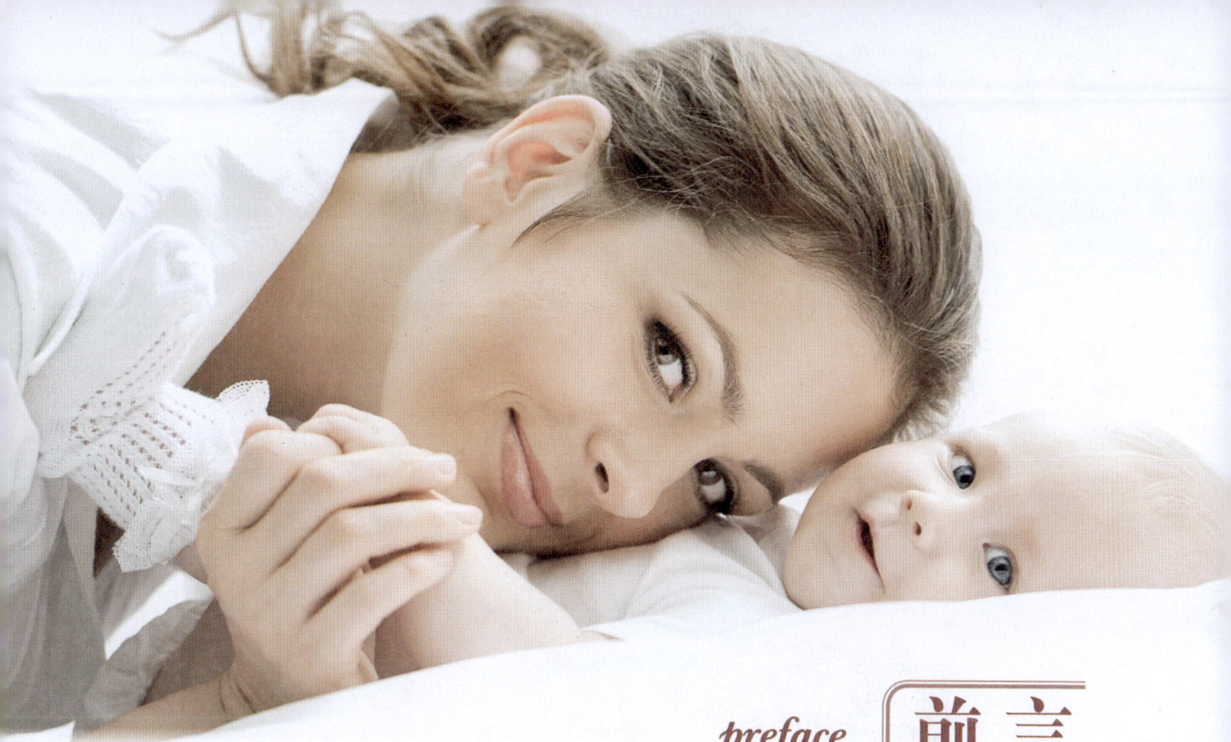

preface 前言

科学坐月子，幸福一辈子。

对于女人来说，产后正是身体亟须补养的时候，常被人喻为“人生的第二次发育”。月子里吃什么、怎么吃，是新妈妈和家人面临的一道难题。毕竟，坐月子最关键的就是吃，新妈妈们不仅要吃好，更要吃对。什么东西能吃，什么东西不能吃；什么东西可以多吃点，什么东西尽量少吃，都是有讲究的。

月子坐得好，不仅可以使新妈妈从产后的虚弱状态中快速恢复过来，还能保证新妈妈有充足、质量高的乳汁，为宝宝的健康成长做好保障，甚至可以帮助新妈妈恢复好身材，从臃肿的新妈妈变成靓丽的“辣妈”。同时，坐月子期间还可以全面调理身体，使新妈妈远离各种“月子病”。

幸福月子期，养生又享“瘦”。本书以孕产营养专家的视角，针对坐月子怎么吃、怎么补这一问题，从饮食调理角度，教会新妈妈通过合理的膳食，在月子期做到快速恢复身体，重塑曼妙身姿。同时，还根据产后新妈妈会遇到的滋补调理、通乳催乳、健身美容和产后疾病防治等问题，对症介绍了众多操作简便、科学实用的保健食谱和营养调理方案。一道道美餐，一天天体质增强，让新妈妈哺乳与瘦身两不误，顺利回归孕前的健康、靓丽，并展示“母亲”的风姿与神韵。

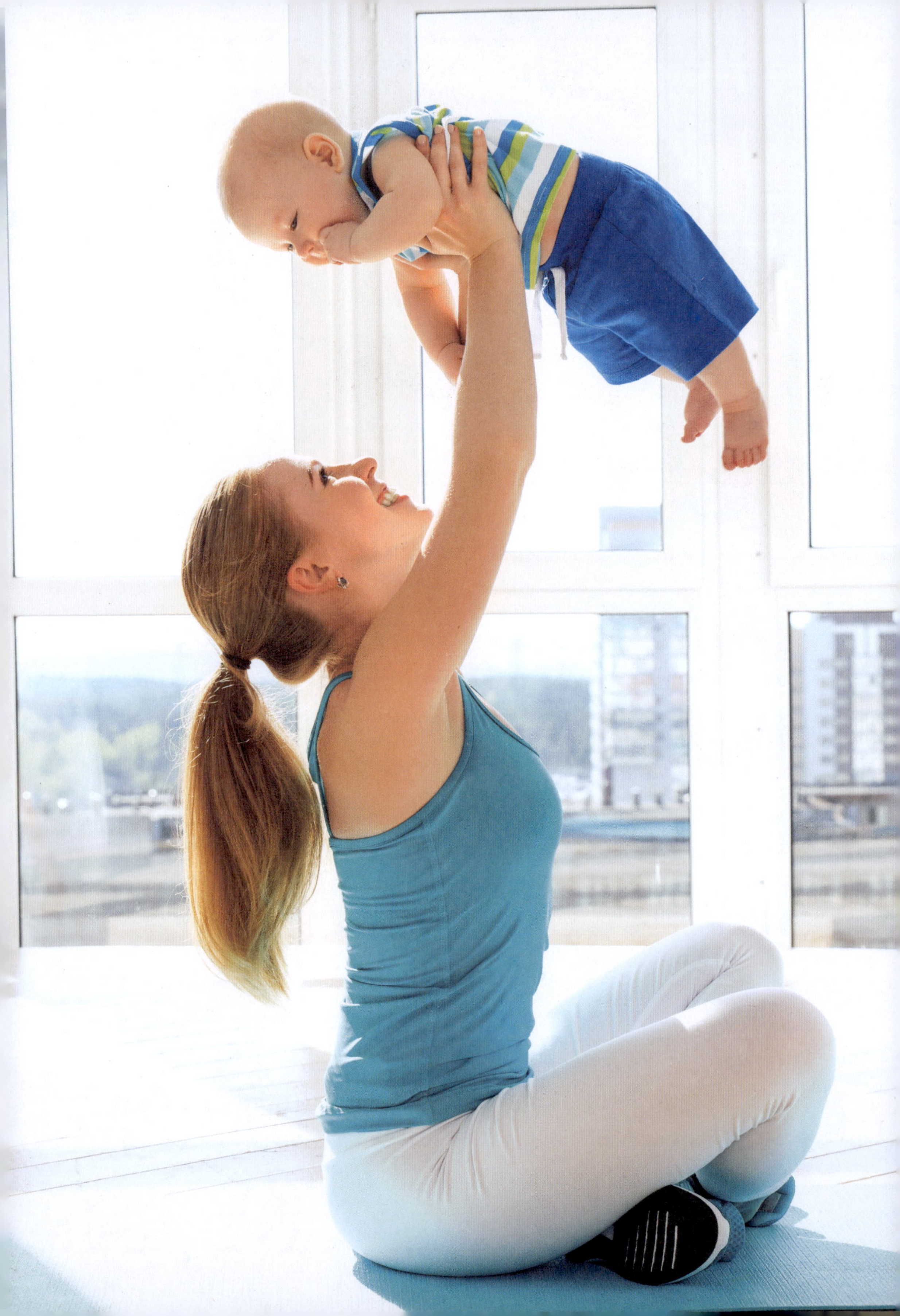

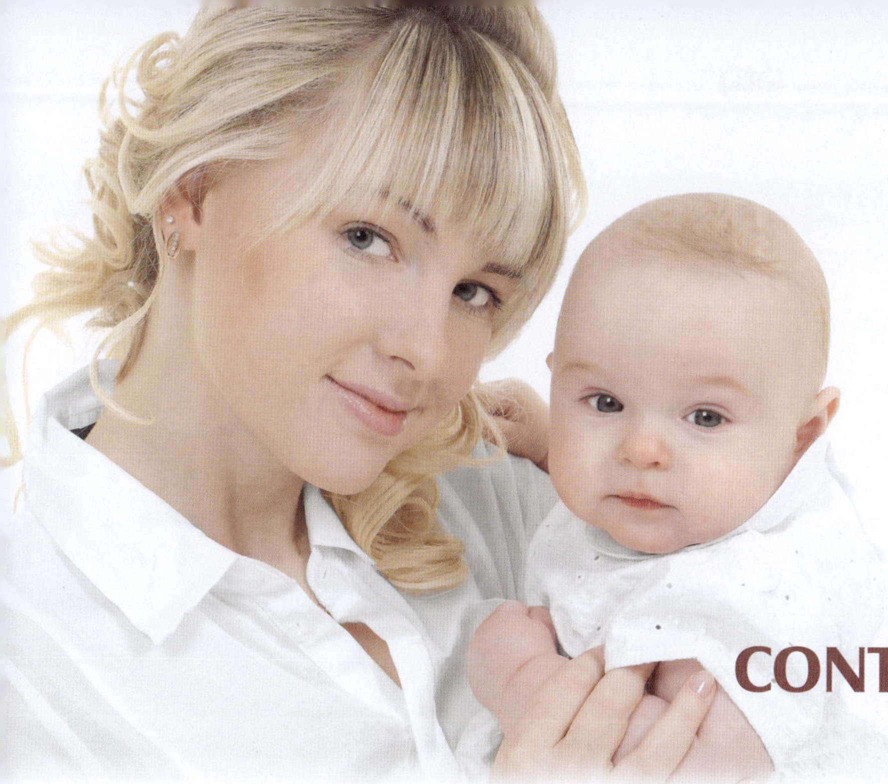

CONTENTS 目录

坐月子科学新知

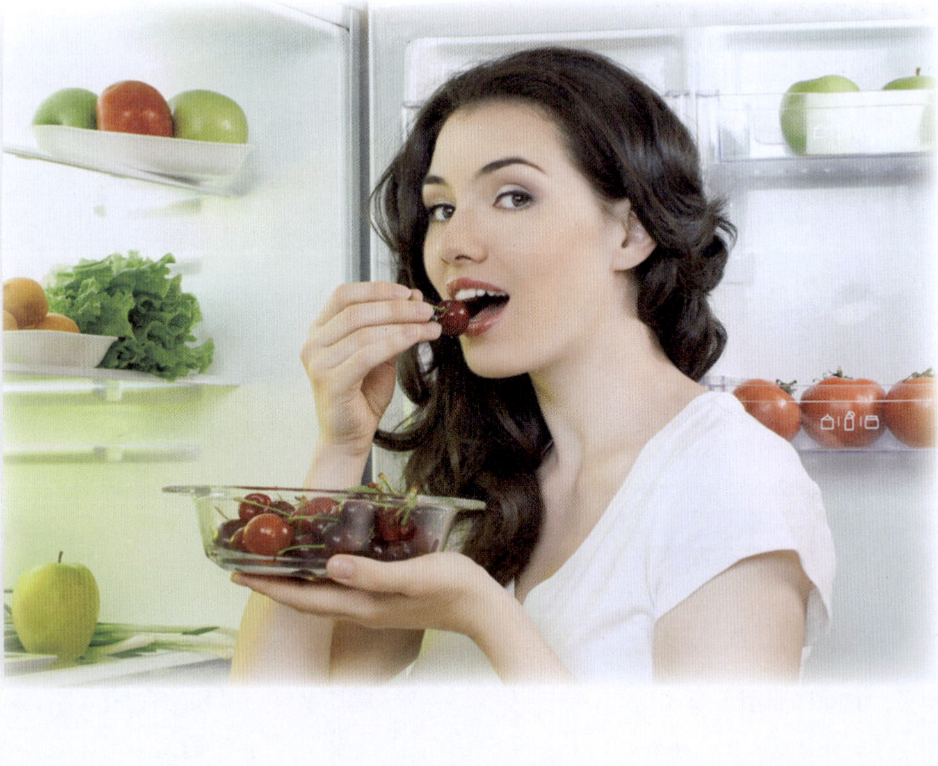

坐月子这样吃

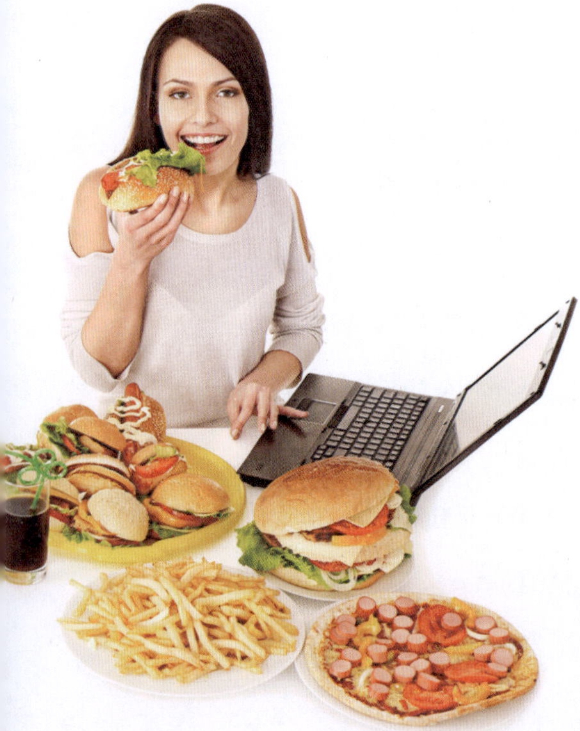

产后瘦身

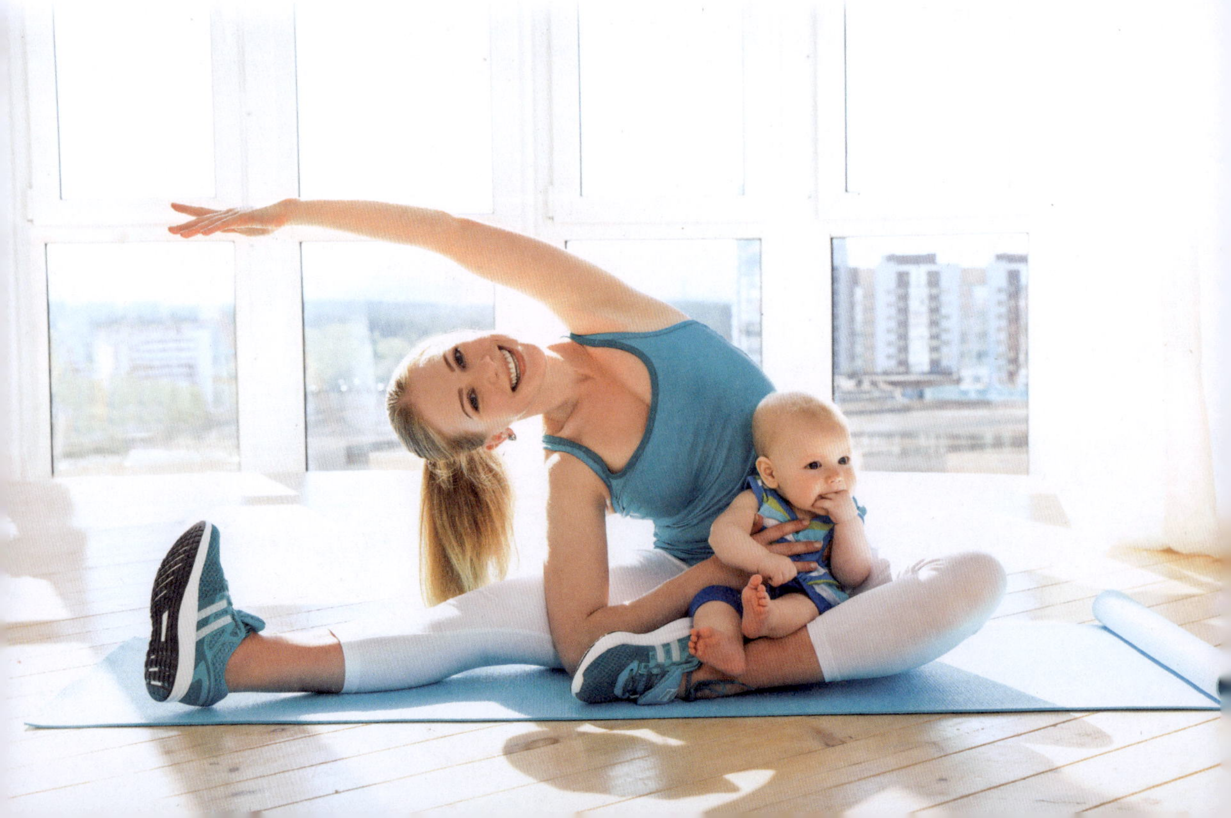

坐月子科学新知

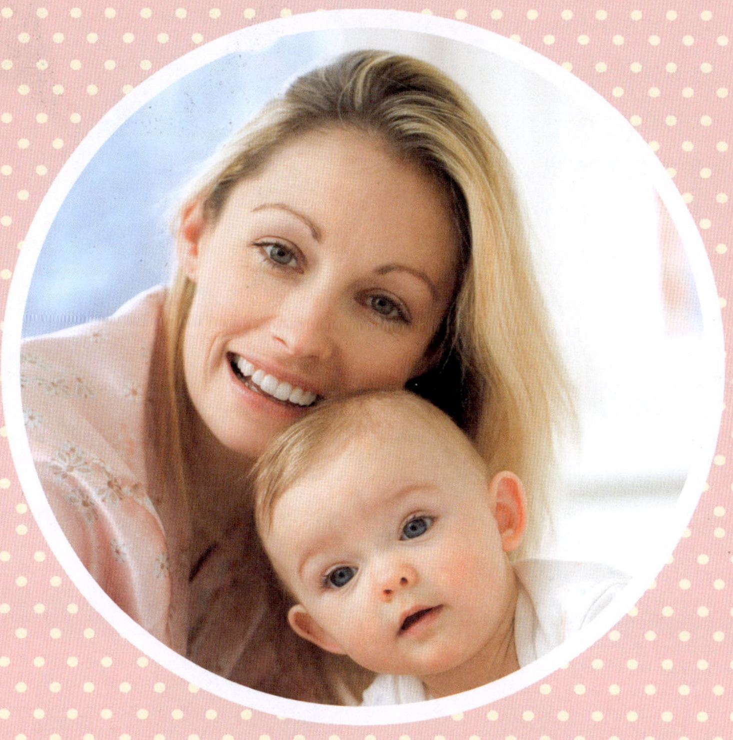

科学认识坐月子

俗话说："女人产后补。"中国女性生完宝宝后需要通过坐月子精心补养身体。古老的"坐月子"习俗，在今天还能站得住脚吗？答案是肯定的。坐月子是女性调养身体、改善体质的重要时期。

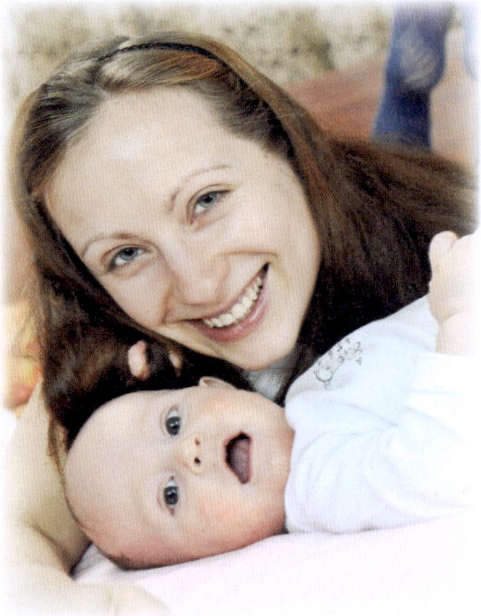

坐月子到底要多少天

通常人们将产后一个月称为"月子"，但实际上，经过一个月的调整，身体许多器官并未得到完全复原。例如，子宫体需要6周时间才能恢复到接近非孕期子宫的大小，胎盘附着处子宫内膜的全部再生修复也需6周；产后腹壁紧张度的恢复也需要6～8周的时间。如在此期间新妈妈干重活，就容易患上子宫下垂等疾病。所以，坐月子并不是一般人所说的30天，而是42天。

坐月子，调养身体的好时机

坐月子是调养身体的好时机。所谓"产前补胎，产后顾月内"，坐月子对母亲、宝宝都很重要，长辈们常要求遵循古法。他们甚至强调月子坐得好，身体才能调养得好，因此坐月子就成为新妈妈不能免俗的过程。

坐月子这段时间，高热量的麻油鸡、麻油腰子、麻油猪肝、猪脚炖花生等药膳不但是既定的食物，且务必要食用米酒水。另外，饮食建议中还规定新妈妈不能喝水、不能吃盐等。面对种种饮食限制，它们的来由是什么？对于怕胖的妈妈们，心中一定也很纳闷：坐月子非得要吃得这么补吗？生产前，腰部交感神经兴奋，促成子宫蠕动、阵痛、收缩，宝宝才能从子宫中娩出。在这个过程中，新妈妈的腰椎间盘、子宫壁的肌肉、子宫颈、阴道、会阴容易受伤；同时也容易因失血过多而产生头晕和口渴现象。为了调整体质，坐月子就成了休养生息的最好时机。

传统坐月子饮食的合理之处

产后妈妈多喝汤

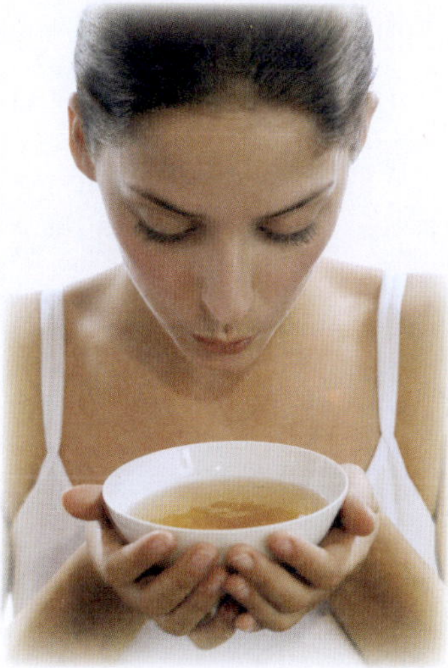

从分娩到泌乳，中间有一个环节，就是要让乳腺管全部畅通。如果乳腺管没有全部畅通，而新妈妈又喝了许多汤，那么分泌出的乳汁就会堵在乳腺管内，严重的还会引起新妈妈发热。所以，要想产后早泌乳，一定要让新生儿早早吮吸妈妈的乳房，刺激妈妈的乳腺管全部畅通，再喝些清淡少油的汤，如鲫鱼豆腐汤、黄鳝汤等，对妈妈下奶有帮助。

新妈妈喝红糖水补血

红糖营养丰富，释放能量快，营养吸收利用率高，具有温补性质。新妈妈分娩后，由于丧失了一些血液，身体虚弱，需要大量快速补充铁、钙、锰、锌等微量元素和蛋白质。红糖还含有“益母草”成分，可以促进子宫收缩，排出产后宫腔内淤血，促使子宫早日复原。新妈妈分娩后，元气大损，体质虚弱，吃些红糖有益气养血、健脾暖胃、驱散风寒、活血化瘀的功效。

传统坐月子的饮食陋习

不论是传统方式还是现代方式，坐月子都是为了让新妈妈的身体能够恢复得更好。对绝大多数新妈妈来说，产后都是由自己的家人照顾，所接受的传统方法相对多一些。但是，几种传统坐月子的陋习是需要摒弃的。

光喝汤不吃肉

正确观念：肉比汤的营养更丰富，汤和肉应一起吃。从生理上讲，新妈妈的新陈代谢比一般人高，容易出汗，又要分泌乳汁哺育婴儿，所以，需水量比一般人高，新妈妈多喝一些汤是有益的。但是，只喝汤不吃肉的做法是不科学的。因为蛋白质、维生素、矿物质等营养物质主要存在于肉中，溶解在汤里的只有少数，肉比汤的营养要丰富得多。

忠告： 肉和汤一起吃，既保证获得充足营养，又能促进乳汁分泌。

高蛋白多多益善

正确观念： 蛋白质充足不过量，保证营养均衡。

民间认为，产后气血大亏，需要大补大养，因此主张"坐月子"应该吃得越多越好。产褥期补充优质蛋白质是非常必要的。但是，蛋白质补充过多会加重胃肠道负担，引起消化不良，诱发其他营养缺乏，发生多种疾病，还会造成肥胖。

忠告： 新妈妈每天吃适量鸡蛋、鱼禽肉类、奶及奶制品、豆制品就能保证蛋白质的需求量了。

补钙只喝骨头汤

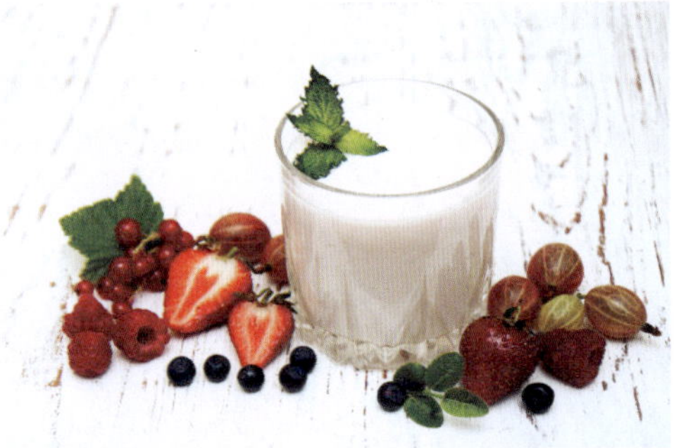

女性产后担负着分泌乳汁、哺育婴儿的重任，对钙的需求量较大。若膳食中钙供给不足，母体就会动用自身骨骼中的钙，以满足乳汁分泌的需要。这样一来，就会造成自身骨质疏松，对新妈妈今后的健康不利。

有人认为，产后补钙的最佳办法是多喝骨头汤。其实，骨头汤中的含钙量并不大。补钙的最佳食品是奶和奶制品，不仅含钙量大，吸收率也高，是新妈妈补钙的极好来源。

忠告： 新妈妈每天喝250～500毫升牛奶，吃虾皮、芝麻酱、豆腐等含钙丰富的食品，如此就能达到补钙的目的。

正确坐月子饮食三要诀

阶段性食补

中医典籍《金匮要略》指出，"新产妇人亡津液、胃燥"。新妈妈产后非常虚弱，消化吸收功能还未恢复正常，如果此时摄入过多的养分，反而会造成"虚不受补”的现象。所以产后饮食需要按照身体复原状况做阶段性规划，才能循序渐进顺利复原。

1 第1周——代谢排毒、活血化瘀

第1阶段，也就是产后第1周，这时新妈妈体力很差、全身肿胀未消，肠胃尚在“休眠”中，子宫正在强力收缩，恶露大量排出。这时候的饮食调补重点在于促进肠胃功能的“苏醒”，促进恶露和水分的排出，并补充体力，提高抵抗力。

2 第2周——养腰固肾、收缩内脏和骨盆腔

随着子宫入盆腔，促进脾胃功能的恢复和内脏的复位、收缩就成为本周食补的重点。因为脾胃是气血生化之源、后天之本，与营养吸收、内脏收缩密切相关，调补到位才能帮助妈妈吸收营养。

3 第3周——滋养泌乳、补中益气

新妈妈身体已经逐步恢复，母乳质量也趋于稳定，产后第3阶段的调补重点就在于滋养泌乳、补中益气。母乳是妈妈的精血生成的，只要产后调补得宜，气血顺畅，奶水就会源源不绝；而哺乳会消耗大量能量，所以这时滋养进补是最恰当的时机。从这周开始，妈妈可以开始选择麻油鸡汤、花生猪蹄汤等蛋白质含量较高、比较滋补的菜肴。

4 第4周——滋养泌乳、改善体质

这是新妈妈即将迈向正常生活的过渡期，妈妈的体力、肠胃、精神都已恢复良好。到了这一周千万别松懈，更应该严格遵循坐月子的饮食和休养方式，使体力更加充足，才能巩固整个坐月子的成果，帮助妈妈达到最佳体力与健康状态。

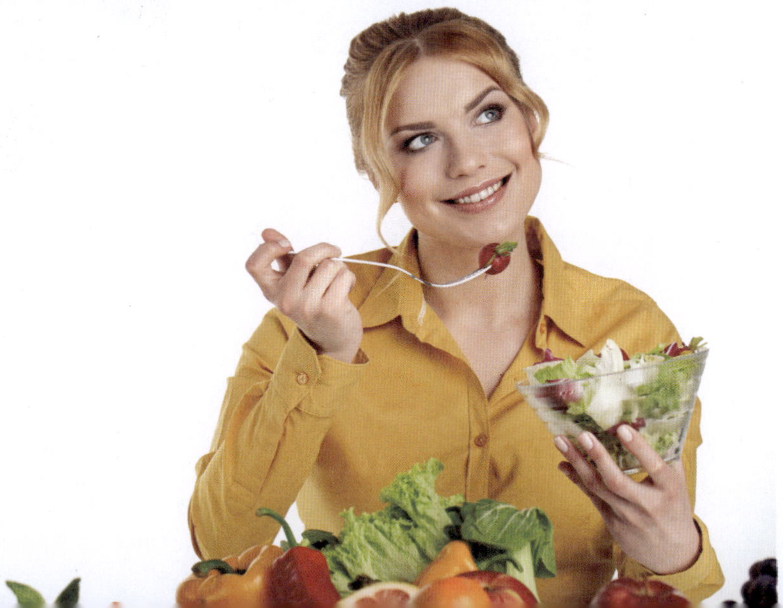

产后温和热补

中医典籍《傅青主女科》指出，产后“寒则血块凝滞，热则新血崩流”，所以产后需要温和热补，才能有效补气补血，并避免加重热性症状的不适。月子食用油的选择是温和热补的关键。

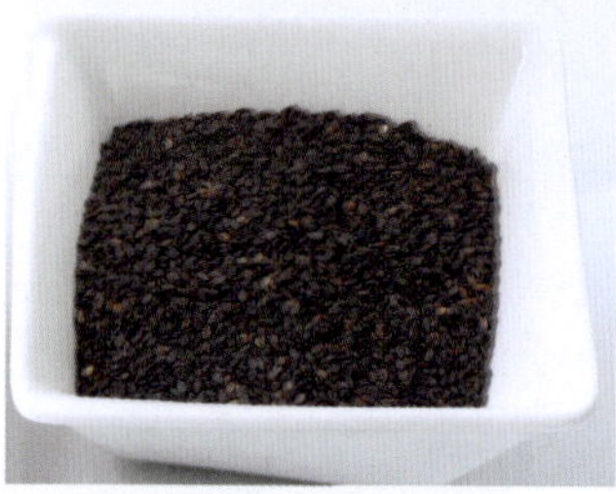

黑芝麻中所含的芝麻素、芝麻酚营养成分具有解毒、保护肝脏、抑制胆固醇、抗氧化等多种作用；此外，黑芝麻含钙量是牛奶的10倍。产后新妈妈容易出现掉发、白发、便秘、黑色素沉着等。黑芝麻性质温和，能够温补身体，预防和解决以上问题。

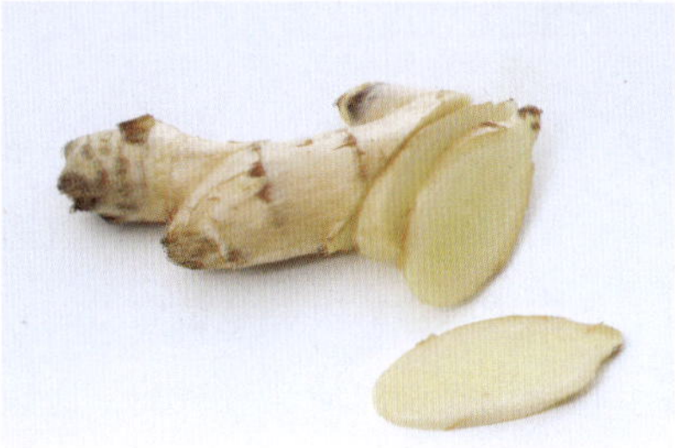

生姜能解表散寒、温肺止咳、温润子宫，而生姜皮利尿消肿，搭配黑芝麻低温烘焙而成的黑麻油，能够暖化温补子宫、活化内脏，更能起到温和热补的效果。

建议坐月子时，每餐都以黑麻油文火爆透老生姜，再翻炒食材，随之炖煮。老生姜爆到金黄色（生姜的两面皱起来）即可，切不可爆到焦黑，以免引起上火症状。

用去除酒精的米酒精华炖煮餐点

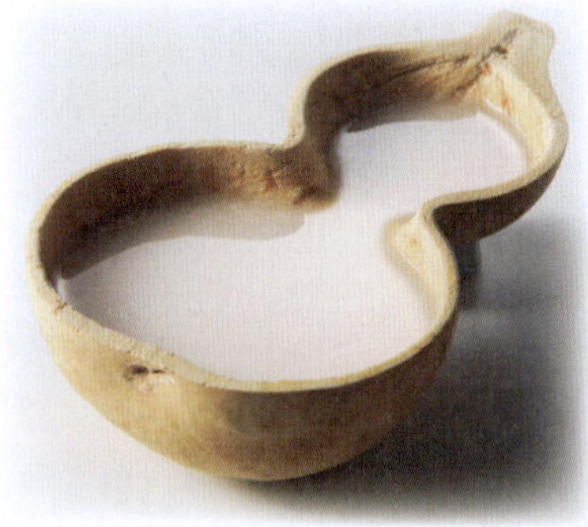

华南和华东地区坐月子的传统习俗是使用米酒或酒酿（醪糟）煮月子餐，这是因为古代饮用水无法消毒杀菌，只好使用米酒煮食，而米酒酒精成分高达20%，现代家庭就算经过高温煮食，也会残留酒精。根据研究，酒精成分会延缓新妈妈伤口愈合，也会通过奶水传输给宝宝，将造成宝宝嗜睡、大脑发育不全，非常不适合新妈妈食用。

建议采用完全去除酒精、保留米酒营养精华的月子餐专用汤头，直接用于煲汤、煮粥、煮饭，如此一来，既能避免酒精带来的伤害，又可帮助产后妈妈补充能量、畅通气血，促进新陈代谢，加速身体复原。

月子期间的身体恢复

宝宝娩出后，母体器官会逐渐恢复到产前的状态。子宫、会阴、阴道的创口逐渐愈合，子宫缩小，松弛的皮肤、关节，也会在月子期内复原到孕前的正常功能和状态。

1 子宫

胎盘排出后，子宫体即收缩至胎头大小，呈前后略扁的球形。以后随着子宫肌纤维迅速变小，水肿及充血消退，子宫逐渐缩小，子宫底在耻骨联合上12～15厘米处。产后第5天时，子宫底在耻骨联合上7～10厘米处；12天入盆，在腹部已不易被触及。子宫在产后第1周周末减至500克，第2周周末减至350克，第8周时达正常子宫的重量。

2 子宫内膜的变化

胎盘和胎膜会从蜕膜海绵层外部与子宫壁分离而被娩出。留下来的海绵层则厚薄不一，遗留的蜕膜组织随恶露排出，基底部则经过再生而形成新的子宫内膜功能层。在产后10天，宫腔内其他部分均有新生的子宫内膜生长。

3 子宫颈

在分娩结束时前壁较薄，皱起如袖口，松弛、水肿，呈紫色，1厘米厚、3～6厘米长。18小时内很快缩短、变硬，恢复正常形状。

4 外阴与阴道

会阴受压迫撕裂口切开，而有充血和水肿，阴道壁黏膜皱襞消失，弹性松弛，阴道口松开。盆底周围组织松软，盆底松弛，2～3周后才逐渐恢复。

温馨提示

会阴撕裂的护理保健

① 保持外阴清洁。勤换会阴垫及内衣裤，大小便后用清水洗会阴。

② 产后应向会阴伤口的对侧保持卧位或坐位。

③ 外阴伤口肿胀疼痛的新妈妈，可用95%乙醇（酒精）纱布或50%硫酸镁湿敷外阴。

④ 当会阴伤口明显疼痛或出现异常分泌物时，应警惕伤口是否有感染，必要时应请医生检查和治疗。

月子期新妈妈的身体恢复状态

第1周	阵痛从第3天开始得到缓解；恶露量在分娩当天和第2天较多，然后逐渐减少，1周后与平时的月经量差不多；分娩后第1天开始分泌乳汁；分娩1周过后，子宫缩小
第2周	恶露的颜色由褐色变成黄色，量也逐渐减少；母乳分泌更加顺畅；子宫继续缩小，恢复到分娩前的状态
第3周	黄色的恶露几乎消失，分娩时的伤口基本痊愈
第4周	恶露消失，分泌出和妊娠前相同的白色分泌物；耻骨恢复正常，阴道恢复正常，会阴部消肿；腹部变得较为紧绷；妊娠纹的颜色变浅
第5周	腹部下垂不明显，身材恢复原状；身体大多已调整至原来的状态
第6周	子宫完全恢复；可能出现产后抑郁症

月子里常见问题答疑

自古以来，我国妇女都很重视坐月子的这一段时间，认为坐月子对妇女以后的健康影响重大。那么，坐月子要注意什么呢？以前坐月子遗留下来的老规矩要不要遵守呢？

坐月子期间，房间内的室温多少度比较合适

专家回答：房间里面要购置温度计、湿度计，温度在25～26℃，湿度在50%～60%比较合适。温度过高，特别燥热，宝宝的体温中枢就会发育得不好。居室环境特别热，宝宝会发热。温度如果过低，宝宝就容易着凉、感冒，得肺炎。如果湿度特别大，新妈妈会觉得特别闷、不舒服，宝宝喘气也不顺畅。

坐月子老习俗对不对

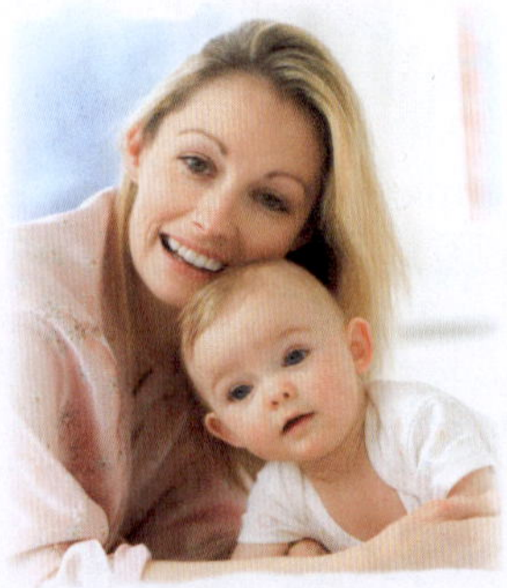

专家回答：过去旧的观念，如多喝红糖水，多吃鸡蛋，关门闭窗，新妈妈一个月不洗澡、不刷牙、不洗脸，屋内不能有风等，都是不可取的。其实每天上下午应各通一次风。在吃的方面，不是说吃得越贵越好，越精越好，饮食的原则就是荤素搭配，粗细搭配，干稀搭配，营养要

均衡、全面，比例适当。在新生儿护理方面，纯母乳喂养4～6个月最好。如果要选择配方奶的话，要慎重选择。

顺产会阴侧切该怎么护理

如果顺产且会阴侧切，每天都要冲洗会阴。在家的话，用清水洗就可以了。会阴侧切一般三个整天就能愈合，愈合后无须特别护理。正常饮食即可。

产后坐月子保暖防风相关问题

坐月子期间完全可以洗澡、洗头，洗头以后也可以用电吹风吹干。冬天，室内保证适宜温度就可以洗澡，也可以用热毛巾擦拭下身。需要注意的是，坐月子期间最好不要碰凉水，脚也不要踩在凉地上。

月子期新妈妈一人吃、两人补

新妈妈在分娩过程中损耗了大量的气血，流失了较多的营养，因此在分娩后需要加强饮食调理，以促进身体恢复。另一方面，新妈妈平时吃的食物中的营养会通过母乳进入宝宝体内，所以新妈妈所吃的食物营养价值应比较高，乳汁的质量才会相对较高，这样才利于宝宝的生长发育。

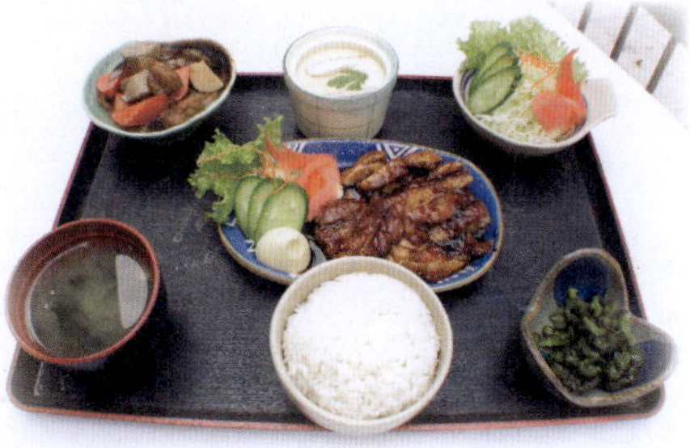

子宫收缩剂与生化汤的作用

子宫恢复靠收缩，而子宫收缩靠自然机制。子宫收缩剂是治疗产后出血最好的选择。生化汤的药物组成有化瘀、补血的作用，所以生化汤比较适合在产褥期饮用。然而，新妈妈按摩子宫是最重要的，子宫收缩剂或生化汤都只能起辅助的作用，主要目的还是引导子宫不断地收缩，直到没有出血且子宫腔保持洁净为止。

月子期不能节食

产后新妈妈的身体较虚弱，需要补充大量的营养，如果节食会使免疫力降低，还有可能引发产后并发症。另外，新妈妈还担负着给宝宝哺乳的重任，如果自身的营养跟不上，就不能为宝宝提供足够的营养，进而会影响宝宝的生长发育。

月子期禁止嗜烟酗酒

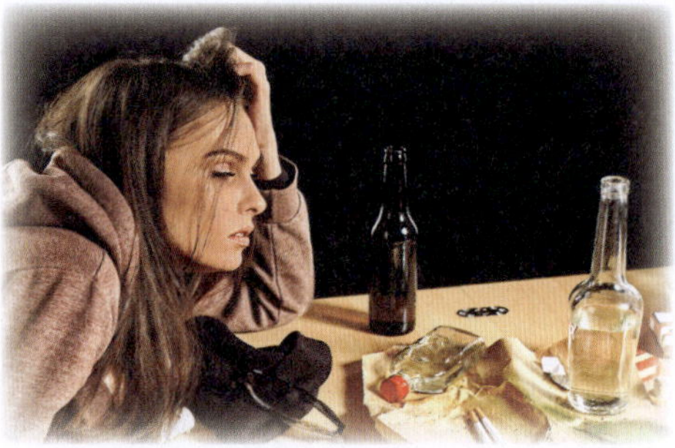

新妈妈吸烟不仅会使乳汁减少，而且烟中的有毒物质还会通过乳汁进入宝宝体内，影响宝宝的健康。当然，烟雾对宝宝健康的危害也是不能忽视的。新妈妈少量饮一些红酒对身体无害，甚至还有补血、活血化瘀的功效，建议哺乳后再喝。但如果新妈妈大量饮酒，酒精便会通过乳汁进入宝宝体内，使宝宝生长缓慢，危害宝宝的健康。

新妈妈何时开始喝排恶露汤

新妈妈在刚分娩完住院期间，小腹会疼痛（触摸时有一团圆圆的硬块），血块会随着子宫收缩逐渐排出。此时不必急于喝排恶露汤。等出院回到家中休养，身体状况稳定，没有发炎的症状时，就可以开始喝排恶露汤，或者以红糖姜汤（加几滴醪糟）来代替。

新妈妈起床后喝蜂蜜水

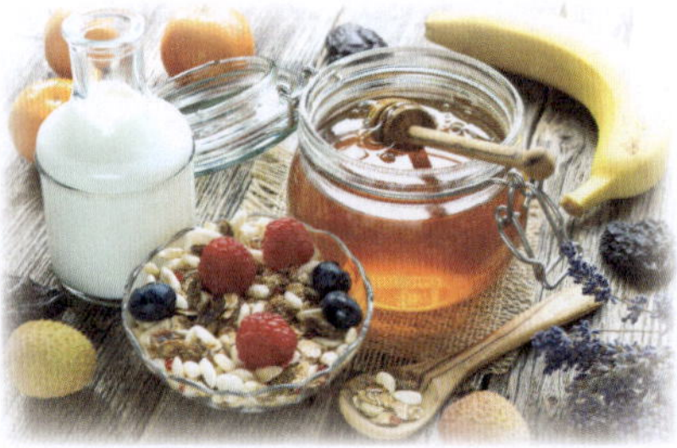

中医认为，蜂蜜性平，味甘，入肺、脾、大肠经，有补中润燥、止痛解毒的作用。新妈妈经常食用蜂蜜可以促进胃酸的正常分泌，还可以加速肠蠕动，从而有助于缩短排便时间。在清晨空腹喝蜂蜜水，有助于涤清肠胃，排便功效更为显著。在冲泡蜂蜜时需用60℃左右的温开水，水温太高会影响蜂蜜的保健功效。

新妈妈要少量多餐

生产后，新妈妈的胃肠功能还比较弱，肠蠕动也比较缓慢，如果一次性进食过

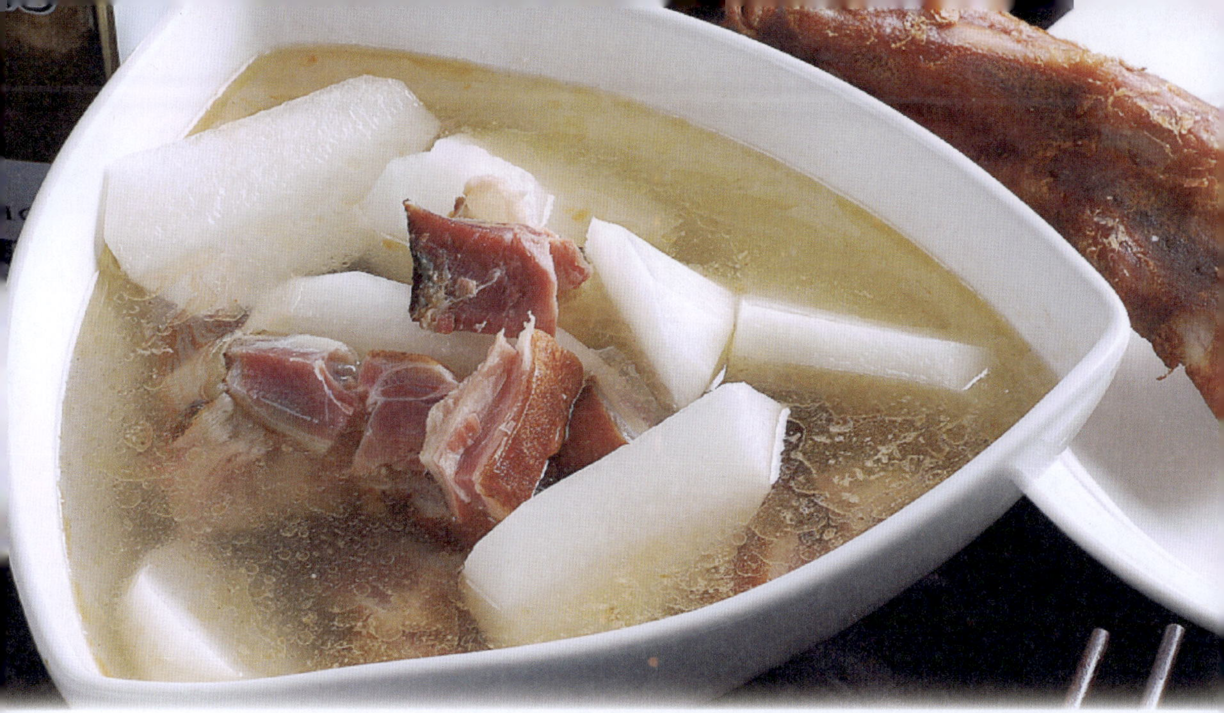

多，会对肠胃造成负担，久而久之易影响胃肠功能。而采用少量多餐的方式则有利于食物的消化和吸收。一般来说，新妈妈可以保证每天5～6餐。因此，为了身体的恢复与健康，新妈妈要采用少量多餐的进食方式。

新妈妈喝催乳汤要注意什么

喝汤时间约在乳腺开始分泌真正的乳汁时，即产后的第三到四天。所以新妈妈在分娩第三天就可以开始喝鲤鱼汤、猪蹄汤之类的催乳汤。这样能为初乳过后分泌大量乳汁做准备，但新妈妈应根据泌乳情况控制汤饮量。

新妈妈不可以吃生冷食物

生产后，新妈妈气血亏虚，此时应多吃一些温补的食物，帮助气血生化和循行。一些生冷的食物，如凉菜、冷饮等会阻碍气血的运行，从而造成脾胃消化吸收功能障碍，不利于恶露的排出和淤血的清除，从而不利于新妈妈的健康。

给剖宫产妈妈的特别建议

术后及早活动

从剖宫产术后恢复知觉起，就应该进行肢体活动。24小时后要练习翻身、坐起，下床慢慢活动，这样能增强胃肠蠕动，尽早排气，还可预防肠粘连及血栓形成而引起其他部位的栓塞。

麻醉消失后，上肢肌肉可做些收放动作，拔出尿管后要尽早下床，动作要循序渐进，先在床上坐一会儿，再在床边坐一会儿，再下床站一会儿，然后再开始行走。这样不仅能增加肠胃蠕动，还可预防肠粘连及静脉血栓形成等。

开始下床行走时可能会有点儿疼痛，但是对恢复消化功能有好处。术后24小时，新妈妈可以在家人帮助下，忍住刀口的疼痛，在地上站立一会儿或轻走几步，每天坚持做3次。实在不能站立，也要在床上坐一会儿，这样也有利于防止内脏器官的粘连。

注意观察出血量

剖宫产时，子宫出血较多，术后数小时内应注意阴道出血量，如发现超过正常月经量或阴道排出组织，要及时通知医生。

预防伤口缝线断裂

咳嗽、恶心、呕吐时，应压住伤口两侧，防止缝线断裂。

护理人员还可在新妈妈卧床休息时，给新妈妈按摩腹部，方法是自上腹部向下按摩，每2～3小时按摩一次，每次10～20分钟，这不但能促进肠蠕动恢复，还有利于子宫残余积血的排空。

导尿管拔出以后，最好能增加饮水量，因为插导尿管本身就可能引起尿道感染，再加上阴道排出的污血很容易污染到尿道。通过多饮水、多排尿，可冲洗尿道，以防泌尿系统感染。

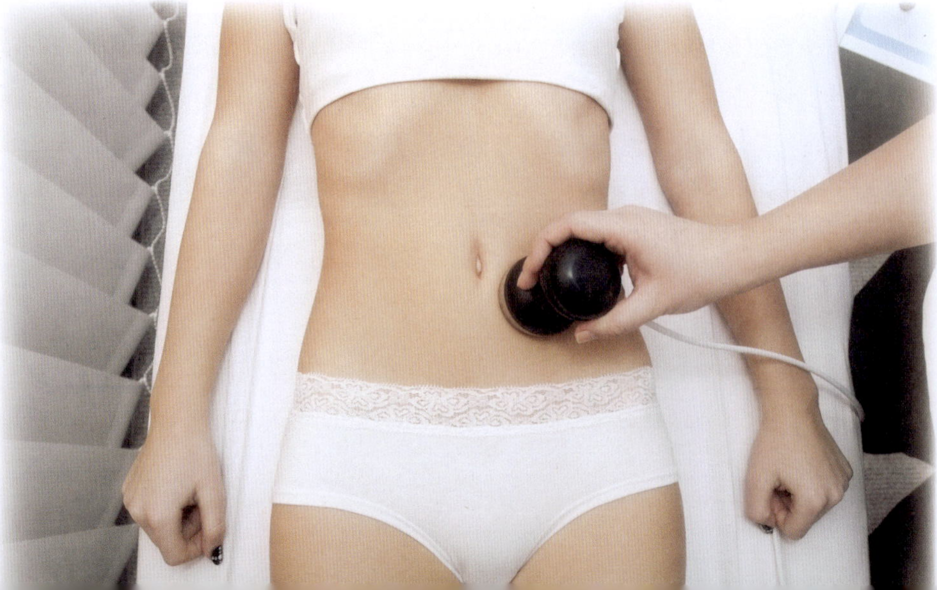

流产、早产的妈妈也要坐好月子

如同足月生产一样，自然流产、人工流产和早产，子宫也会经历复旧的过程，包括子宫颈及阴道也需要渐渐恢复原来大小，所以也要坐月子，只是时间长短有差别。

早产的新妈妈，坐月子时间最好能达到45～60天，自然流产、人工流产的女性应休息调养21～30天。

流产后应该注意3个方面的调养。

调节心情，抚平心理伤痕

1 自我调节

失去小宝宝的准妈妈内心不免有失落、悲伤的情绪，此时，准妈妈要进行积极的自我调节。可以寻找释放自己情绪的方式，如听音乐、看书、看影碟等，让自己的郁闷情感得以转移，慢慢平静下来。

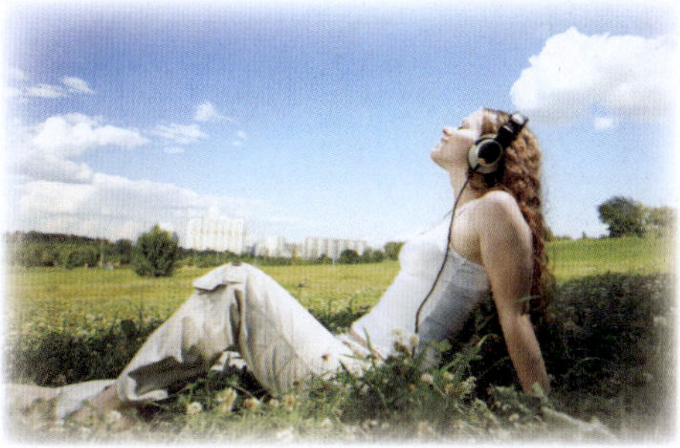

2 家人支持

作为丈夫，要对流产后的妻子谨慎呵护，在照顾身体的同时，也要注意心理的抚慰，让她慢慢忘记流产带来的负面情绪。其他家庭成员也要关心体谅她，营造和谐温馨的家庭氛围。

充分休息，“坐小月子”

民间对流产后的调养有一种说法，叫“坐小月子”，从侧面更加说明了休息对恢复的重要性。流产后，子宫内膜会留下创面，如果过早地活动，很可能会延长阴道出血的时间，所以一定要注意充分休息。

一般来讲，流产后应该休息21～30天，前3天最好能卧床休息，切不可过早地从事体力劳动或体育锻炼，防止劳累过度，导致子宫脱垂。

加强营养，尤其需要补铁

与分娩后加强营养一样，流产后也应重视饮食的补给，以利于身体的快速恢复。

因此，人工流产手术后3天，在服消炎药期间，就要立刻进行食补，多吃一些富含蛋白质、维生素和矿物质的食物，特别要多吃些补铁的食物，如猪肝、鸡肝、鲈鱼、鸡肉、猪肉、糯米、红枣、红豆等。

需要注意的是，在这期间，尽量不要吃或少吃生冷、油腻及有刺激性的食物，这类食物均能刺激性器官出血。

月子饮食调养

依体质“量身打造”

坐月子期间，“饮食调养”扮演着重要角色，但并非大量进补就是恰当的。产后的补身不应局限于营养的补充，而是应依照新妈妈的体质，选择合宜的药膳与食材，才能使新妈妈迅速恢复生理机能。找到适合自己的食材与药膳，才能补得好、补得巧，真正达到“坐月子，养身子”的效果。

人的体质一般可分为寒性体质、热性体质、中性体质三大类。寒性体质肠胃较弱，适合温补，但须避免过于油腻的烹调方式，以免肠胃不适；热性体质易上火，食物中要减少生姜、酒的用量；中性体质适当补身即可。以下为不同体质的食补要领。

寒性体质

1 体质特征

脸色苍白，容易疲倦，四肢容易冰冷，大便稀软，尿频量多、色淡，头晕无力，容易感冒，舌苔白，舌淡白，喜欢喝热饮。

2 食补要领

①适合以温补的食物或药膳来促进血液循环。

②可以多吃苹果、草莓、樱桃、释迦等水果。

③烹饪方式应该避免太过油腻，以免造成肠胃不适。

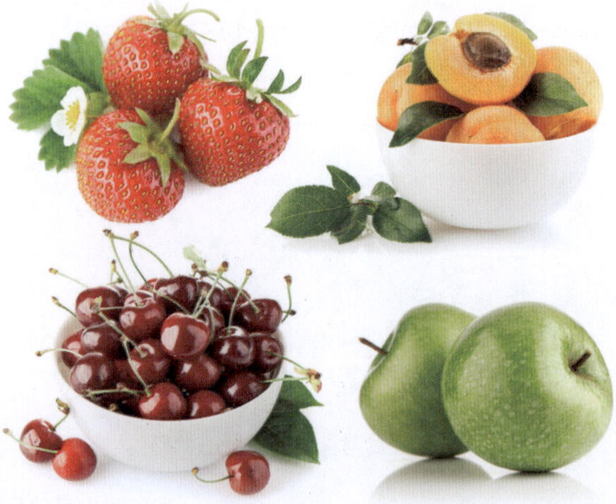

热性体质

1 体质特征

脸红目赤，身体燥热，容易口渴，舌苔黄、舌质红赤，易患便秘、痔疮，尿量少、色黄、有臭味，容易长青春痘，心情易烦躁。

2 食补要领

①减少酒、香油、生姜的用量。

②不宜食用荔枝、龙眼、芒果。

③平常可吃柳橙、草莓、葡萄、琵琶等水果及丝瓜、莲藕、绿叶蔬菜、豆腐等。

中性体质

1 体质特征

不寒凉，不燥热，食欲正常，舌头红润，舌苔淡薄。

2 食补要领

①饮食搭配上较具弹性，可以用食补与药补交替之法。

②若出现口干、长痘的症状，则建议多用食补，暂停药补。

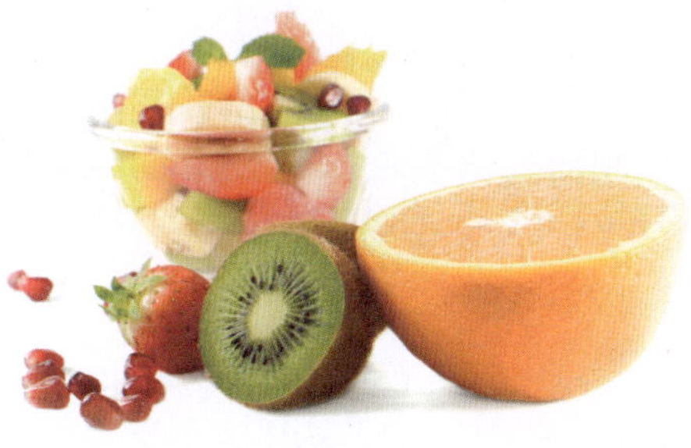

选择新鲜、温和的食材

现代人饮食丰盛，营养无虞，因此坐月子期间应掌握的食补重点在于“重质不重量”。新妈妈在生产过程中，血液、含氧量与体力都大量消耗，易出现血气不足的现象，身体更虚弱、寒冷，肠胃也更敏感。此时若不对饮食品质加以控制，易造成肠胃不适、恶露增加与腹痛、腹泻、便秘等问题，食材挑选最重要的是“新鲜、温和”。

选择当季新鲜蔬果

当季生产的食材，不仅新鲜度高，还可保持最好的营养成分；当季蔬果因季节条件适合成长，较少利用化学药剂催熟或冰存。

避免刺激性食物

新妈妈应避免过于寒凉、油腻燥热的食材，以温和的食材为优先选择，因其刺激性小，对于活动量不大、肠道蠕动不佳的新妈妈而言，也较易于消化吸收。少吃生冷、油腻食物，少饮酒或不饮酒能避免恶露增加。

选择质地柔软、易消化的食材

新妈妈历经生产过程，筋骨、器官、五脏六腑都很脆弱，容易受到损伤。质地柔软的食物，不但好消化、吸收效果倍增，且不会增加肠胃负担、损害牙齿，是产后第1周的最佳选择。

此时应避免摄入坚硬粗糙的食物与大块肉。

多食新鲜蔬果，有助消化

新妈妈身体康复及乳汁分泌需要更多的维生素和矿物质，尤其是维生素C，它具有止血和促进伤口愈合的功效，而蔬菜和水果中就含有大量的维生素C。另外，很多新妈妈在月子里容易发生便秘，蔬菜和水果中大量的膳食纤维可促进肠蠕动，利于通便。此外，莴苣、茼蒿、菠菜、胡萝卜、哈密瓜、木瓜、香蕉、苹果、桃子，它们的性味温和，比较适合在月子期间食用。

依阶段调整滋补重点

1 术后

新妈妈可先喝点儿萝卜汤，帮助肠道排气后开始进食。

2 术后第1天

一般以稀粥、米粉、藕粉、果汁、鱼汤、肉汤等流质食物为主，分6～8次进食。

3 术后第2天

可吃些稀、软、烂的半流质食物，如肉末、肝泥、鱼肉、蛋羹、面条等，每天4～5次。

4 术后第3天

可以食用普通饮食了，主食350～400克，牛奶250～500毫升，肉类150～200克，鸡蛋2～3个，蔬菜水果500～1 000克，植物油30克左右，但需要注意的是牛奶、豆浆、蔗糖等易引起胀气的食品不宜食用。

5 术后4～7天

太多油腻的饮食会造成肠胃负担，相当不适合新妈妈。配合虚弱的身体，应以营养、开胃、清淡的食物为主。此时食补重点为补血、去恶露，应选择易消化的食物，多吃清淡开胃的粥品与汤品，如鸡汤、鱼汤；也适合多吃猪肝等动物肝脏，帮助补血。考虑伤口的复原情况，食物中不宜加酒。

6 术后第2～3周

可多吃杜仲、猪腰、猪蹄、青木瓜来促进乳汁分泌，并在饮食中加入些香油。忌食人参、韭菜及大麦芽、麦乳精、麦芽糖等麦类制品，以免造成乳汁减少或抑制乳汁分泌。

7 术后第4周

可适量吃些麻油鸡，增加蔬果的摄入量，并适时加入海鲜，如虾、贝类等养颜食材。建议以“低热量、少脂肪”为原则，才能补得营养又健康。

宝贝的发育状况及其营养需求

婴儿最理想的食品莫过于母乳。月子期的新妈妈有着分泌乳汁、哺育婴儿的新任务，对营养素的需求与日俱增。母乳的质与量，直接影响着婴儿的生长发育。新妈妈必须摄入充足的营养，才能维护自身的健康，为婴儿提供充足的乳汁。月子期的饮食调养对于母婴双方都显得十分重要。

新生儿的平均发育状况

生理指标	男孩	女孩
体重（千克）	3.4	3.2
身长（厘米）	50.8	49.8
头围（厘米）	34.9	34.2
胸围（厘米）	33.7	32.9

新生儿的营养需求

1 蛋白质

如果按全母乳喂养，每天每千克体重需要2克蛋白质；而以配方奶粉为蛋白质的来源时，则每天每千克体重需要3.5克蛋白质；如果新生儿体重为3千克，每天需要蛋白质约6克。

2 脂肪

新生儿需要各种脂肪酸和脂类，其中必需脂肪酸的摄入应占总热能的1%～3%，每天摄入的脂肪应为15～18克。

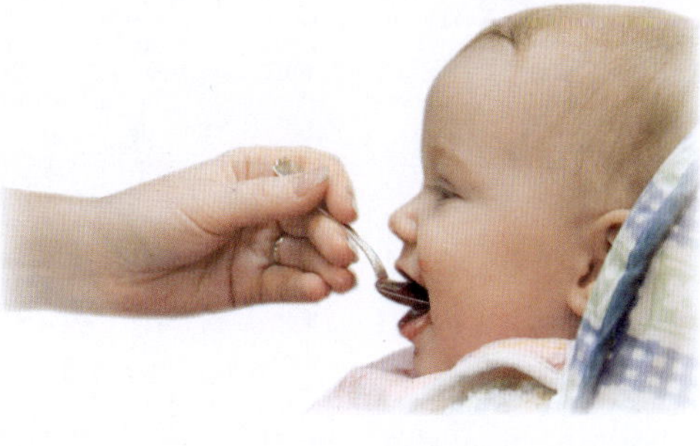

3 糖类

母乳喂养时，糖类的摄入应占热能的50%。体重为3千克的新生儿每天应摄入45克糖类。

4 其他各种营养素

每天需要摄入400～600毫克钙、10毫克铁、200微克维生素A、10微克维生素D，水的摄入量按每天每千克体重80～150毫升计算。

营养状况对新妈妈乳汁的量的影响

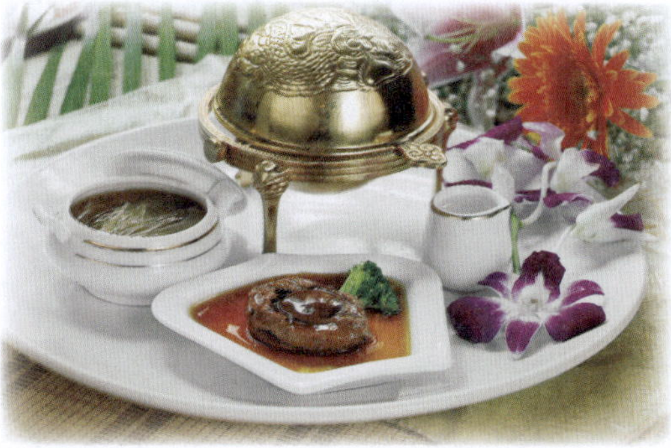

正常情况下，产后第1天约分泌乳汁100毫升，至第2周增加到每天500毫升左右。一般达到有效和持久地正常乳汁分泌在产后10～14天，随后逐渐增加，1个月后约每天650毫升，3个月后约为每天800毫升。但个体之间变化较大，即使是营养良好的人群也是如此。

泌乳量少是母亲营养不良的表现。一般营养状况良好的新妈妈，在哺乳的前6个月，平均每天泌乳量约为750毫升，其后的5个月约为600毫升。但是当新妈妈能量摄入很低时，会使泌乳量减少到正常的40%～50%，一般营养较差的新妈妈产后6个月每日泌乳量约为600毫升，后6个月约为500毫升，更差者可以完全终止泌乳。

对于营养状况良好的新妈妈，如果哺乳期限制饮食，也可使母乳量迅速减少。对于营养状况较差的新妈妈，补充营养，特别是增加热能和蛋白质的摄入，可增加泌乳量。患营养不良症的新妈妈将会影响乳汁的分泌量和泌乳期的长短。

产后1个月乳母一日食谱材料举例

早餐	肉包子：面粉100克，猪肉50克 红豆稀饭：大米30克，红豆20克，红糖5克 拌黄瓜：黄瓜100克
早点	牛奶：250克 煮鸡蛋：1个
午餐	生菜猪肝汤：生菜100克，猪肝25克，植物油5克 丝瓜炒牛肉：丝瓜150克，牛肉50克，植物油10克 大米饭：大米150克
午点	水果：橘子100克
晚餐	青菜炒千张：小白菜200克，千张80克，植物油10克 香菇炖鸡汤：鸡肉100克，香菇适量 玉米面馒头：玉米粉50克，面粉50克
晚点	牛奶煮麦片：牛奶250克，麦片50克，白糖10克

新妈妈营养补充的关键

食补是坐月子的关键，为了从食物中获得各种营养，产后选择温和的新鲜食材、均衡摄取营养，并随新妈妈的身体状况做出适当的调整、采取正确的烹饪方式等，可以调节身体机能，补足气血与恢复体力。

月子期易出现的营养问题

月子期间，新妈妈的营养总是得到全家的特别关注。传统的坐月子看似对新妈妈的营养非常注重，实际上会带来不少营养问题。

1 营养不均衡

坐月子常常导致新妈妈在生完宝宝头一个月里营养过剩，或者因为天天面对大量油腻肥厚的食物大败胃口，这都会影响新妈妈的健康，如“每天吃一只鸡，每天吃10个鸡蛋”的做法。有的家庭在宝宝呱呱坠地后就给新妈妈喝大量的汤，过早催乳使乳汁分泌增多。这时宝宝刚刚出世，胃的容量小，吸吮母乳的能力较差，吃的乳汁较少，过多的乳汁淤滞会导致乳房肿痛。因此，新妈妈喝汤，一般应在分娩1周后逐渐增加，以适应宝宝进食量。

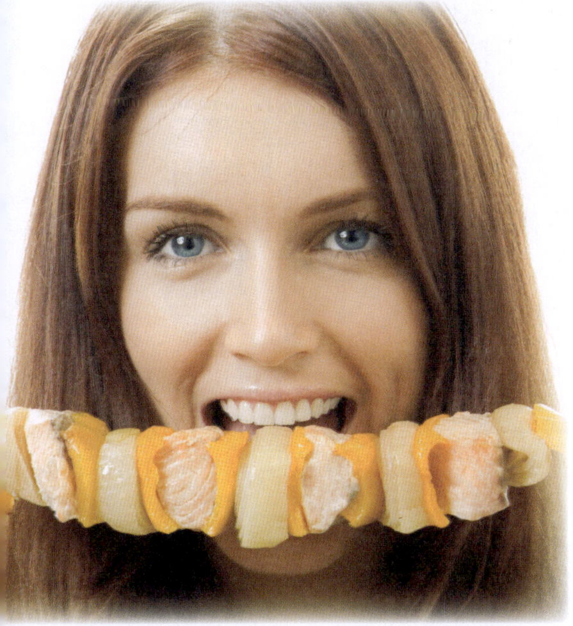

2 只注重第1个月的营养

有的家庭在新妈妈第2个月起开始忽视妈妈的营养，导致母乳质量明显下降，不利于宝宝生长。“坐月子”在医学上称产褥期，是指胎儿、胎盘娩出后新妈妈身体和生殖器官复原的一段时间，一般需6～8周，也就是42～56天，一般规定的产假就是按产褥期要求制定出来的。

坐月子的饮食原则

1 营养均衡

除了摄取适量的肉类之外，还要搭配蛋类、海鲜和蔬菜，这样才能摄取到全面而均衡的营养。营养均衡对新妈妈自身的恢复有好处，也能让新妈妈的乳汁营养丰富，有助于宝宝的健康。

2 少量多餐

准妈妈分娩后，身体十分虚弱，食欲也不佳，因此，建议采取餐次增加、分量减少的方式，以减轻肠胃负担，同时也有利于营养的吸收。

3 饮食清淡

产后7天内应以鸡蛋、米粥、软饭、面条、蔬菜等为主，先不要吃鸡、猪蹄等过于油腻的食物。产后7天如果胃消化功能正常，舌苔不厚腻，可适量吃些鸡、鱼、猪肉、猪蹄、排骨等食物。切记不要吃得过饱。

4 补充水分

用稀粥、鲜美的汤汁供给新妈妈充分的营养与水分，能弥补分娩过程中流失的大量水分和血液，不仅可以促进母体的康复，又能增加乳汁的分泌量。

坐月子的饮食禁忌

坐月子期间保证营养充足的均衡饮食对新妈妈的身体健康十分重要。不过，这也不是说想吃什么就吃什么，还要注意以下几点。

1 忌立即大补

产后进补不可一概而论。对一般的正常分娩，虽然分娩过程中会耗气伤血，但只要分娩过程中和产后没有大出血，也没有出现产程过长的情况，那就不需要特殊进补，尤其是大补。只需适当饮食调养，就能够自行恢复。如果产后恶露不尽，下腹隐痛，那就不能进补。如果产后兼有内热，那就更不能进补了，否则会助热生火。

2 忌生冷

产妇由于分娩消耗了大量体力，体质大多虚寒。产后饮食生冷，易伤脾胃，使得产后气血难以恢复，还会有碍新妈妈体内恶露的排出，导致恶露淋漓不尽。生冷的食物包括冷饮和冰箱里的食物等，还包括性质寒凉的食物。

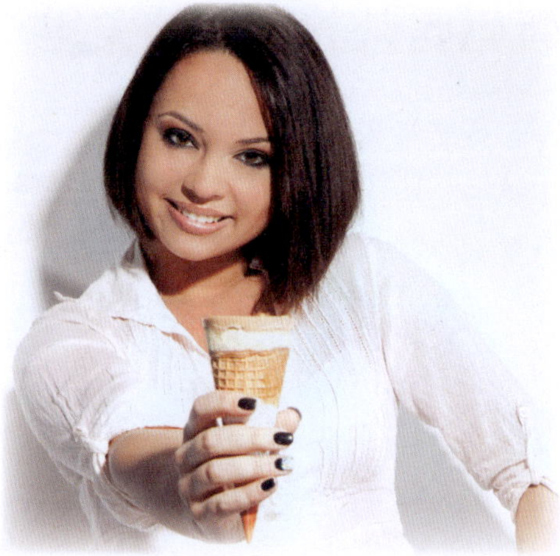

3 少摄入咖啡因和酒精

咖啡因和酒精会通过血液进入乳汁，不但会让新妈妈感觉急躁、神经质，也可能同时让宝宝不安和失眠。

4 警惕辛辣食物

坐月子时吃辛辣刺激性食物容易让新妈妈便秘。如果新妈妈长期便秘，会影响子宫的恢复。

产褥期的营养调理重点

新妈妈分娩后即进入了产褥期。产褥期应注意营养调理，以促进身体的恢复。

1 产后1～2天吃流质食物

产后1～2天应进食易消化的流质或半流质食品。产后第1天，应吃流质食物，喝红糖水及汤类的菜肴，如炖鸡汤、排骨汤、牛肉汤、猪蹄汤。第2天，则可吃较稀软清淡的半流质食物，如鸡蛋挂面、蒸鸡蛋羹、蛋花汤和甜藕粉等。

2 剖宫产后忌吃胀气食物

剖宫产的新妈妈产后6小时不能吃东西，忌食牛奶、豆浆、蔗糖等易引起胀气的食物。待肠功能恢复（排气）后，应进食1天流质食物；情况好转后，再进食1天至2天半流质食物。

3 合理膳食，均衡营养

谷类及薯类等主食既要保证富含营养，又要容易消化吸收，除了生冷及辛辣食物外，没有特殊忌口；品种要丰富，花样要多样，饭菜要细软，不要太油腻；应多吃些蔬菜，尤其是富含膳食纤维的蔬菜。

4 哺乳妈妈多喝汤

哺乳期的新妈妈要注意多吃汤汁膳食，如鸡汤、排骨汤等，对催奶下乳很有效。

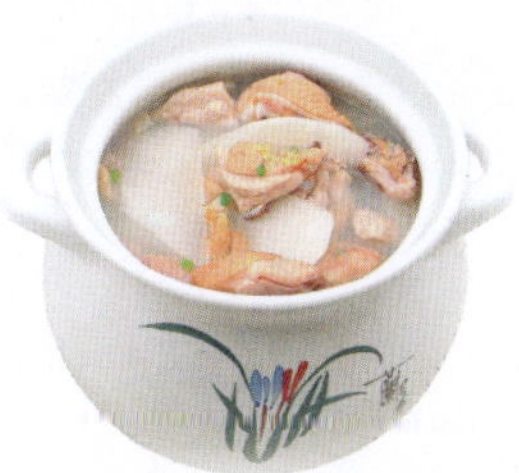
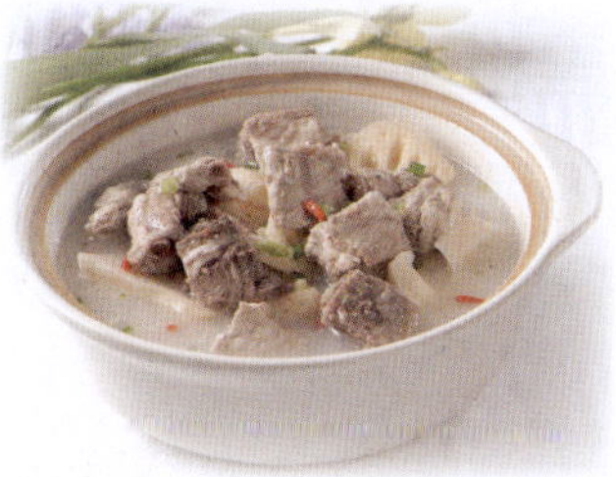
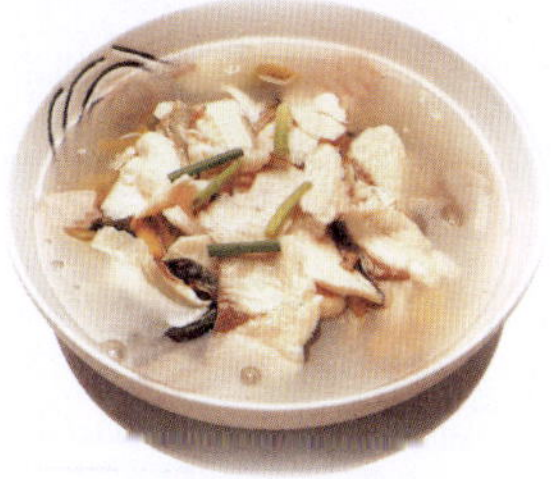

素食者饮食调养原则

素食新妈妈坐月子的食补重点，其实与一般新妈妈大致无异，但普遍来说，素食者较易缺乏维生素B_{12}、铁、钙及蛋白质，应适量补充。其饮食调养原则如下：

1 维持营养均衡

素食者与一般新妈妈大致无异，但较易缺乏维生素B_{12}、铁、钙及蛋白质，宜增加这几类营养素的补充，以达到营养均衡的目的。

2 中药药膳调理

建议多利用中药药膳调理，能得到较好的调养效果，尽快恢复体力。

3 营养补充品

针对本身所欠缺的营养素，加入营养补充品，增添营养。

素食新妈妈要补充的四大营养素

维生素B_{12}

1 补充方式

从海藻类食物、蛋、奶制品中补充。

2 注意事项

全素者缺乏维生素B_{12}，易导致巨细胞性贫血，宜额外补充维生素B_{12}。

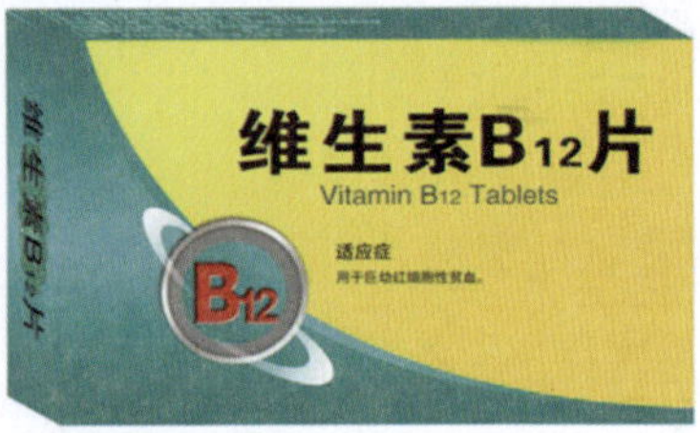

铁

1 补充方式

喝羊肝汤或多吃深色蔬菜、豆类、葡萄干、全谷食品、全麦食品。

2 注意事项

虽然植物性铁比较不易被人体吸收，但可通过补充富含维生素C的水果，如猕猴桃、橙子、番石榴、草莓等，帮助铁的吸收。

钙

1 补充方式

增加牛奶、蛋、黑芝麻、黄豆及其他豆制品的摄取量。

2 注意事项

全素者可能面临钙的摄取不足，宜另外增加营养补充品。

蛋白质

1 补充方式

以豆制品、牛奶、蛋类、豆荚类及坚果类食物补充。

2 注意事项

可将黄豆作为日常饮食中的主食，再搭配绿叶蔬菜，可使营养均衡。

月子饮食误区

过多饮用红糖水

过多饮用红糖水，不仅会损坏新妈妈的牙齿，如果在夏天还会导致出汗过多，使身体更加虚弱，甚至引起中暑。另外，红糖水喝得过多会增加恶露中的血量，造成新妈妈继续失血，反而引起贫血。

产后不能吃盐

过去很多人认为，新妈妈在产后前几天不能吃盐，不然会水肿。实际上产后出汗较多，乳腺分泌旺盛，体内容易缺水、缺盐，因而适量补充盐分是可以的。如果总是吃无盐饭菜，会使新妈妈食欲不振，浑身无力，不利于身体恢复。

产后不要吃蔬菜、水果

老一辈认为，蔬菜、水果多为寒凉食物，不适宜女性产后食用。但其实新妈妈如果产后摄入的蔬菜、水果量不够，易导致大便秘结，医学上称产褥期便秘症。

蔬菜和水果富含维生素、矿物质和膳食纤维，可促进胃肠道功能恢复，促进糖类、蛋白质的吸收利用，特别是可以预防便秘，加快毒素代谢。

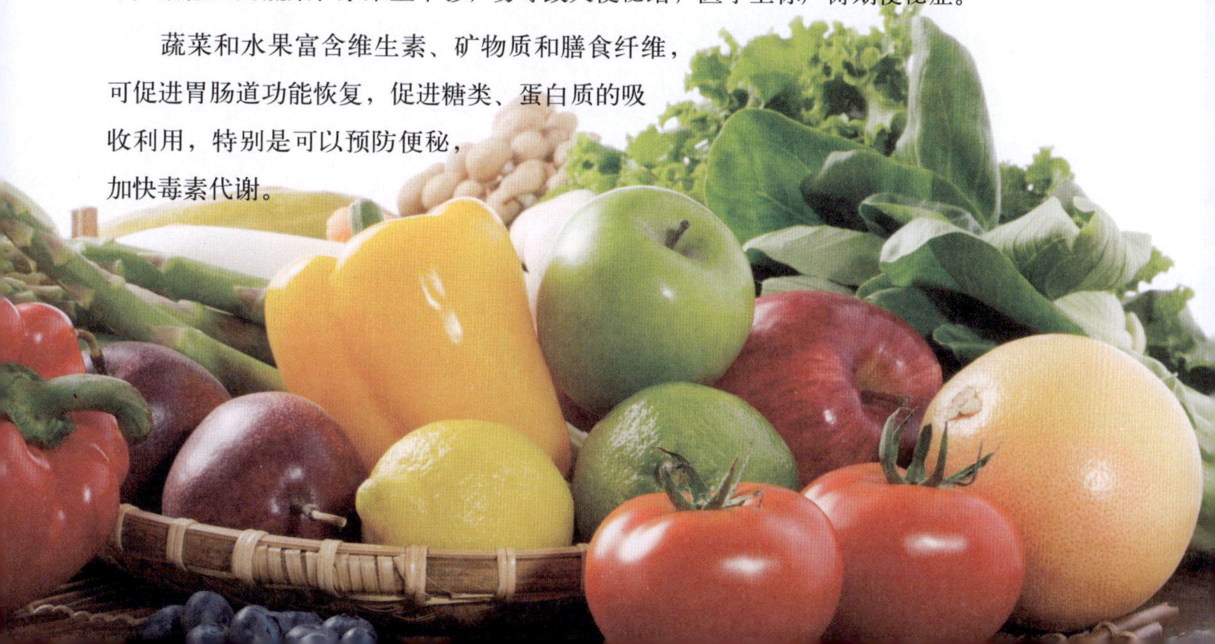

多吃鸡蛋于身体有益

鸡蛋含有丰富的蛋白质、脂肪、维生素、钙、核黄素、DHA（二十二碳六烯酸）和卵磷脂等人体所需的营养物质，是新妈妈必备的营养食品。

产后女性吃鸡蛋是有讲究的。分娩后数小时之内，最好不要吃鸡蛋。因为在分娩过程中，体力消耗大，出汗多，体液不足，消化能力也随之降低。新妈妈分娩后若立即吃鸡蛋，难以消化，会增加肠胃负担。

新妈妈每天吃3个鸡蛋就够了，因为每天吃十几个鸡蛋和吃3个鸡蛋所吸收的营养是一样的，吃多了反而会增加肠胃负担，甚至引起胃病。

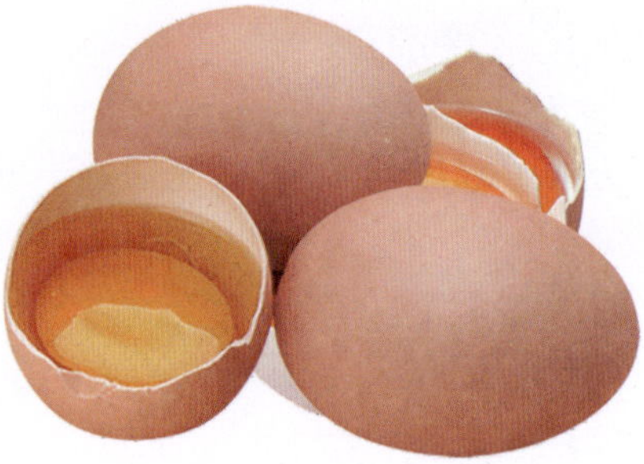

另外，烹调的方法要多样，不要单纯煮着吃，因为煮鸡蛋中的蛋白质不易被消化和吸收。可做鸡蛋羹、荷包蛋，以及配炒其他蔬菜。

应季节而养

在一年四季中，每个地区的季节变化都是不一样的，总有气候舒适或不舒适的时候。四季盛产的食物也不同，月子调理的注意事项也不同。那么，应该怎样把月子饮食与季节相搭配呢？

春季坐月子：饮食清淡多饮汤

应季蔬菜营养好

春天正值菠菜、苋菜等时令蔬菜生长的季节，新妈妈可通过食用这些时令叶菜来补充维生素、膳食纤维及钙、铁元素等营养物质。

多喝些汤水

春季气候干燥，室内外湿度比较低，新妈妈在坐月子期间要特别注意多喝水或喝汤，可以补充由于气候干燥而丢失的过多水分，并能增加乳汁的分泌。红糖水、母鸡汤、鱼汤、小米粥都很好。汤水不宜太浓，可适量放点姜，以帮助体内祛湿。

夏季坐月子：补水排毒防中暑

多喝白开水

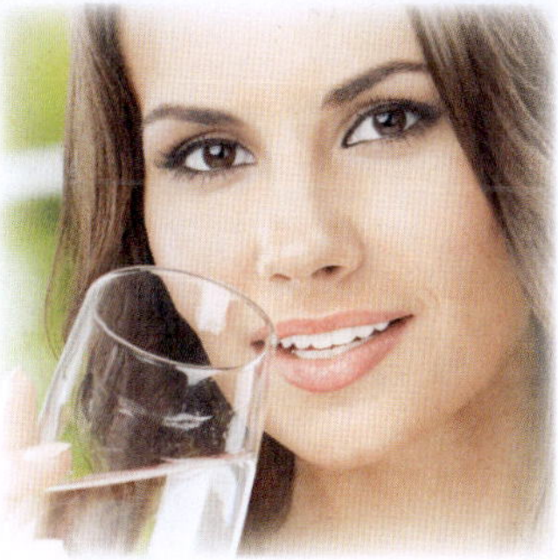

夏天天气炎热，新妈妈出汗较多，出汗会带走身体内不少盐分，平时应多喝白开水，可补充流汗所失水分，以免奶水不足，同时可促进体内排毒。另外，夏季坐月子的新妈妈，可选择绿豆糖水、雪耳糖水或红米稀饭等，以保证水分的充分摄入，同时又有防暑的功效。

吃些应季水果

夏季是盛产水果的时节，但有人认为，水果属于“生冷”食物，新妈妈体质虚弱，不能吃。实际上，水果能供给维生素和无机盐，其中的维生素C保护皮肤且能促进伤口愈合。水果如葡萄、梨、香蕉等可适量地食用。

秋季坐月子：尽情享受补身餐

进补

秋季生产的新妈妈最幸福，在这个收获的季节，更可以利用应季的瓜果蔬菜和谷物，尽情享受月子“补身餐”。

滋阴润燥的食物不能少

可以吃些滋阴润燥的果仁、梨、百合、银耳、薏米等食物。还可以用刚上市的山药煲锅山药木耳排骨汤，不但能起到补气健脾、清胃顺肠、补血和血及强肾的作用，有助于增进新妈妈食欲，还能改善新妈妈血虚症状，促进体内毒素快速排出。

吃些坚果

秋天收获的坚果种类也很多，如花生、栗子、核桃等。脂肪是维持产后女性健康和保证乳汁质量所必需的，专家建议，每天适量吃些坚果，可以利用它们中所含的不饱和脂肪酸，来代替油脂和肉类中的饱和脂肪酸。

冬季坐月子：科学滋补是大计

禁寒凉

冬季，新妈妈要特别注意保暖，不要吃太寒凉的食物。应吃些营养丰富、热量高且易消化的食物，同时要多喝水。总的来说，冬季坐月子应注意防寒，以补气补血为主。

增加维生素食物的摄入量

在冬季分娩的新妈妈身体虚弱，再加上气温低、空气干燥，容易产生皮肤瘙痒、口角炎、鼻子痒痛等症状，所以冬季的新妈妈应该注意居室保湿和室内卫生。还需注意增加富含维生素食物的摄取量，以预防流感。如果想吃水果可以将水果加热食用。

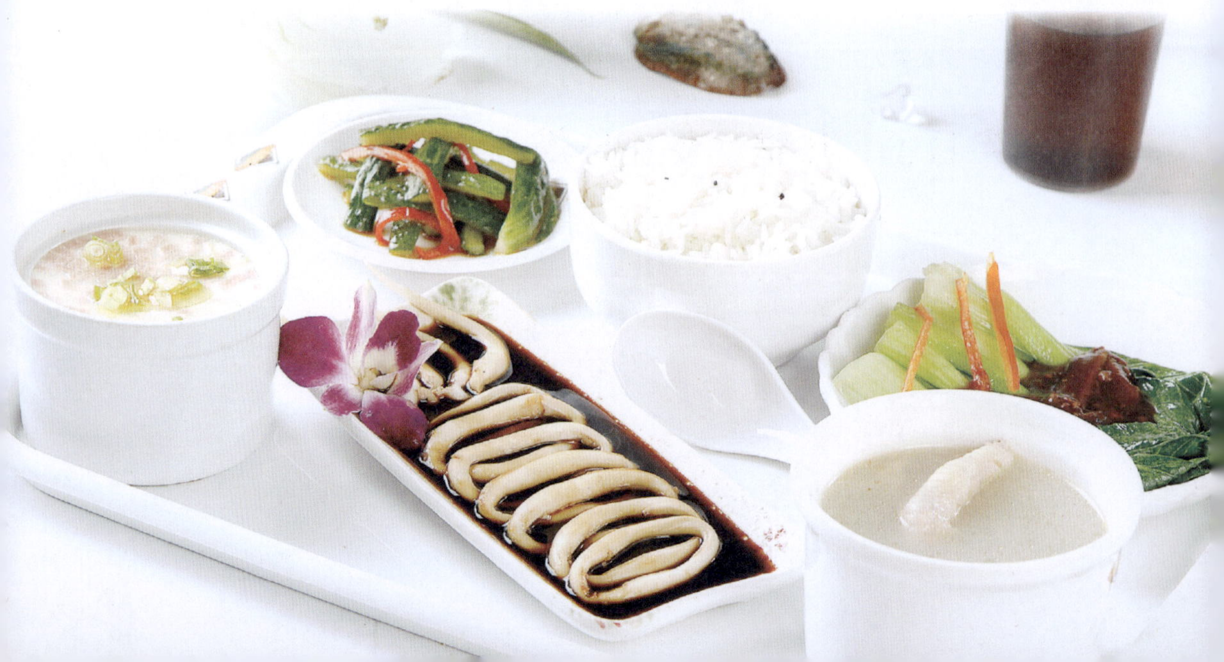

生产日的饮食要点

临盆早期——半流食

临盆早期是漫长的前奏，在进产房前8～12小时，由于时间比较长，准妈妈的睡眠、休息、饮食都会由于阵痛而受到影响。为了确保有足够的精力完成生产，准妈妈应尽量进食，食物以半流质或软烂的食物为主，如鸡蛋面、蛋糕、面包、粥等。

临产活跃期——流食

子宫收缩频繁，疼痛加剧，消耗增加，此时准妈妈应尽量在宫缩间歇摄入一些果汁、藕粉、红糖水等流质食物，以补充体力，帮助胎儿娩出。身体需要的水分可由果汁、水果、糖水及开水补充，注意既不可过于饥渴，也不能暴饮暴食。

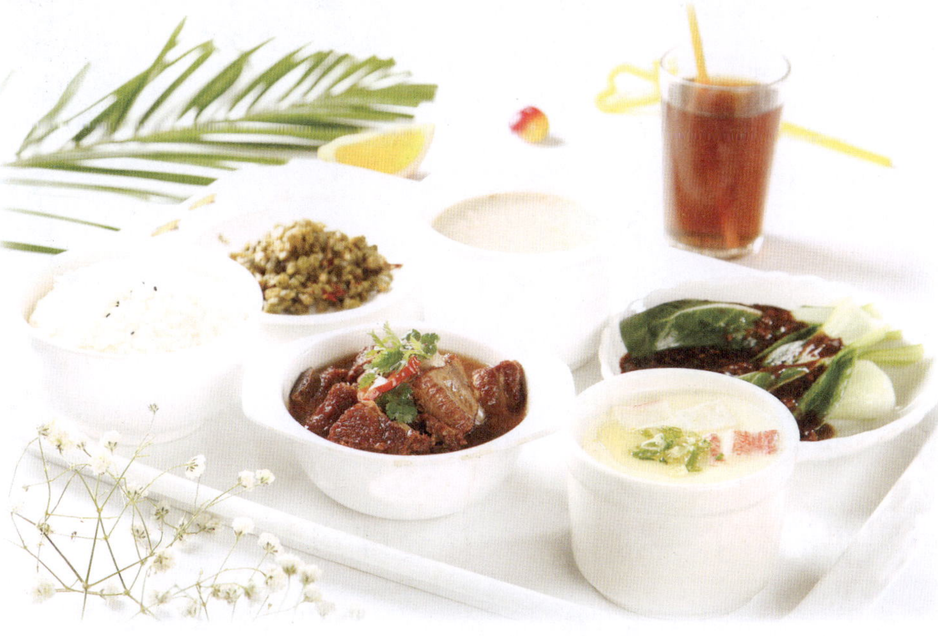

临产前——忌食油腻

临产前，由于阵阵发作的宫缩痛，准妈妈应学会宫缩间歇期进食的“灵活战术”，选择能够快速消化吸收的糖类食物，以快速补充体力。

由于宫缩的干扰及睡眠不足，新妈妈胃肠道消化能力下降，食物从胃排到肠道的时间由平时的4小时增加到6小时左右，极易存食，因此，不要吃不容易消化的油炸类或肥肉类等油性大的食物。

新妈妈的营养关键词——恢复体力

如果是正常生产，没有什么特殊情况的话，新妈妈稍事休息后就可以进食了。

产后的第1餐应首选易消化、营养丰富的流质食物，等到第2天就可以吃一些软食或普通饭菜了。

补充铁质

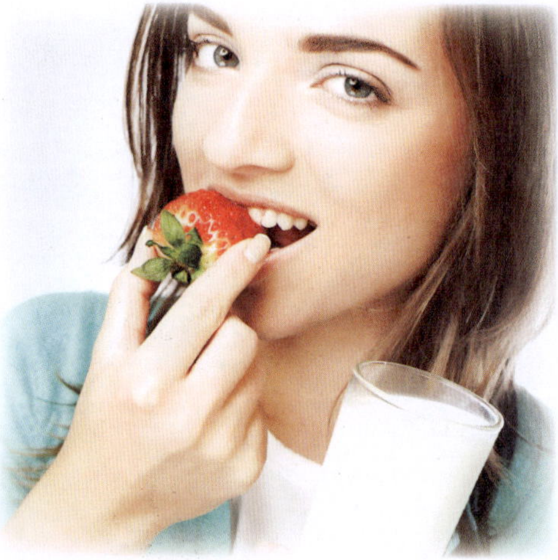

新妈妈在生产时，由于精力和体力消耗非常大，加之失血，产后还要哺乳，因此需要补充大量铁质。花生红枣小米粥非常适合产后第1餐食用，不仅能活血化瘀，还能补血，并促进产后恶露排出。

生产时不仅失血较多，也会因流汗损失大量体液，因而在补铁的同时，可以适当喝一杯温热的牛奶或一碗鸡蛋蔬菜汤。

不可忽视小米的营养

小米熬粥营养丰富，有“代参汤”之美称。产后多吃些小米，能帮助新妈妈恢复体力，刺激肠蠕动，增加食欲。

新妈妈的营养关键词——补充能量

新妈妈产后一项重要的工作就是给宝宝进行第1次喂奶。第1次的母乳喂养对于新妈妈和宝宝来说都是非常重要和关键的。开奶越早、喂奶越勤，乳汁分泌就越多。早开奶也有利于较快建立良好的母婴感情，还有利于产后早期活动，便于恶露排出、子宫复旧和恢复苗条体形。而早开奶就要求新妈妈补充足够多的能量，满足新妈妈产后哺乳的需要。

食物要松软可口

产后第2餐要帮助新妈妈补充生产时所消耗的能量，所以食物要松软可口，易消化、好吸收。

很多新妈妈产后会有牙齿松动的情况，过硬的食物一方面对牙齿不好，另一方面也不利于消化吸收，因此产后第2餐的饭要煮得软一些，不要吃油炸或坚硬带壳的食物。

不要太急着喝催奶汤

新妈妈大多乳腺管还未完全通畅，产后前两三天不要着急喝催奶汤，不然可能会出现乳房胀痛的情况，也容易得乳腺炎等疾病。而且肠胃功能还没有完全恢复，快速进补会使产后妈妈“虚不胜补”，反而会给身体增加负担。

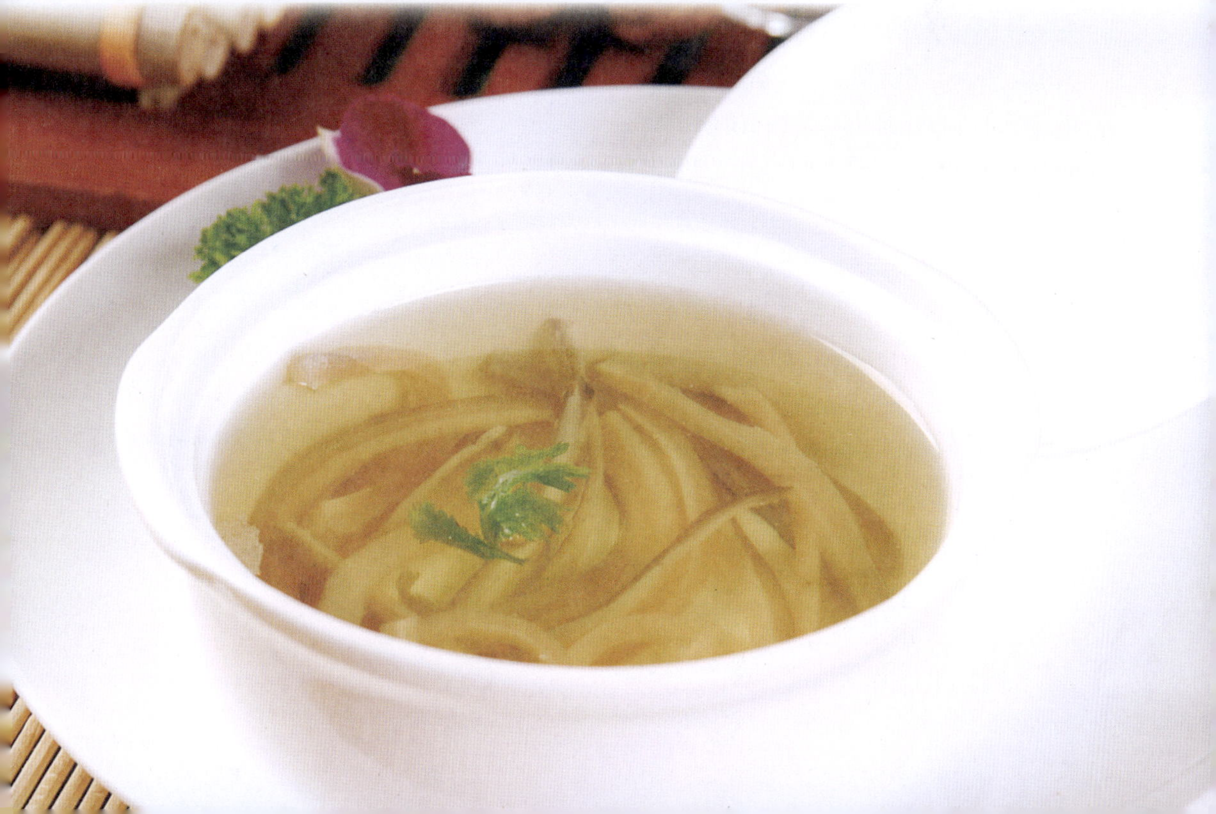

适量进食鸡蛋

如果产后对于第1餐的消化和吸收比较好，第2餐便可开始进食鸡蛋。鸡蛋含有大量的蛋白质，而且是优质蛋白，消化利用率高，对修复身体有很大好处；鸡蛋还含有丰富的维生素及铁、锌、硒、卵磷脂等，这些物质都是产后所需要的，对伤口愈合和喂养宝宝是必不可少的。

新妈妈的营养关键词——补充必需营养

产后的新妈妈需要大量营养来补养身体，其中蛋白质、B族维生素和必需脂肪酸是不可少的。

蛋白质

富含蛋白质的食物有鱼、肉、豆、蛋、奶类等，这些食物在被身体消化后，会变成小分子的氨基酸。氨基酸是产后补养身体的最佳营养元素。新妈妈多吃一些富含蛋白质的食物，才能让生产时所造成的伤口快速愈合，并尽快恢复体力。氨基酸还能刺激脑部分泌出让人心情振奋的化学物质，可有效减少产后抑郁症的发生。

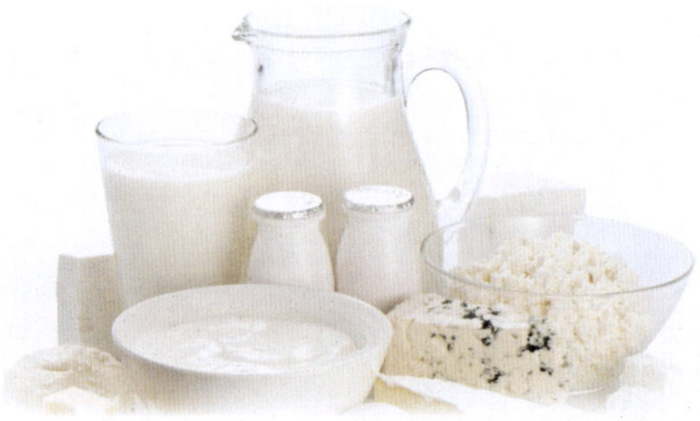

B族维生素

含有丰富的B族维生素的食物有五谷类、鱼、肉、豆、蛋、奶类，它们能促进身体能量代谢，促进血液循环，对产后器官功能的恢复有帮助。

必需脂肪酸

必需脂肪酸是调整激素、减少身体发炎的营养素，而且是婴儿大脑及神经系统发育必不可少的营养素。必需脂肪酸对新妈妈和新生宝宝很重要。芝麻含有大量的必需脂肪酸，尤其适合产后新妈妈食用。

坐月子这样吃

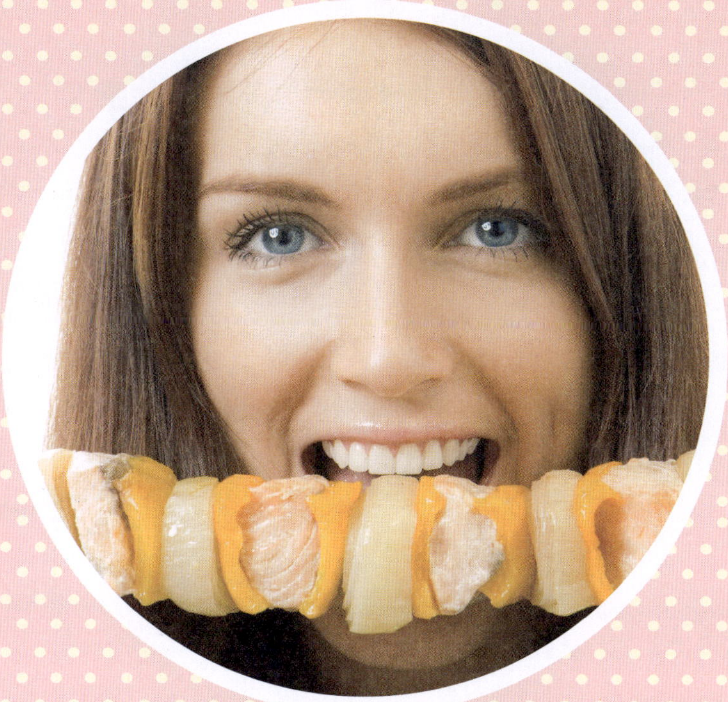

产后第1周

饮食调理的目的

排出体内滞留的水分

新妈妈在妊娠期间，体内水分会比孕前增加30%（约1 000毫升），分娩后需借由排汗、排尿等代谢作用，来排出体内滞留的水分，逐渐降低心脏负荷，并达到减重的目的。

促进乳汁分泌

产后第3天起，乳汁就会逐渐分泌，初期因婴儿吸吮力不足或新妈妈对哺喂方式不熟悉，容易造成乳腺不畅，甚至堵塞。因此，借由饮食调理可帮助乳汁分泌，乳腺分泌通畅。

提高新妈妈的食欲

本阶段的重点是开胃而不是滋补，妈妈胃口好，才能食之有味，吸收才能好。因此，在产后第1周里，适宜吃比较清淡的饮食，如素汤、蔬菜炒肉末等，同时多吃橙子、柚子、猕猴桃等有开胃作用的水果。

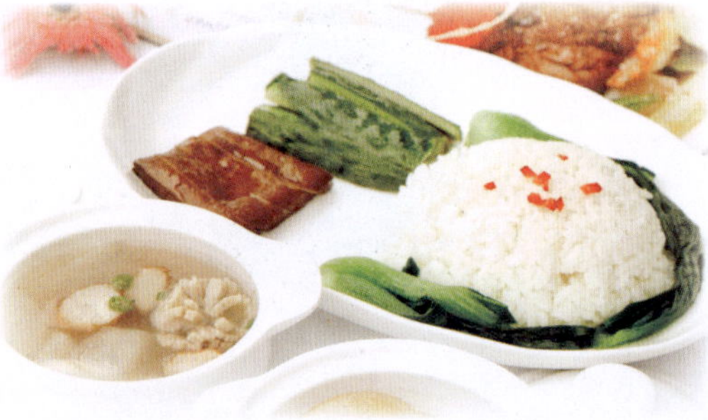

月子第1天

产后第1天的新妈妈，经过分娩后头三餐的饮食调理，肠胃已经舒服多了。

产后第1天的新妈妈，虽然身体急需补充养分，但产后疼痛会降低进食的欲望，胃肠功能也在逐步调整中。饮食还是要以清淡为主，适当进食谷类、水果、牛奶等，以改善食欲和消化系统功能，缓解疼痛和不适感，循序渐进地恢复体力。

剖宫产的新妈妈会感觉伤口疼痛，并可能有便秘问题。故饮食宜选择流质食物，如稀粥、藕粉、米粉等，宜少食多餐。粥类甜香可口，有益于脾胃，新妈妈这天不妨多喝一些。

小米粥对产后气血亏损、体质虚弱的年轻新妈妈有很好的补益作用。它能够健脾开胃，清除新妈妈腹内积存的淤血，很适合刚分娩、身体虚弱、恶露未尽的新妈妈。

桂圆莲子羹　补血，健脾胃

材料：桂圆肉100克，莲子（鲜）200克，冰糖、水淀粉各适量。

做法：

1. 桂圆肉撕成两半，洗净，沥干水分；莲子洗净，放在热水中浸泡1小时。
2. 锅内倒入冷水，加冰糖烧开，撇去浮沫，放入桂圆肉和莲子，用水淀粉勾稀芡，烧沸后盛出即可。

功效：具有补心血、健脾胃的功效，适用于产后贫血乏力、神经衰弱的新妈妈。

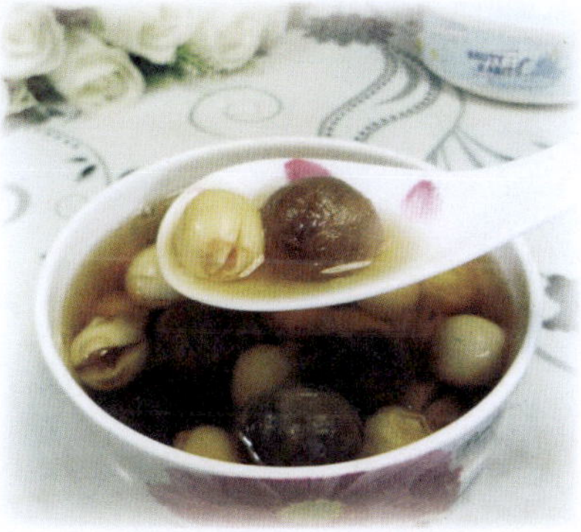

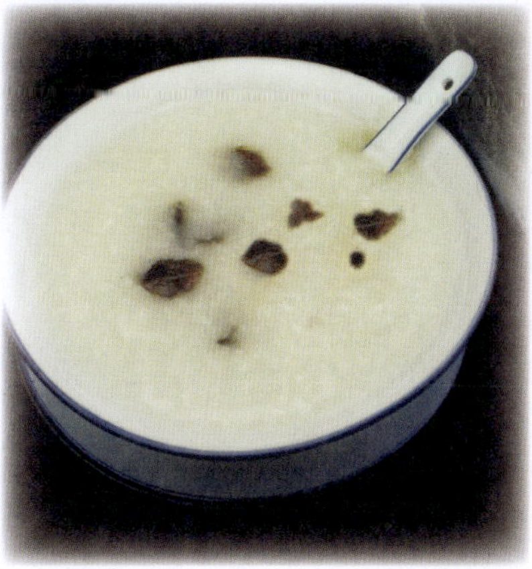

小米桂圆粥　益气养血

推荐容器：电饭煲

材料：小米1杯，桂圆肉40克，枸杞少许，糖适量。

做法：

1. 小米洗净，加入5杯水煮粥。
2. 粥将熟时，将桂圆肉剥散加入，加入枸杞，稍微搅拌，继续煮10分钟，加适量糖调味即可。

功效：桂圆有补血安神、健脑益智、补养心脾的功效。小米适用于脾胃虚寒所致的反胃、食欲减少、泄泻和气虚引起的汗虚、气短无力、妊娠腹坠胀等症。

小提示

小米粥不宜太稀薄；淘米时不要用手搓，忌长时间浸泡或用热水淘米。

什菌一品煲　特效止痛

推荐容器：砂锅

材料：猴头菌、草菇、平菇、白菜心各80克，干香菇20克，葱段、生姜片、盐各适量。

做法：

1. 干香菇泡发后洗净，切去根蒂，在香菇顶部交叉划两道口子。
2. 平菇洗净切去根蒂，撕成小片。
3. 猴头菌和草菇洗净，切片；白菜心洗净切散。
4. 锅内放入清水或高汤，加入葱段、生姜片，大火烧开。
5. 再放入猴头菌、草菇、平菇、香菇、白菜心，大火烧开，再转小火煲15～20分钟，加入盐即可。

功效：味道浓郁，能够帮助放松紧张心情和摒弃敏感情绪，并且具有很好的开胃作用。适合产后身体虚弱、食欲不佳的新妈妈食用。

专家点评：猴头菌：需要注意的是，即使将猴头菌泡发好了，在烹制前也要先放在容器内，加入生姜、葱、料酒、高汤等上笼蒸后，再进行烹制。

草菇：草菇在生长过程中会经常被喷洒上农药。

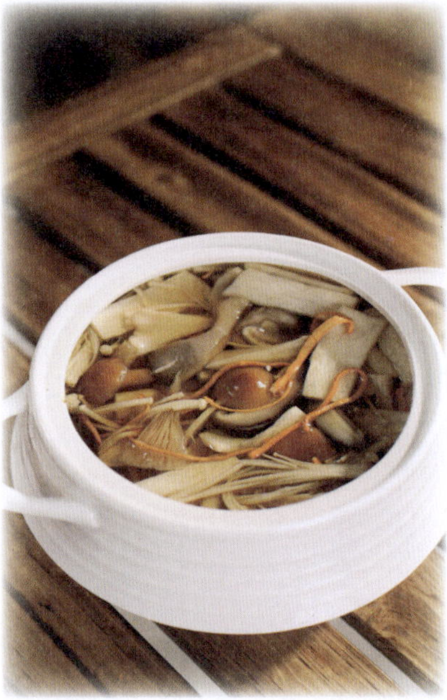

因此食用之前要稍长时间浸泡，或用食用碱水浸泡。

小提示

菌类清洗的时候一定要一个一个地洗干净，否则会引起肠道疾病。

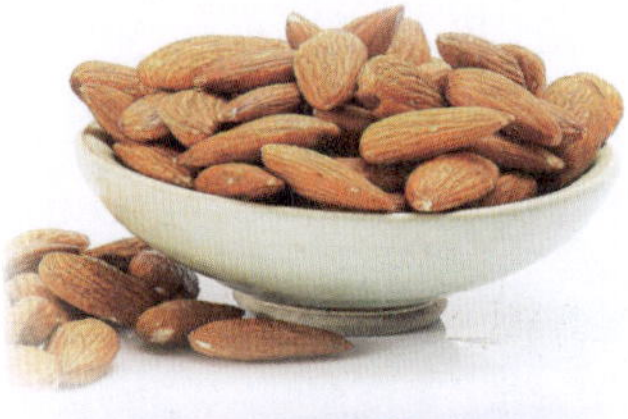

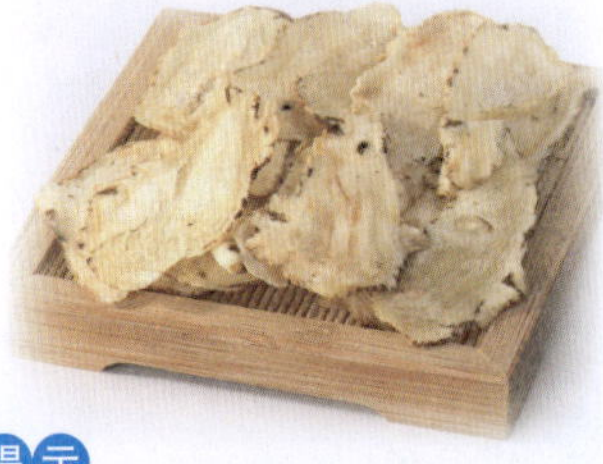

小提示

桃仁不可多吃，因其微有毒性，不可过量食用。

生化粥　产后排毒

推荐容器：砂锅

材料：桃仁、当归各15克，川芎6克，生姜10克，甘草3克，粳米100克，红糖适量。

做法：

1. 将粳米淘洗干净后，用清水浸泡30分钟。
2. 将当归、桃仁、川芎、生姜、甘草和水以1：10的比例一起煎煮30分钟，取汁去渣。
3. 将药汁和淘洗干净的粳米熬煮为稀粥，调入红糖即可，温热服用。

功效：生化汤具有活血散瘀的功效，可缓解产后血瘀腹痛、恶露不净，对于脸色青白、四肢寒凉、体质虚弱的新妈妈有很好的调养温补功效。

红枣薏仁百合汤　安神补血

推荐容器：砂锅

材料：红枣15颗，薏仁100克，百合20克。

做法：

1. 将红枣洗净备用；将百合洗净，掰成片。
2. 将薏仁淘洗干净后浸泡半小时。
3. 将泡好的薏仁放入锅内，加入清水，用大火煮开后转小火煮1小时。
4. 再将红枣和百合放入锅内，继续煮半小时即可。

功效：红枣是天然的补血佳品，新妈妈食用能够预防贫血；薏仁有清热利湿、利小便的功效；百合中含有百合苷，能起到镇静催眠的作用。

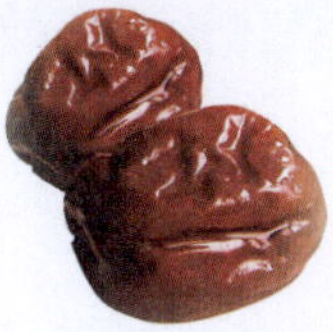

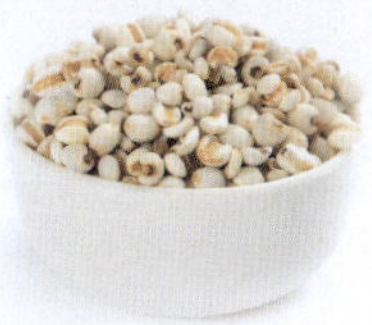

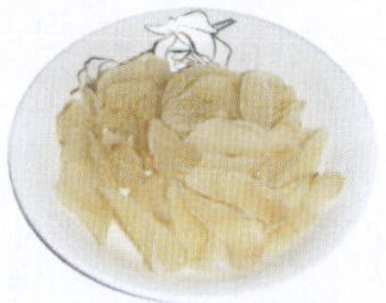

小提示

红枣不宜与动物肝脏、退热药、苦味健胃药及祛风健胃药同时食用。

月子第2天

产后第2天，新妈妈体内的恶露（血液、黏液、胎盘蜕膜组织）排出量会增多。恶露增多可能会增加一些心理负担，影响食欲和心情。

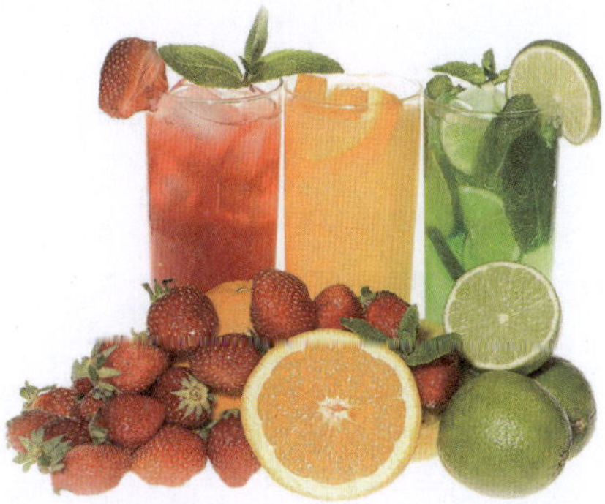

产后第2天，恶露增多是正常现象，此时，食补的方法有助于促进恶露的排出。血热、血淤、肝郁化热的新妈妈，可以喝一些清热化瘀的果蔬汁，如藕汁、梨汁、橘子汁、西瓜汁等。气虚的患者可以喝鸡汤、桂圆汤、红枣汤等。小米、鸡蛋和红糖一起煮粥食用，可以活血补虚，适合恶露不尽的新妈妈食用。这时候要多吃温补性甘的、利于造血的食物，如红枣莲子糯米粥、阿胶桃仁红枣羹等。恶露不止的新妈妈还可以吃益母草煲鸡蛋。

中医常用生化汤可以加速恶露排出，进而调节子宫收缩。就生化汤的成分（当归、川芎、桃仁、炮姜、炙甘草）而言，确有化瘀血、补血的作用，一般在产后2～3天开始服用。

益母草煮鸡蛋　调理产后恶露不尽

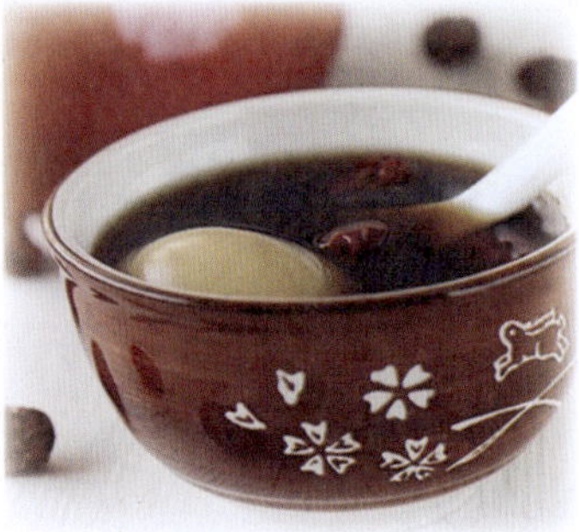

材料： 益母草30～60克，鸡蛋1个，红枣3颗。

做法：

1. 将益母草择去杂质，用清水洗净，切成段，沥干；把鸡蛋放入水中，清洗干净。
2. 将益母草、鸡蛋、红枣下入锅内，加水同煮，10分钟后鸡蛋熟，把外壳去掉，再放入此汤中煮15～20分钟即可。

功效： 可调理气血瘀滞导致的产后恶露不止、功能性子宫出血等病症。

板栗烧鸡　补元气，健脾胃

推荐容器： 不锈钢锅

材料： 带骨鸡肉500克，板栗肉150克，绍酒约1汤匙，酱油1汤匙，高汤6杯，葱、生姜、生粉、盐、香油、植物油各适量。

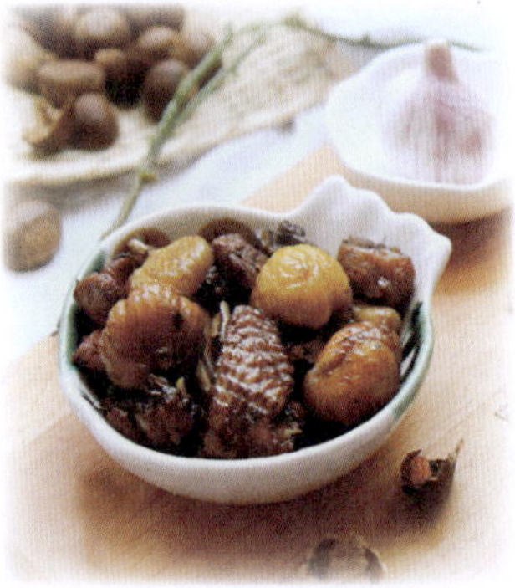

做法：

1. 将净鸡剔除粗骨，剁成长宽约3厘米的方块，用绍酒腌一下；板栗肉洗净沥干。
2. 葱切段，生姜切薄片。
3. 起锅将板栗肉炸成金黄色，盛出。
4. 再起锅，煸炒鸡块，放入生姜、盐、酱油、高汤焖至八成烂加入板栗肉，继续煨至软烂，再放入葱段、生姜片煮滚，用生粉水勾芡，淋入香油即可。

功效： 鸡肉能增强体力，帮助排出恶露。栗子对症腰腿酸软、筋骨疼痛乏力，适合新妈妈食用。

小提示

鸡肉含有谷氨酸钠，可以说是“自带味精”，且花椒、大料为回奶食物，因此烹饪时不宜放花椒、大料等调料。

阿胶桃仁红枣汤　强身补气

推荐容器： 砂锅

材料： 阿胶、核桃仁各50克，红枣10克。

做法：

1. 将阿胶块砸碎，加入适量的水后放入碗中，隔水蒸化。
2. 将核桃去皮，捣成碎块。
3. 将红枣洗净。
4. 将核桃仁碎块、红枣放入砂锅中加水小火慢炖20分钟。
5. 再将蒸化后的阿胶放入锅内搅拌，再蒸10分钟即可。

功效： 核桃仁可促进子宫收缩，帮助排出恶露；阿胶和红枣可减轻产后新妈妈失血过多引起的头晕、乏力、气虚、心慌等症。

小提示

此汤亦可加入大米，煮粥食用。

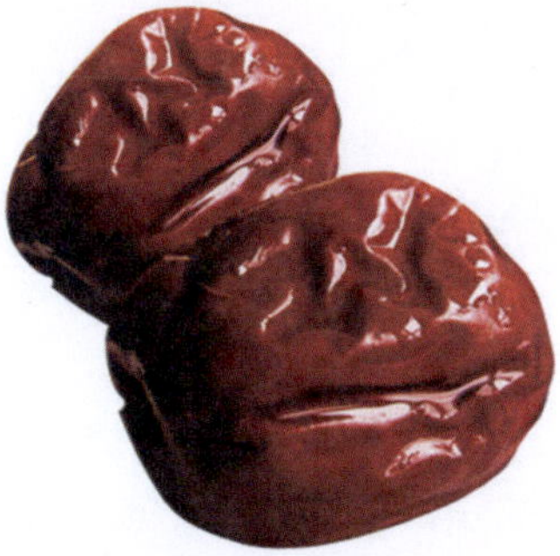

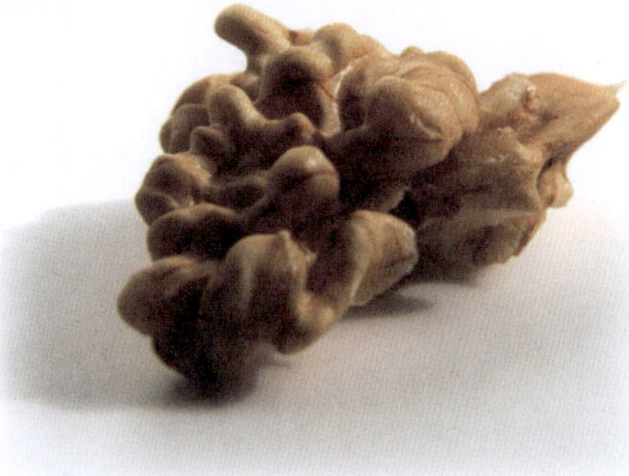

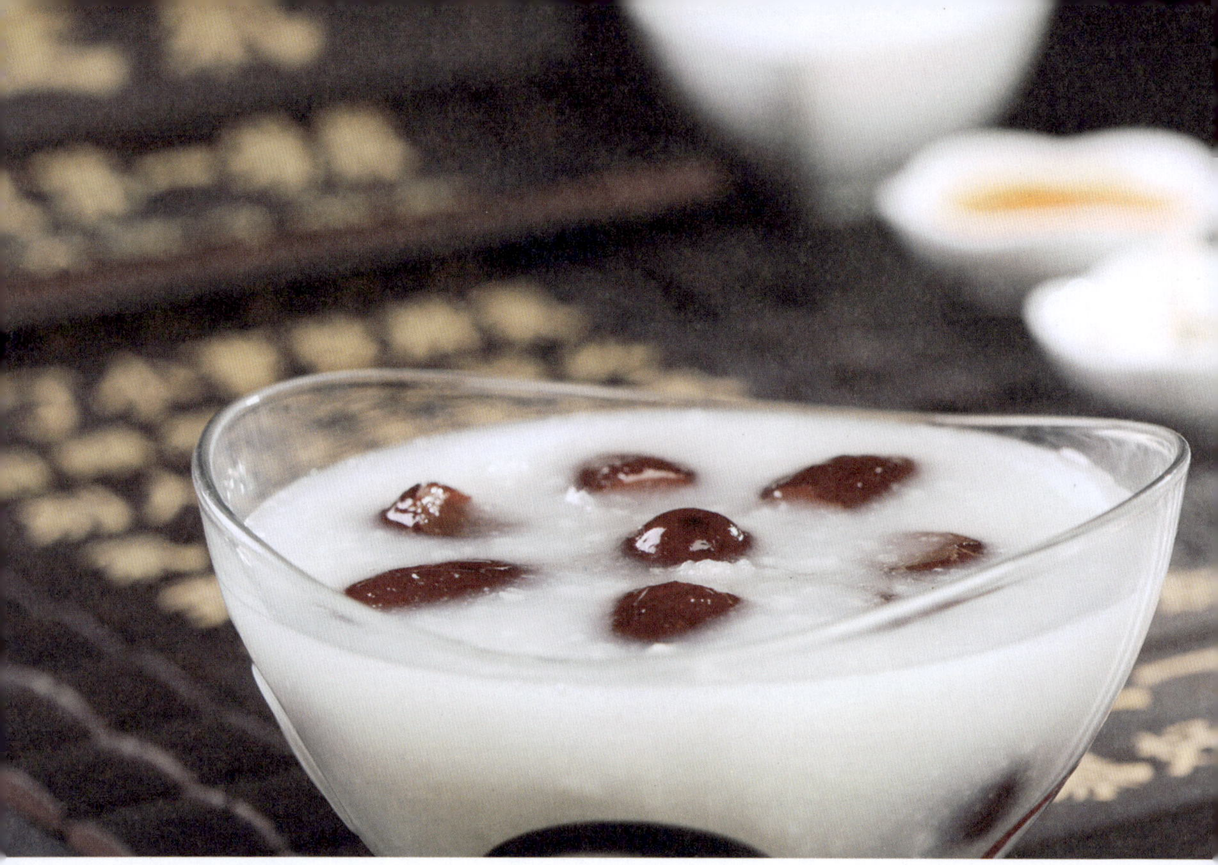

茯苓粥　健脾和胃，宁心安神

推荐容器：电饭煲

材料：茯苓粉30克，粳米100克，红枣20枚。

做法：

1. 将粳米洗净，加水煮粥。
2. 将红枣文火煮烂，连汤一同放入粳米粥内。
3. 再加入茯苓粉搅拌均匀即可。

功效：茯苓可利水渗湿、健脾安神，具有较强的利尿作用，能增加尿中的钾、钠、氯等电解质的排出。此外，还有预防新妈妈糖尿病的功效。

小提示

茯苓以质坚实、外皮呈褐色而略带光泽、皱纹深、断面白色细腻、粘牙力强者为佳。

清炒西蓝花　排出恶露，增强免疫力

推荐容器： 不锈钢锅

材料： 西蓝花200克，红彩椒和黄彩椒各1个，油、葱、姜、蒜、盐、一品鲜酱油、味精、白芝麻各适量。

做法：

1. 将西蓝花切成一朵一朵的，再从中间切开。
2. 将葱、姜、蒜切末，红彩椒和黄彩椒洗净后切块。
3. 将西蓝花放入开水中焯一下。
4. 锅中放油，下入葱、姜、蒜，炒香后，放入西蓝花、红彩椒块和黄彩椒块，快炒后，放入酱油、盐、味精，盛出后撒上芝麻即可。

功效： 易于消化，增强免疫力。

小提示

西蓝花焯水时，时间不能太长，否则会煮碎，也不能太短，不熟的话会有生味。

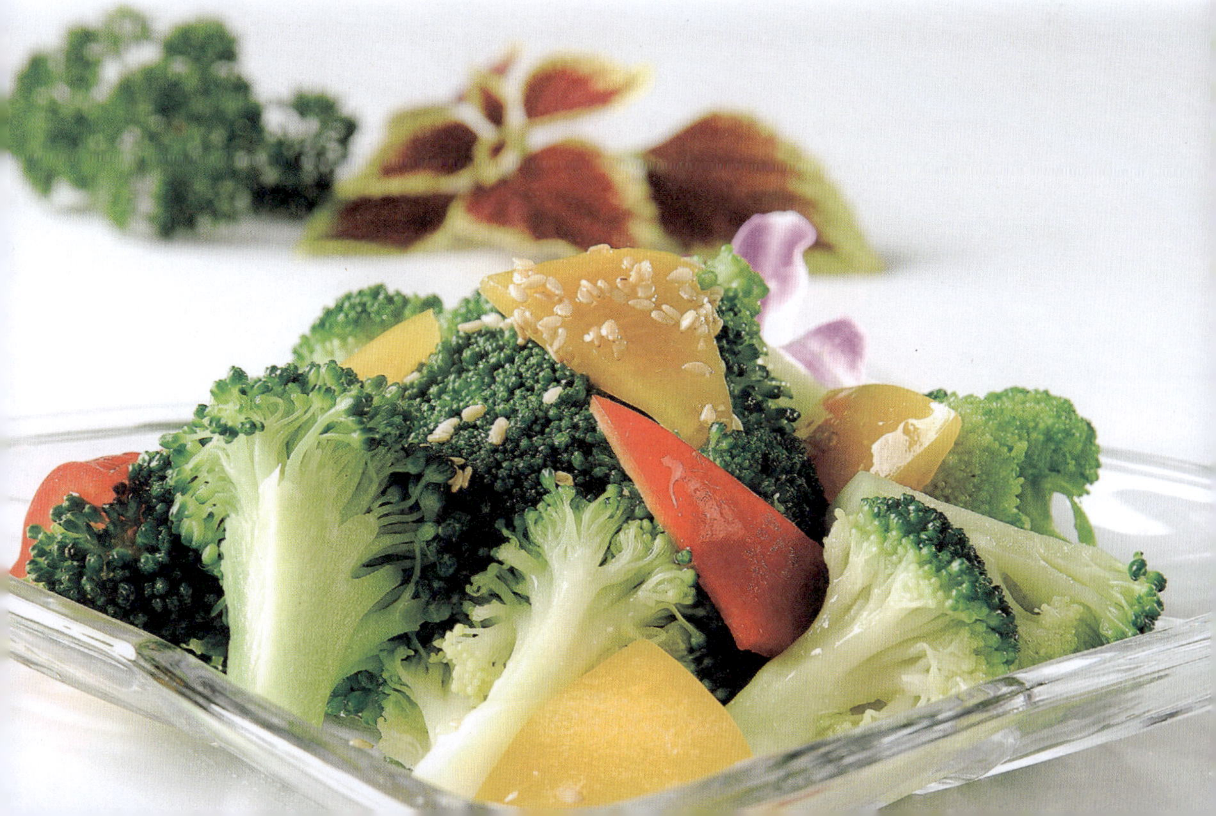

月子第3天

产后第3天，新妈妈开始分泌乳汁了。剖宫产的妈妈泌乳时间要比顺产的妈妈来得晚一些，泌乳量也要少一些。充足的乳汁来源要靠妈妈的营养摄入。剖宫产的新妈妈，一般到产后第3天就可以恢复正常饮食了。

哺乳期间，并不需要特别的饮食，养成每日喝牛奶的好习惯，要多吃新鲜蔬菜和水果。而传统的猪蹄、鸡汤、鲫鱼汤等食物并不是最佳的选择，反而可能会导致乳腺管堵塞。

现在不少医院会提供专门给新妈妈准备的新妈妈餐，有富含各类营养的炖菜炖肉类，有利于补养气血和消化的小米粥、红枣莲子粥、红豆粥等，天天换样，非常有利于新妈妈增加营养、恢复体力，也可减少新妈妈家属不断更换食物的麻烦，不妨采用。

猪排炖黄豆芽汤　催乳

推荐容器：砂锅

材料：猪排500克，鲜黄豆芽200克，料酒50克，葱、生姜、盐、味精各适量。

做法：

1. 将猪排洗净切段，放入沸水中焯水，用清水洗净，放入锅中；黄豆芽洗干净。
2. 锅中放清水，加入料酒、葱、生姜，用大火烧沸后，改用小火炖1小时。
3. 锅中放黄豆芽，以大火煮沸后，改用小火熬15分钟，加盐、味精，拣出葱、生姜即可食用。

功效：猪排骨上带肉，为滋补强壮养生佳品；黄豆芽健脾和胃。两者合烹成汁，汤鲜味美，具用催乳、滋补强身的作用。

专家点评：猪排：喜欢吃肉多的，排骨可选用肉层较厚者，但较肥，汤汁略油；肉层薄的排骨较瘦，骨多肉少，各有风味。

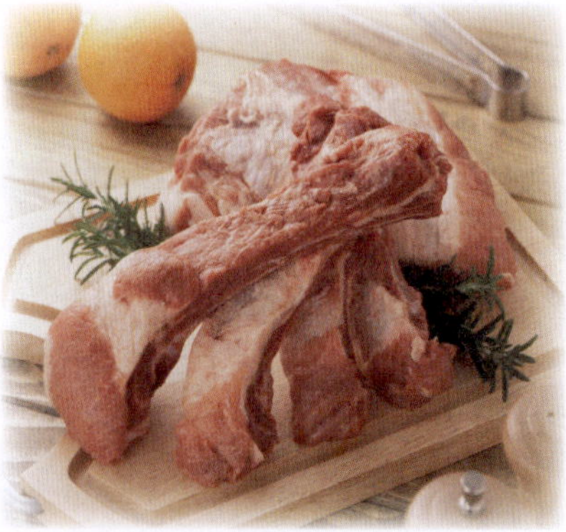

黄豆芽：黄豆芽中含有丰富的蛋白质和维生素C，具有保护肌肉、皮肤和血管，防止动脉硬化，消除紧张综合征的作用。新妈妈多吃黄豆芽还能够营养毛发，使头发保持乌黑光亮，防止妊娠斑的发生。

小提示

黄豆芽熬制后可以捞出不食用。猪排肉较多，不宜与桔梗、乌梅同食。

荷兰豆烧鲫鱼　促进乳汁分泌

推荐容器：砂锅

材料：鲫鱼1条，荷兰豆200克，料酒、醋、酱油、菜籽油、盐、冰糖各适量。

做法：

1. 锅烧热，加适量菜籽油，待油烧热时，把鲫鱼放进去煎，注意火候的把握。
2. 在煎鱼时应注意适时翻面，待鱼煎至七八成熟时再把荷兰豆倒进去炒。
3. 炒至荷兰豆熟后，向锅内加入料酒，再加入少许醋、酱油，加适量的水至锅中，并用大火煮至水开后加盐和冰糖即可。

功效：鲫鱼有促进乳汁分泌的作用，新妈妈宜多食。

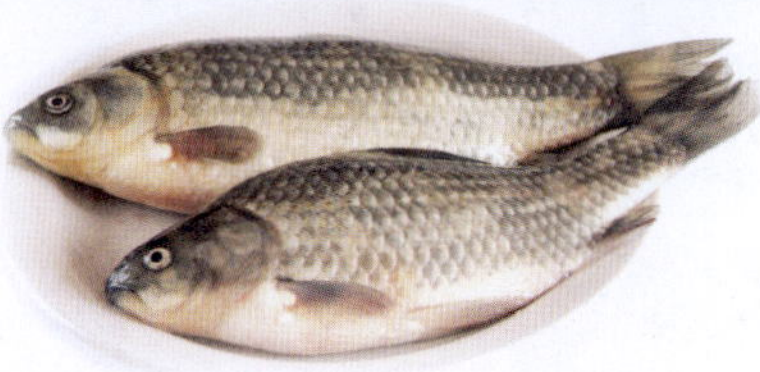

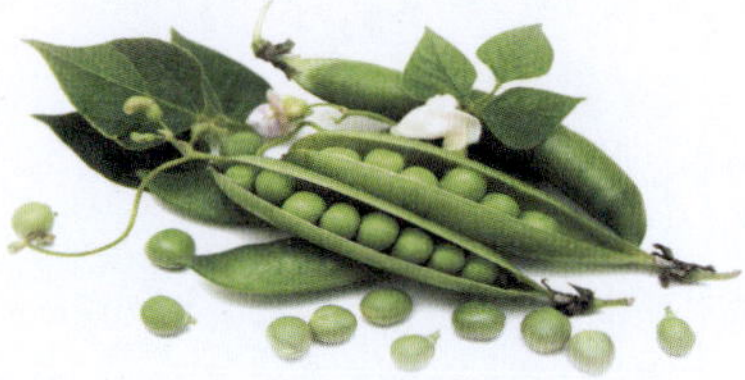

小提示

可在鱼肚子里塞入大蒜及生姜丝适量。

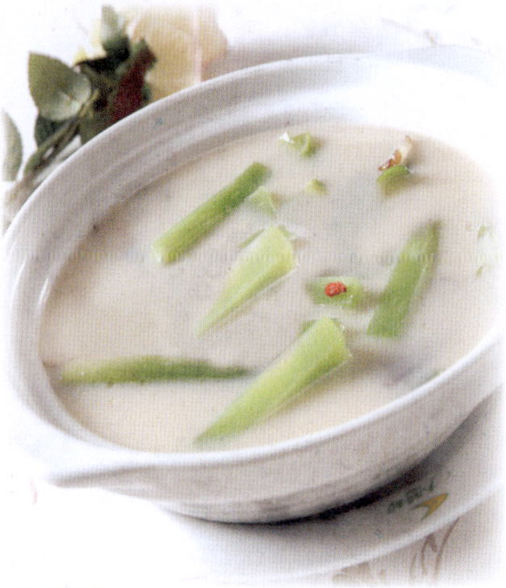

小提示

锅要清洁，炸生姜、葱火不宜过大，以免烧焦影响色泽。

豆浆莴笋汤　滋阴润燥，补虚强身

推荐容器：不锈钢锅

材料：莴笋300克，豆浆300毫升，盐、味精、猪油、大葱、生姜各适量。

做法：

1. 将莴笋去皮洗净，切成条。
2. 生姜切片，大葱切段待用。
3. 锅置火上，下猪油烧至六成热。
4. 下生姜片、葱段稍炸出香味，下莴笋条、盐炒至断生。
5. 拣去生姜片、葱段，冲入豆浆烧开加味精即可。

功效：莴笋有催奶的功效，配以豆浆煮汤十分适合哺乳期的新妈妈食用。

虾仁丝瓜　补充优质蛋白，催乳

推荐容器：砂锅

材料：虾仁200克，丝瓜1根，胡椒粉、玉米淀粉、料酒、蒜、生姜、生抽、食盐、油各适量。

做法：

1. 虾仁加少许料酒、胡椒粉、玉米淀粉拌匀备用；丝瓜切滚刀块；生姜洗净切丝；蒜洗净切末。
2. 热锅下油，爆香生姜丝和蒜末，先放虾仁翻炒几下，下丝瓜大火快炒。
3. 洒少许生抽，翻匀，加少许盐，出锅。

功效：月经不调者，身体疲乏、痰喘咳嗽、产后乳汁不通的妇女适宜多吃丝瓜。虾仁营养丰富，其肉质松软，易消化，对身体虚弱及病后需要调养的人是极好的食物。

小提示

烹制丝瓜时应注意尽量保持清淡，油要少用，可勾稀芡，用味精或胡椒粉提味，这样才能显示出丝瓜香嫩爽口的特点。

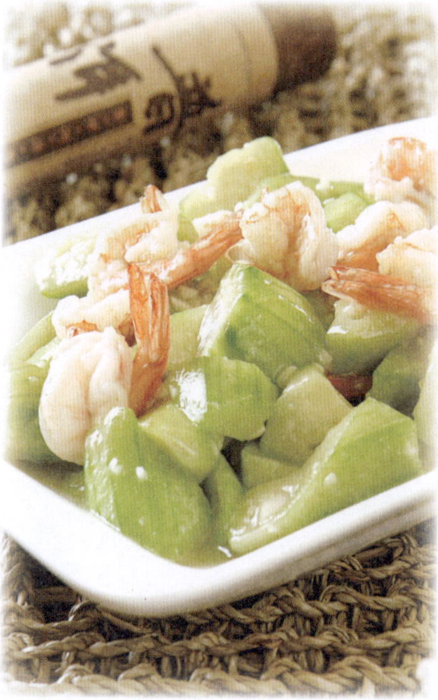

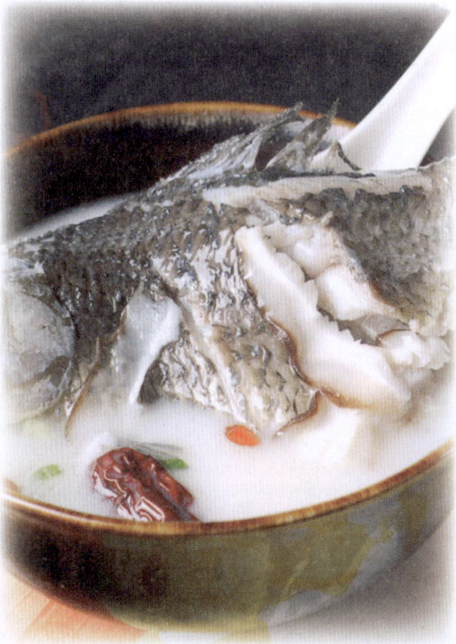

香菇鲫鱼汤　行气通乳

推荐容器：砂锅

材料：鲫鱼1条，新鲜香菇100克，盐、鸡精、生姜、料酒、植物油各适量。

做法：

1. 香菇洗净，切片；生姜切片。
2. 鲫鱼去内脏，洗净，擦干鱼身的水。
3. 热油锅，爆香生姜片后煎鱼，两面煎透，加料酒，加两碗水，盖盖子大火煮开。
4. 待汤成奶白色后，放入香菇，煮熟后加盐和鸡精调味即可。

功效：行气通乳，预防乳腺疾病。

小提示

香菇不宜与番茄同吃，否则会破坏类胡萝卜素，降低营养价值。

月子第4天

产后第4天，新妈妈的乳腺管通畅了，身体已经做好了分泌乳汁的准备，因为乳汁中的营养直接决定着宝宝的营养供应，所以新妈妈要多吃营养丰富、催奶的食物，以增加乳汁的分泌。

新妈妈过了3天后，可根据自身的消化情况，进软食或普通饮食。当妈妈自解大便后，即可多吃些炖肉汤、鱼汤、鸡汤等食物。

产后出汗较多、疲劳过度、食欲欠佳的新妈妈，可用当归同其他食物一起烹调，如与老母鸡、山药、红枣等炖汤，在产后3天内喝汤，产后第4天可喝汤吃肉，具有明显的滋补效果。有些新妈妈在哺乳期乳汁甚少，不足以喂养宝宝，属于产后缺乳。

在产后的3～4天里，避免喝太多、太浓的肉汤，以免乳汁分泌过多，导致乳房瘀胀过度引起胀痛。待有乳汁，宝宝吮乳有规律后，才可以适当多饮些汤，如鸡汤、排骨汤、猪蹄汤、鲫鱼汤、桂圆红枣汤、肉骨汤煮黄豆等。这些汤类有助于促进乳汁分泌。

雪菜冬笋黄鱼汤　预防产后抑郁

推荐容器：砂锅

材料：黄鱼1条，冬笋150克，雪菜100克，猪肉30克，葱、生姜、花生油、香油、清汤、料酒、胡椒面、盐、味精各适量。

做法：

1. 先将黄鱼去鳞，除内脏，洗净；冬笋发好，切片；雪菜洗净，切碎；猪肉洗净，切片备用。
2. 将花生油下锅烧热，放入鱼，两面各煎片刻；然后锅中加入清汤，放入冬笋、雪菜、肉片、盐、葱、生姜和料酒，先用大火烧开，后改文火烧15分钟，再改用大火烧开，拣去葱、生姜，撒上味精、胡椒面，淋上香油即成。

功效：补气开胃、镇静安神，适用于体虚食少和肺结核病人，以及手术后病人的营养滋补。

专家点评：黄鱼：清洗黄鱼不必剖腹，可以用筷子从口中搅出肠肚，再用清水冲洗几遍即可。煎鱼时，先把锅烧热，再用油滑锅，当油烧至冒烟时，油已达到八成热，这时放入鱼，不易粘锅。

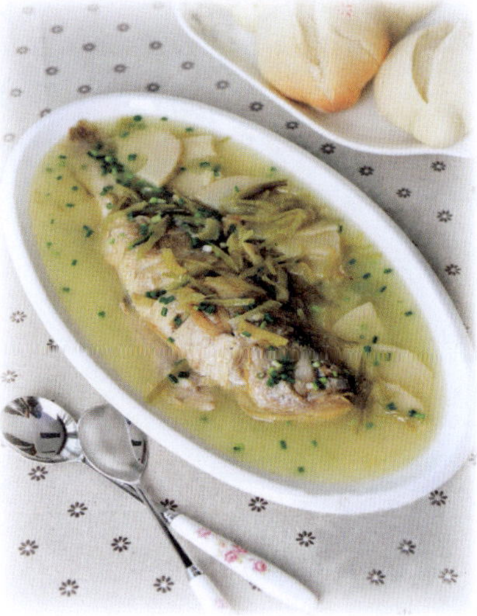

雪菜：雪菜含有大量的抗坏血酸，是活性很强的还原物质，参与机体重要的氧化还原过程，能增加大脑中氧含量，激发大脑对氧的利用，对新妈妈有醒脑提神、解除疲劳的作用。

小提示

黄鱼搭配苹果有助于营养的全面补充。

干贝冬瓜汤　稳定情绪

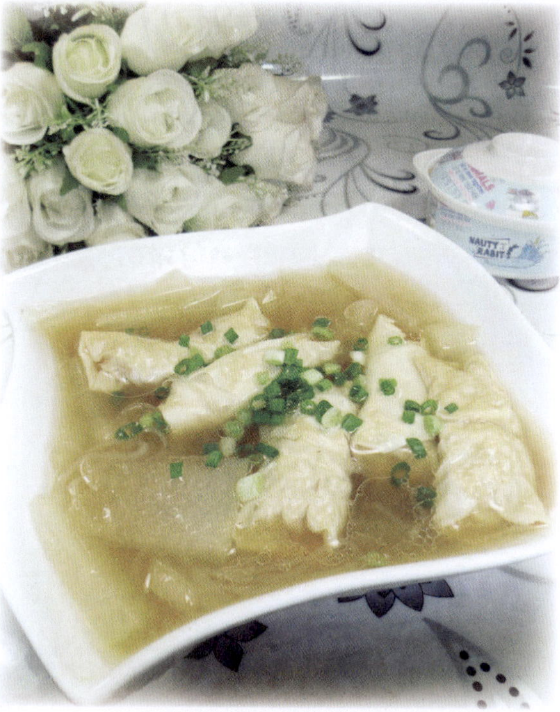

推荐容器：砂锅

材料：干贝5个，冬瓜200克，生姜10克，清汤（鸡汤）适量，盐少许。

做法：

1. 将干贝洗净，倒入热水，盖上碗盖闷30分钟，泡发。
2. 冬瓜洗净去皮和籽、内瓤，切块。
3. 生姜切成丝。
4. 清汤倒入锅内加入冬瓜、盐，煮开后改小火煮至冬瓜熟烂，将泡发的干贝同汤汁倒入锅内，撒上生姜丝即可食用。

功效：冬瓜属寒，如果加入属寒的海带，可适合热证者食用。而寒证者可用温性的鸡汤，多加生姜丝。

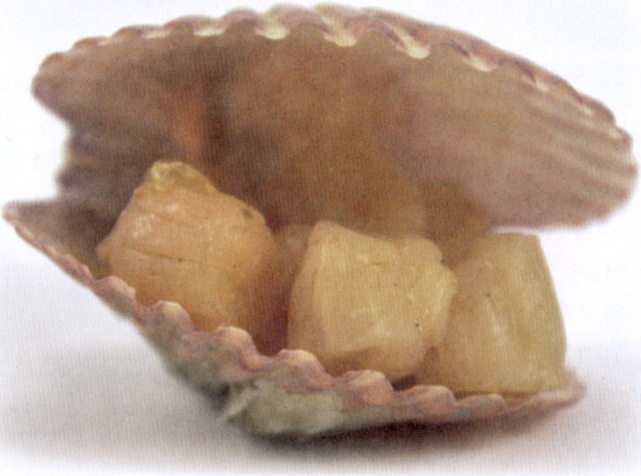

小提示

此汤性平，适合任何体质的新妈妈食用。

苹果葡萄干粥　提神补脑

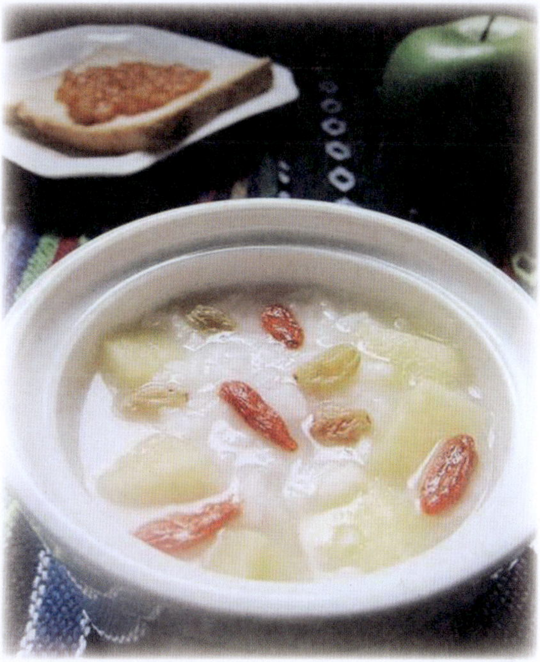

推荐容器：电饭煲

材料：白米50克，苹果1个，葡萄干20克，枸杞10克，蜂蜜适量。

做法：

1. 白米洗净沥干，苹果洗净后切块去籽。
2. 锅中加水10杯煮开，放入白米和苹果块，煮至滚沸时稍微搅拌，改中小火。
3. 葡萄干和枸杞放入碗中，倒入滚烫的粥。待粥的温度冷却到40℃以下即可将蜂蜜放入粥中，拌匀即可食用。

功效：生津止渴，润肺除烦，健脾益胃，养心益气。

小提示

煮粥时水烧开后下锅不容易糊底。

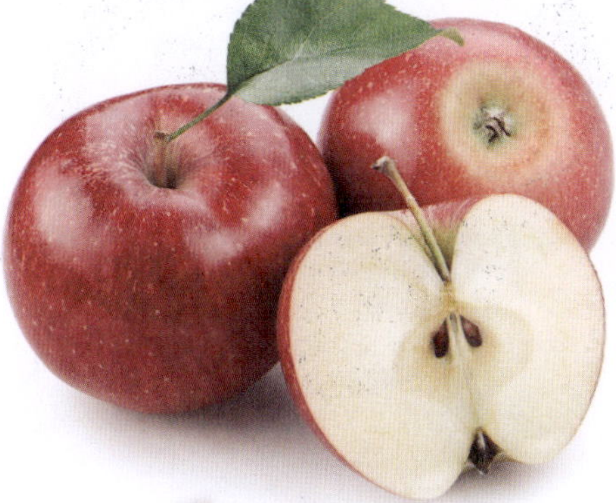

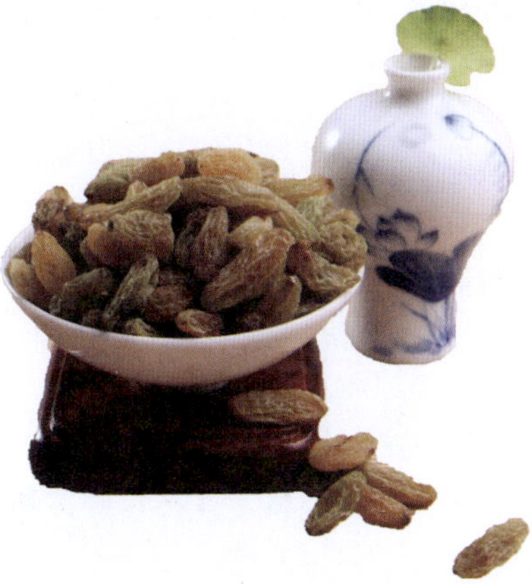

鱼头海带豆腐汤　促进大脑发育

推荐容器：砂锅

材料：鱼头2个，嫩豆腐100克，海带50克，植物油、醋、葱、生姜、香菜、盐各适量。

做法：

1. 鱼头去鳃洗净，从中间劈开，沥水或用厨房纸擦干。
2. 旺火烧热油，煎鱼头至表面略微焦黄，倒入水，旺火烧之。
3. 同时放入葱、生姜和适量的醋，旺火烧至沸腾，转到文火慢炖。
4. 汤呈乳白色时，加入切成块的嫩豆腐和海带后继续炖。
5. 豆腐熟透后加入盐和香菜，几分钟后关火即可。

功效：鱼头富含磷脂和可改善记忆力的垂体后叶素，能够补充营养，防治产后抑郁。

专家点评：豆腐：散装的豆腐很容易腐坏，买回家后应立刻浸泡于水中，并放入冰箱冷藏，烹调前再取出。烹调后4小时内吃完，以保持新鲜，最好是在购买当天食用完毕。盒装豆腐较易保存，但仍须放入冰箱冷藏，以确保在保存期限内不会腐坏。

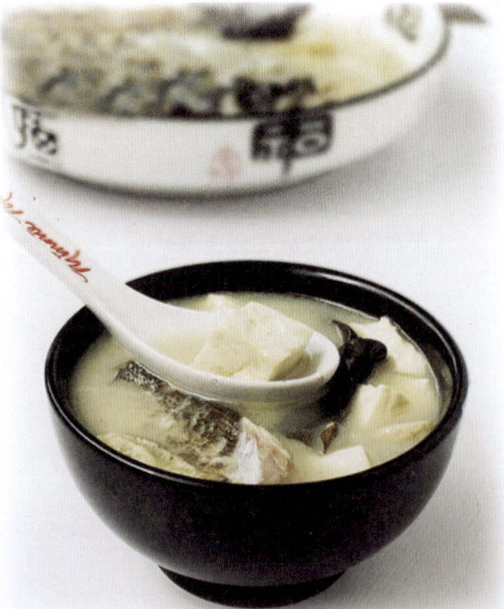

海带：海带中大量的碘可以刺激垂体，使女性体内雌激素水平降低，恢复卵巢的正常机能，纠正内分泌失调，消除乳腺增生的隐患。

小提示

烹饪时加点儿醋，可以使海带熟得更快。

月子第5天

此时虽然新妈妈身体上的疼痛感较前几日有所减轻，但各种关于照顾宝宝的问题都摆在了面前，新妈妈易出现失眠、心烦甚至出现产后抑郁等状况。这时候新妈妈可食用一些具有养心安神功效的食物。

大部分新妈妈或多或少都会出现产后沮丧的现象，情绪容易波动、不安、低落，常常为一些不称心的事而感到委屈，甚至伤心落泪，影响妈妈本身的恢复和精神状态，并影响正常哺乳。剖宫产的妈妈产生抑郁要比顺产的妈妈更猛烈些。

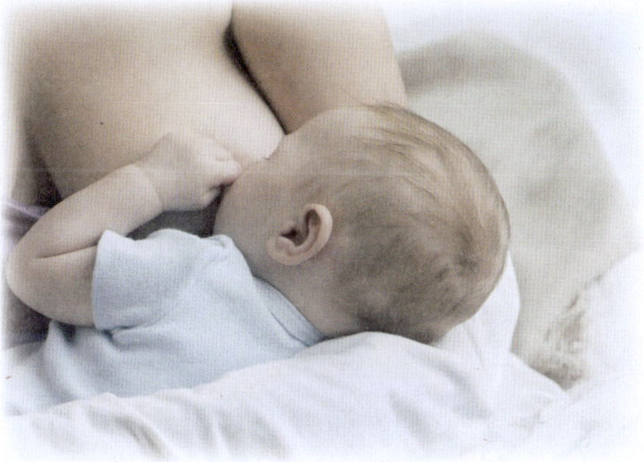

处于哺乳期的妈妈在焦虑、紧张、疲劳、抑郁的状态时，容易造成肝郁气滞，甚至产生血瘀，使得乳汁量少，甚至变色。宝宝喝了妈妈的乳汁心跳也会随之加快，变得烦躁不安，夜睡不宁，这是内热的表现。

此时，要避免发生感染，应多吃维生素C和维生素E含量较高的食物，加快伤口愈合；多吃鱼肉和海产品，鱼肉含有一种特殊的脂肪酸，有抗抑郁作用。

胡萝卜小米粥　催眠养胃

推荐容器： 电饭煲

材料： 胡萝卜2根，小米50克。

做法：

1. 将胡萝卜洗净，切块备用。
2. 胡萝卜块与小米同煮成粥，粥熟后，即可食用。

功效： 益脾开胃，补虚明目，补充营养，保证睡眠质量。

小提示

可用红枣、红小豆、红薯等替换胡萝卜，也能起到相应作用。

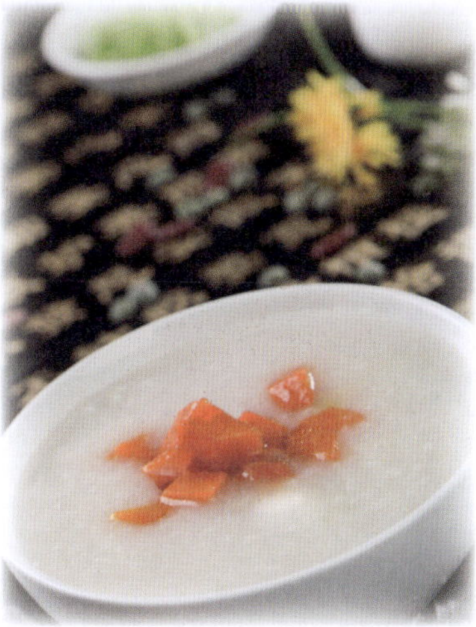

海带焖饭　强身健体，安神补脑

推荐容器：电饭煲

材料：大米300克，海带60克，豆芽、肉末、盐、植物油各适量。

做法：

1. 将大米拣去杂物，淘洗干净；海带放入凉水盆中洗净泥沙，切成小块；豆芽洗净备用。
2. 锅置火上，放入海带块和水，旺火烧开，滚煮5分钟，煮出滋味，随即放入大米和盐，再开后，不断翻搅，烧10分钟左右，待米粒涨发，水快干时，盖上锅盖，用小火焖10～15分钟。
3. 将植物油烧热，豆芽和肉末一起加盐炒熟后盖到海带饭上即可。

功效：海带含有丰富的钙，可防治人体缺钙。

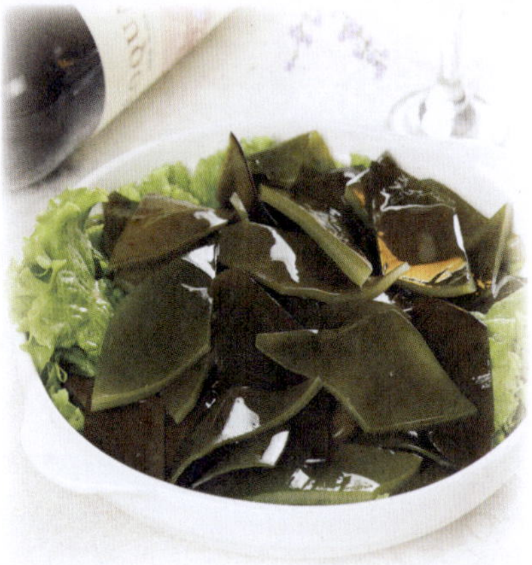

小提示

虽然海带焖饭能够补充营养素，但哺乳期的新妈妈不宜过多食用，因为海带中的碘可随血液循环进入婴儿体内，易引起甲状腺功能障碍。

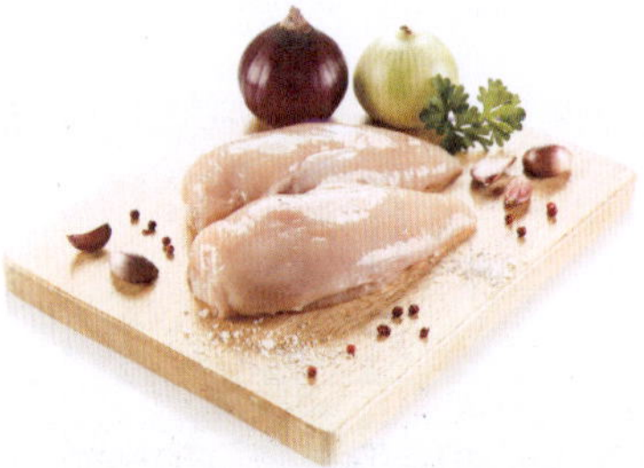

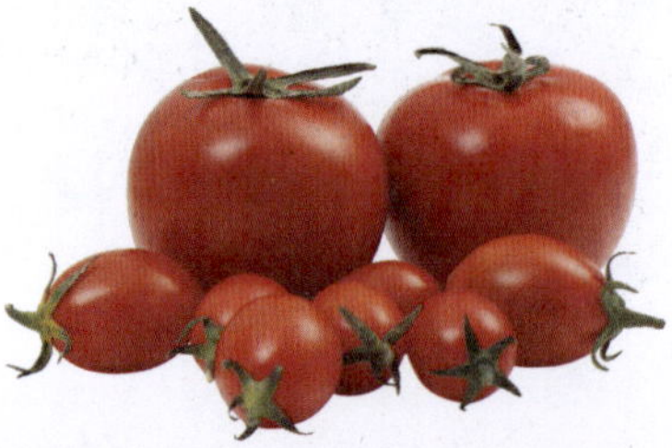

小提示

青色未熟的番茄不宜食用。

番茄鸡片　调节心情，增强免疫力

推荐容器：铁锅

材料：鸡胸脯肉300克，鸡蛋1个，番茄200克，蚕豆淀粉15克，葱、胡椒粉、盐、味精、猪油、鸡清汤、白糖各适量。

做法：

1. 将鸡脯肉去筋膜，片为薄片，入碗；鸡肉碗内磕入鸡蛋清，加盐、湿淀粉，拌匀上浆。
2. 番茄用开水烫后，撕去皮，挤去籽，切块；葱洗净，将葱白切成末。
3. 炒锅置旺火上，热后用猪油涮锅，注入猪油，烧至三成热，下鸡片划散，取出沥油。
4. 炒锅上火，注入油，烧至七成热，下葱白末炝锅，下番茄、鸡片煸炒。
5. 将鸡清汤、盐、味精、胡椒粉、白糖、湿淀粉10毫升兑成芡。
6. 将芡徐徐下锅，簸锅均匀，装盘即成。

功效：补充维生素，调养大脑神经。

月子第6天

产后第6天，新妈妈的伤口愈合和恶露排出情况都进行良好，此时胃肠功能较初期已经好了很多。新妈妈要抓住时机，多吃一些健脾开胃的食物，使脾胃功能逐渐恢复，以利于后期脾胃能逐渐适应滋补的食物。

不管怎么样，生完宝宝之后进补是必需的。这时如果不能保证摄取充足的营养，一定会影响产后妈妈和宝宝的身体健康。但产后不可立即盲目进补。通常建议，产后第一周和第二周要采用渐进式且温和清淡的饮食方式。同时，为帮助伤口复原，饮食上尽量忌食酒和香油等较燥热的食物。而第三周和第四周则应补充营养，以帮助新妈妈恢复体力，可食用一些补气的药材和食物。

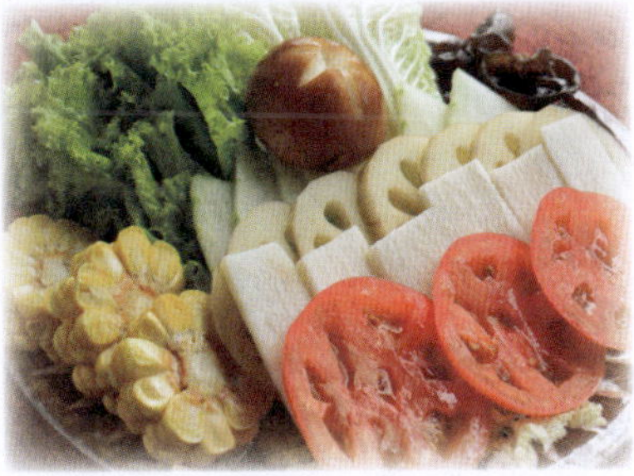

新妈妈宜食一些有健脾、开胃、促进消化、增进食欲的食物，如山药、山楂糕（片）、红枣、番茄、苹果等。这些食物中含有丰富的有机酸（如苹果酸、柠檬酸），可保护维生素C，提高维生素的利用率。番茄中的番茄红素有助于消化、利尿，能协助胃液消化脂肪；苹果既能止泻，又能通便。苹果中所含纤维素可刺激肠蠕动，加速排便，故又有通便作用。

荔枝粥　抗疲劳

推荐容器. 电饭煲

材料： 大米50克，荔枝肉100克，香油适量。

做法：

1. 大米淘洗干净后浸泡2～3小时。
2. 电饭煲内加水，水开后放入大米，顺时针搅拌后炖煮半小时。
3. 放入荔枝肉，继续顺同一方向搅拌，同时放几滴香油继续煮半小时即可。

功效： 改善失眠与健忘，提高抗病能力。

小提示

荔枝性热，阴虚火旺的新妈妈不宜多吃。

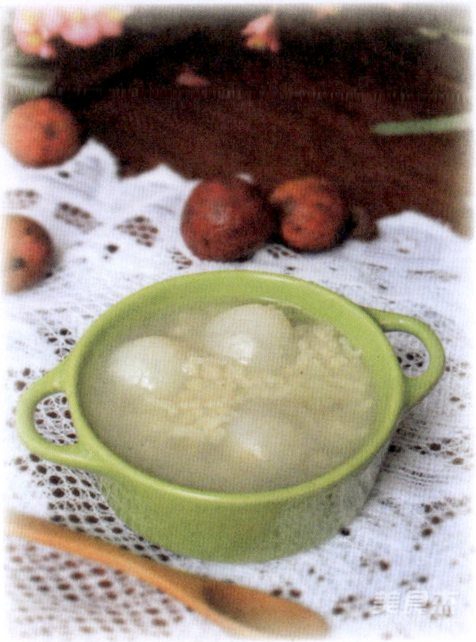

牛筋花生汤　强筋骨，抗疲劳

推荐容器：砂锅

材料：牛蹄筋100克，花生150克，红豆、红糖各适量。

做法：

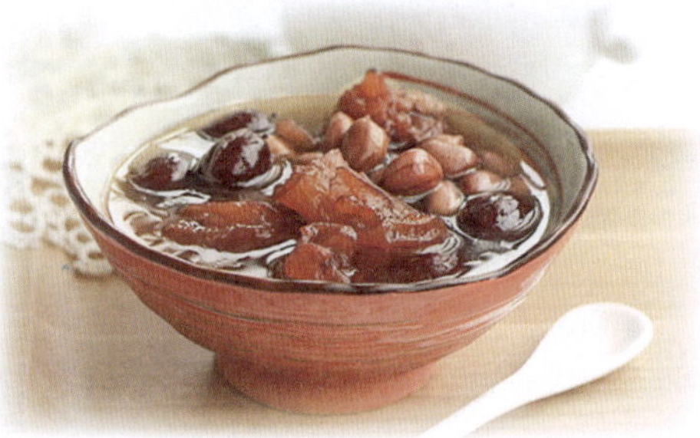

1. 牛蹄筋洗净。
2. 花生、红豆洗净。
3. 牛蹄筋、花生与红豆共放砂锅中，加入适量的水，文火炖煮2小时。
4. 煮至牛筋、花生与红豆熟烂，汤汁浓稠时，加入红糖，搅匀即可。

功效：此汤具有养血补气、强壮筋骨的作用。

小提示

肠胃虚弱者不宜食用花生，同时花生不宜与黄瓜、螃蟹同食，否则易导致腹泻。

龙眼羹　补血安神

推荐容器：电饭煲

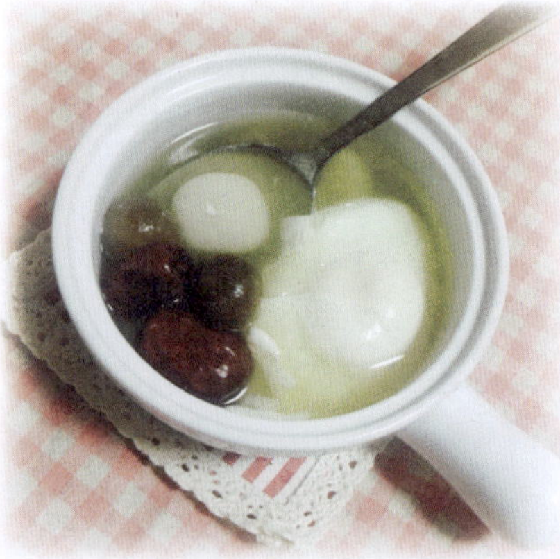

材料：龙眼肉50克，鸡蛋1个，红枣3颗。

做法：

1. 在清水中放入龙眼肉和红枣熬煮。
2. 30分钟后打入一个鸡蛋，共炖至熟。

功效：龙眼含有多种营养物质，有补血安神、健脑益智、补养心脾的功效，是健脾增智的传统食物，对失眠、心悸、神经衰弱、记忆力减退、贫血有较好的疗效。

母鸡汤　补养体虚

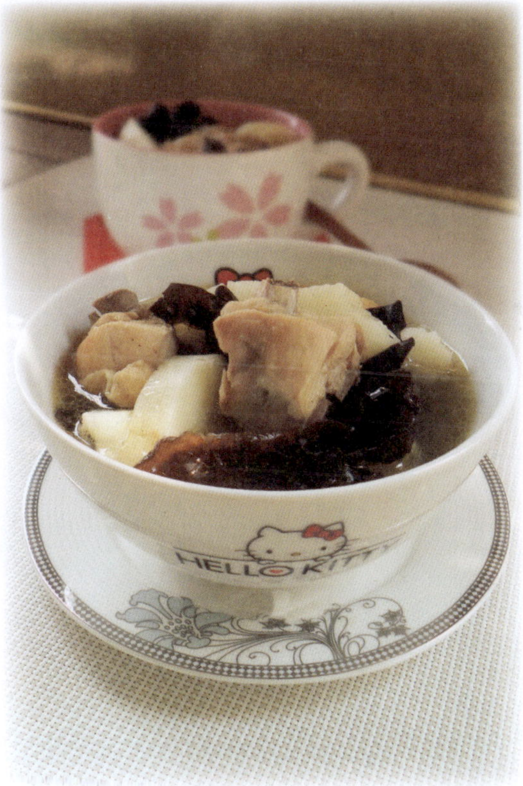

推荐容器：砂锅

材料：母鸡肉300克，冬笋30克，水发木耳30克，胡椒粉5克，大葱15克，生姜5克，黄酒8克，盐5克，植物油适量。

做法：

1. 木耳洗净，冬笋洗净切片。
2. 大葱切短段，生姜切片。
3. 将母鸡肉切成方块带骨，先入开水内煮一下，再入油锅爆一下，再加鸡汤放入锅内炖。
4. 鸡块酥透时，再放入笋片、木耳和黄酒、盐、胡椒粉、葱段、生姜片，烧成奶白色即可。

功效：体虚的新妈妈可以多食母鸡汤，以改善疲劳症状。

小提示

木耳不宜与田螺同食。寒性的田螺与滑利的木耳同食不利于消化。

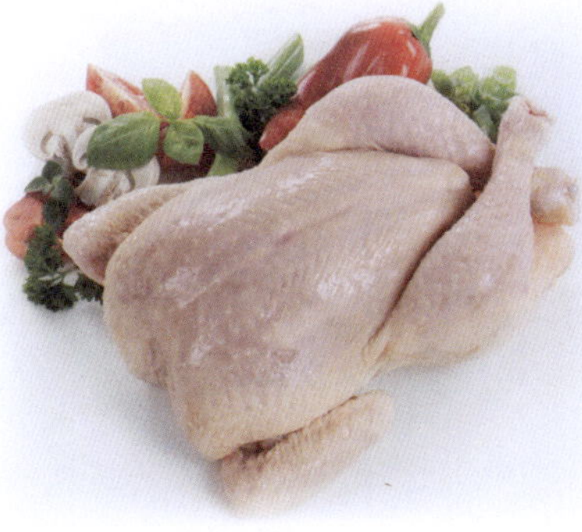

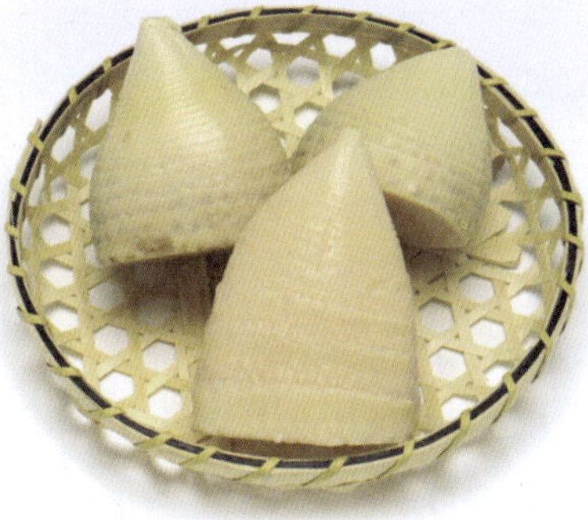

月子第7天

新妈妈月子里多卧床休息，运动量不够，时常会倦懒乏力。同时，由于脾胃功能仍然没有恢复到孕前的状态，会常感四肢无力。新妈妈要多吃一些强健筋骨的食物，同时注意补钙食物的摄入。

产后，看着忙得不亦乐乎的家人，妈妈总会觉得心有余而力不足，总想帮忙干点什么，但浑身没劲儿，四肢乏力，懒洋洋地提不起精神。失眠、失血、食欲不佳都在耗费着新妈妈的精力。科学合理的产后营养对新妈妈消除疲劳很重要。

新妈妈要注意食物品种的多样性，变化食物的烹饪手法，争取多摄入一些高蛋白、高热量、低脂肪、有利于消化吸收的食物。剖宫产的新妈妈更需要增长体力来照顾宝宝。尤其要加强摄入鱼、肉、豆、蛋、奶类等食物；保证足够的蔬菜、水果和谷类供给，以补充从汗液中丢失的钾，保持体内电解质平衡；补充足够的钙、铁、磷等必需微量元素等。营养合理了，恢复得就快，新妈妈自然很快就能远离疲惫。

白菜鲫鱼汤　补虚强体，健脾开胃

推荐容器：砂锅

材料：鲫鱼1条，白菜100克，生姜、油、盐、枸杞各适量。

做法：

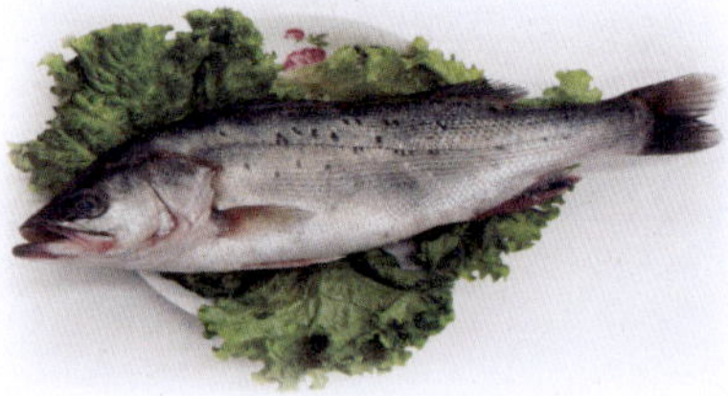

1. 将鱼开膛去杂，洗净，控干水分；将白菜和枸杞分别洗净。

2. 锅烧热，倒油烧热后放入鱼煎至两面上色定型，将生姜放入，再倒入适量的水煮开，煮至汤色发白，放入白菜继续煮10分钟左右后，再将枸杞放入，然后煮2～3分钟放盐即可。

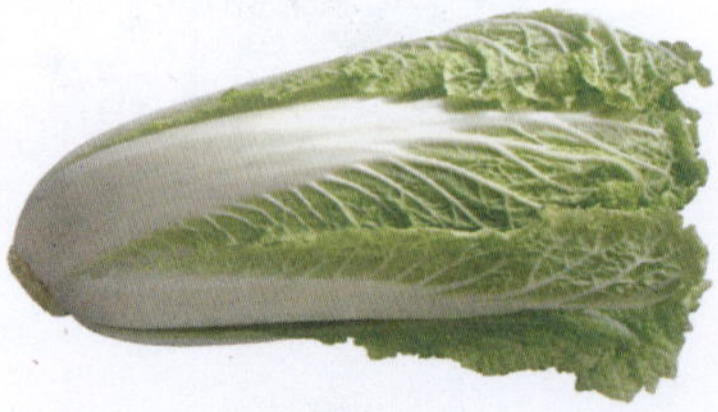

功效：补中益气，健脾开胃。

小提示

鲫鱼洗净后，在牛奶中泡一会儿既可除腥又能增加鲜味。

红豆黑米粥　有效缓解头晕症状

推荐容器： 电饭煲

材料： 黑米200克，红豆50克，冰糖适量。

做法：

1. 红豆洗净，提前用清水浸泡12小时以上。
2. 煮粥时，将黑米用水浸泡一夜（冬季需浸泡两昼夜），将泡米水与黑米同煮，以保存营养成分。
3. 将泡好的红豆也放入锅中大火煮开。
4. 等大火煮沸后，转至小火慢炖至红豆微开花熟软即可。
5. 最后按个人口味加入适量的冰糖，待冰糖融化后关火。

功效： 开胃健脾，增强免疫力。

小提示

消化能力较弱的新妈妈不宜急于吃黑米。

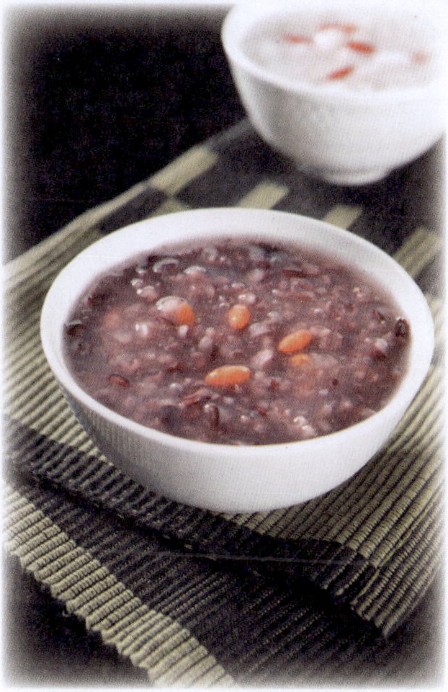

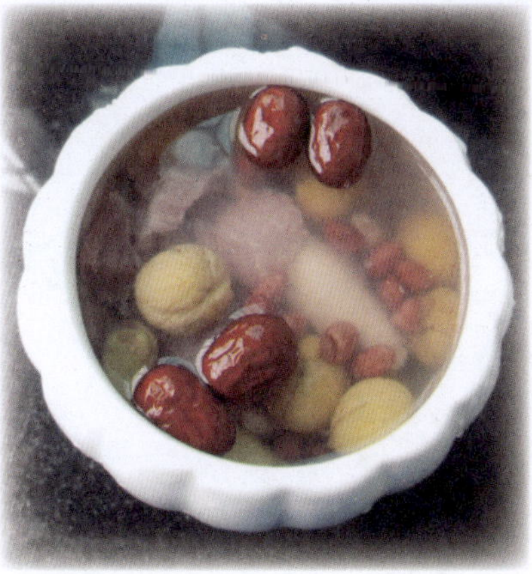

板栗花生汤　补脾益气

推荐容器： 不锈钢锅

材料： 板栗300克，花生、火腿、红枣、精盐各适量。

做法：

1. 火腿切块；板栗煮熟后控水；花生洗净，煮熟后去皮。
2. 汤锅中加水，煮沸后下入板栗、花生、火腿、红枣加盐煮沸后，继续煮10分钟即可。

功效： 益气补脾，健胃厚肠。

小提示

新鲜栗子容易变质霉烂，吃了发霉栗子会中毒。

核桃仁拌芹菜　生津益胃

推荐容器： 铁锅

材料： 芹菜300克，核桃仁50克，精盐、味精、香油各适量。

做法：

1. 芹菜洗净，切成段，焯水捞出。
2. 焯后的芹菜用凉水冲一下，沥干水分，放盘中，加精盐、味精、香油。
3. 将核桃仁用热水浸泡后，去掉表皮，再用开水泡5分钟取出，放在芹菜上，吃时拌匀。

功效： 生津益胃。

小提示

剥核桃皮时先把核桃放在蒸屉内蒸上3~5分钟，取出即放入冷水中浸泡3分钟，捞出来用锤子在核桃四周轻轻敲打，破壳后就能取出完整的核桃仁。

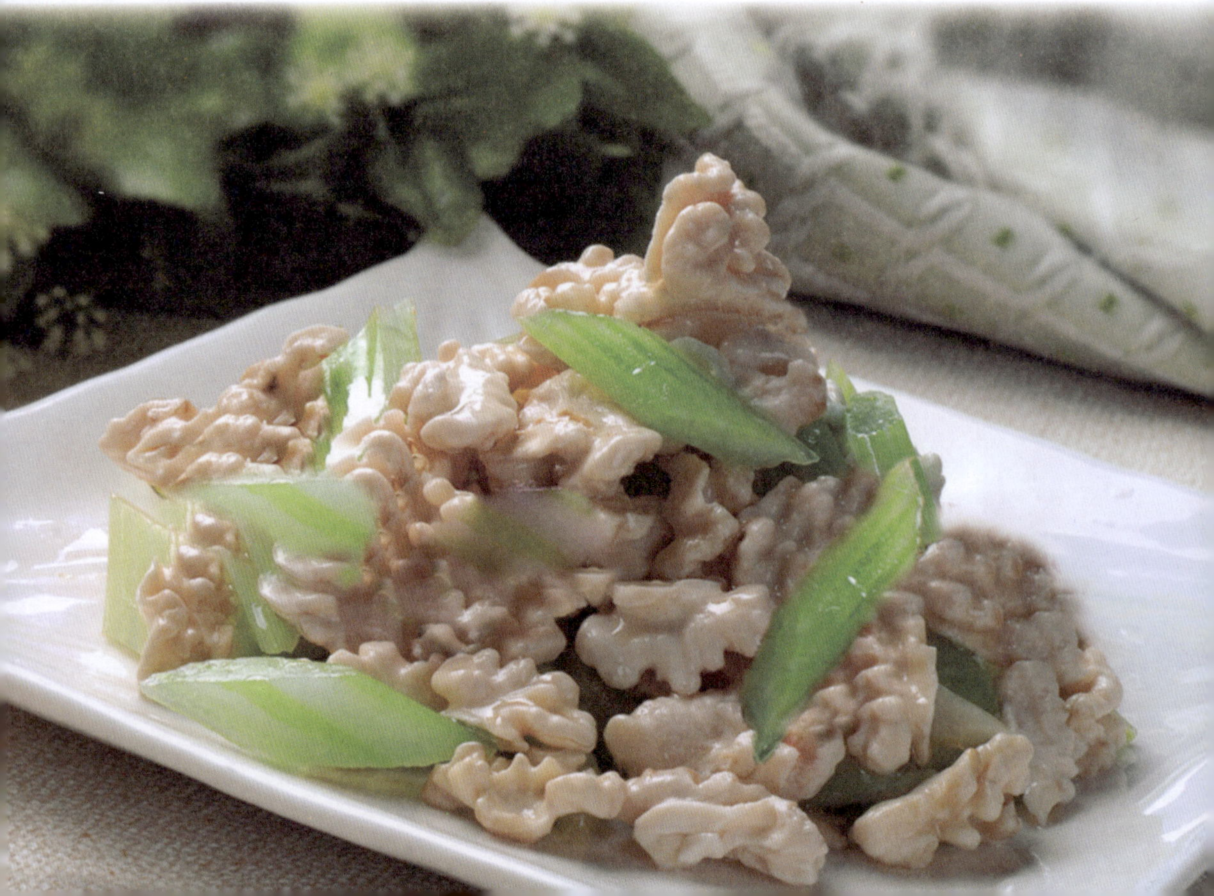

爸爸要担当的3个角色

第一个角色："总经理"

"总经理"的职责是分工和管理。第一天通常都是最忙乱的，这个时候需要有人来做好分工：谁来照看宝宝？谁负责新妈妈的餐点和送餐？谁拿好录像机、照相机为值得留念的瞬间做好记录？谁来负责大家的饮食？新爸爸通常是最有资格号令众人的人选了。

宝宝刚出生，好心又好奇的亲戚朋友会在这个时候来探望。来客和电话会干扰母子的休息，所以必须由新爸爸来做好管理。首先，新爸爸要在第一时间群发短信（根据事先准备的名单），可以用最给力的言辞简略描述一下此刻的情况，别忘了加上一句："孩子妈妈表现不错——很累，接下来的几天我会不断报道最新近况。"如果每个人都知道一切很好，知道新妈妈很累，那么就会尽可能减少打电话和拜访的次数。

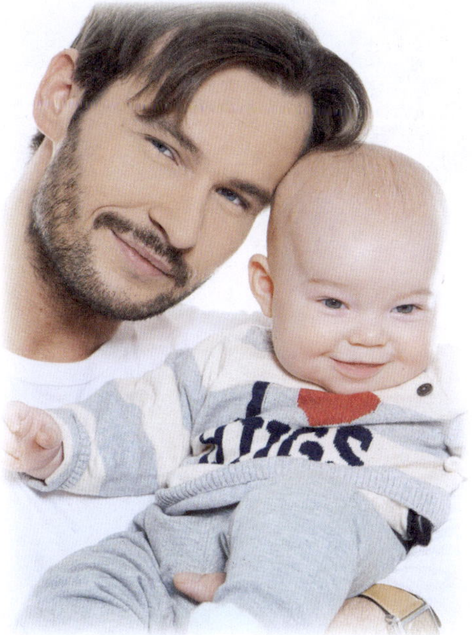

第二个角色："拉拉队队长"

安慰和鼓励是"拉拉队队长"这个角色最重要的职责，最好由新爸爸来担当。刚刚经历了艰难分娩过程的新妈妈，身体各方面都非常脆弱，体内激素水平的变化让她变得暴躁易怒或是多愁善感，这时，特别需要来自另一半的安慰和鼓励。你要尽可能多地陪在妻子身边，多多给予她爱抚和亲吻；绝对避免对她说消极的话，不要责备和埋怨；不要急着离开她独自回家。做好妻子的支持者，坚持在头两天待在她身边，否则妻子就有患上产后抑郁症的危险。除了新爸爸自己，也要让身边的人这么做，特别是要处理好自己的父母和妻子的关系。

第三个角色：爸爸

爸爸的职责是责无旁贷的。其实，爸爸会以其独特的方式与孩子相处，而孩子也需要这种独特的相处方式。例如，月子期，这些事情是爸爸完全可以做到的：抱抱宝宝；与宝宝多说说话，宝宝很快就会熟悉你的声音，知道你是爸爸；为宝宝换尿布；妻子喂奶时搂抱一下他们母子；带宝宝出去走走，宝宝喜欢户外的阳光和空气。

产后第2周

产后第2周，大多数新妈妈的恶露已经排出干净，伤口已基本愈合，体力有所恢复。这个时期的饮食要以调理脏器、促进恢复为主。饮食对于产后调理脏器很重要。这要求新妈妈所吃的食物种类要多样，每天最好能吃五种颜色的食物，即红、黄、绿、白、黑五种颜色。

月子第8天

红参蒸鲫鱼　调理脾胃，大补元气

推荐容器： 汤锅

材料： 活鲫鱼250克，红参12克，火腿25克，虾仁15克，盐、鸡汤、味精、姜、葱、香菜末、枸杞子、胡椒粉各适量。

做法：

1. 将鲫鱼去鳞及内脏后洗净，放入沸水中氽一下；虾仁、红参用温水洗一下；火腿洗净切片。

2. 将鲫鱼、红参、火腿片、虾仁、枸杞子放入汤锅中，加拍破的姜及香菜末、葱，倒入鸡汤，加少许盐后盖好，上笼蒸熟即可。

3. 食用时拣去姜、葱，加味精、胡椒粉调味。

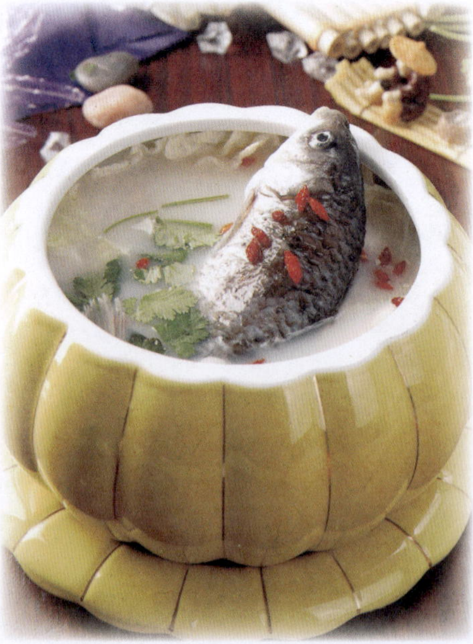

功效： 鲫鱼能调理脾胃，红参能大补元气，多用于新妈妈缺乳。

南瓜炖牛肉　预防产后抑郁症

推荐容器：砂锅

材料：牛腩150克，南瓜300克，葱末、姜末、盐、鸡精各适量。

做法：

1. 将牛腩切成2厘米见方的块；南瓜去皮，切成3厘米见方的块。

2. 将牛腩放入锅中，加姜末、葱末、盐和清水，将牛腩煮至八成熟，加入南瓜块，煮至牛腩熟烂，加鸡精调味即可。

功效：南瓜含百叶酸，有助于增加对产后抑郁症的抵抗力；牛肉富含蛋白质和铁，能补气补血，适合产后身体虚弱的新妈妈食用。

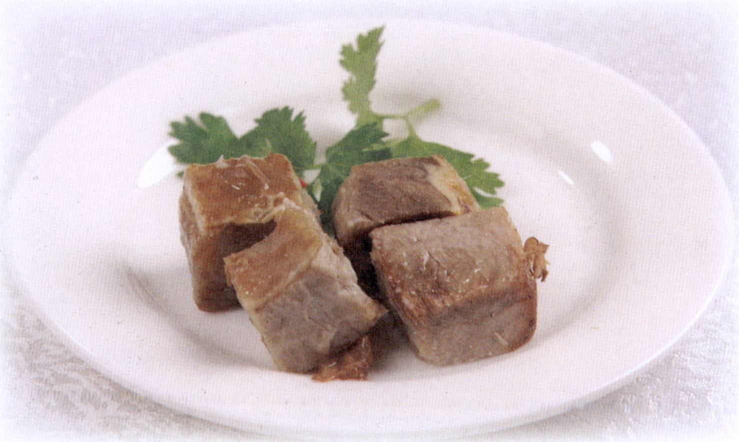

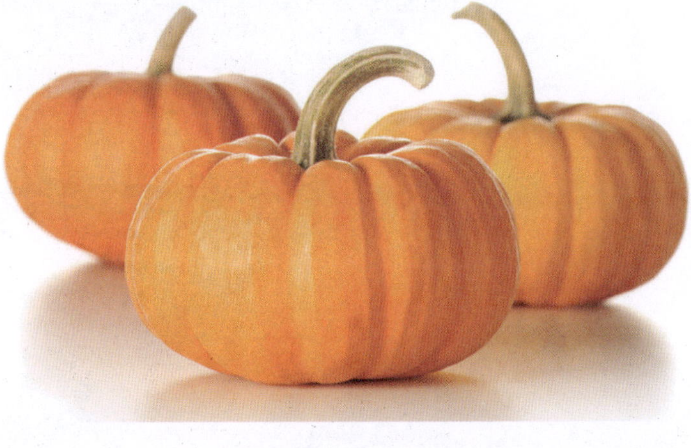

桑葚汤　补肝益肾，促进产后睡眠

推荐容器：砂锅

材料：桑葚30克，桂圆肉15克，蜂蜜适量。

做法：

1. 桑葚、桂圆肉洗净，一同倒入砂锅中，加500毫升的清水。
2. 砂锅置火上，大火烧开后转小火煮30分钟，去渣取汁，晾至温热时加入蜂蜜搅拌均匀，连用10～15日为一疗程。

功效：桑葚可滋养肝肾，养血；桂圆能养血安神、补益心脾，适用于产后失眠。

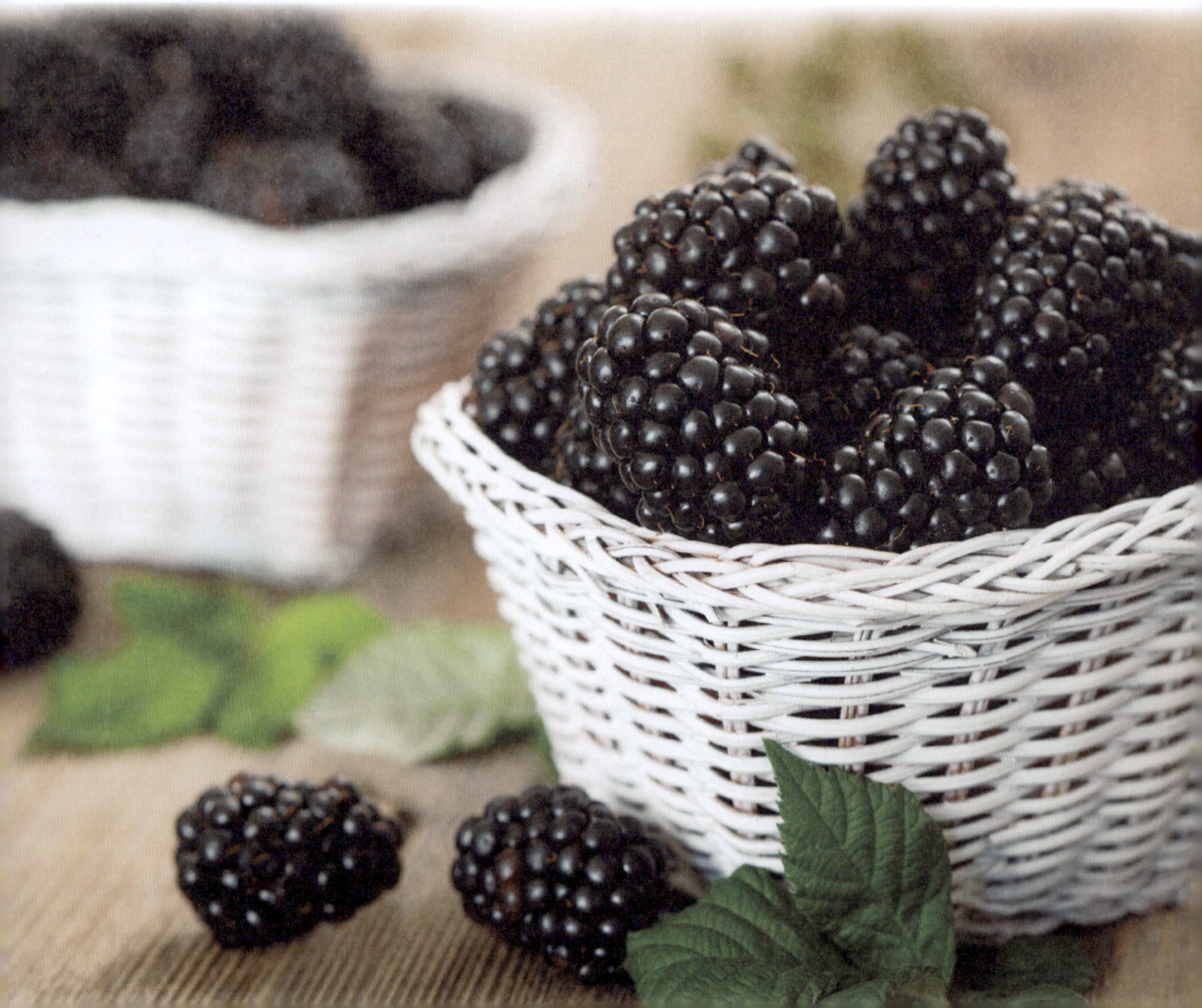

红枣猪脚莲子汤　补气养血

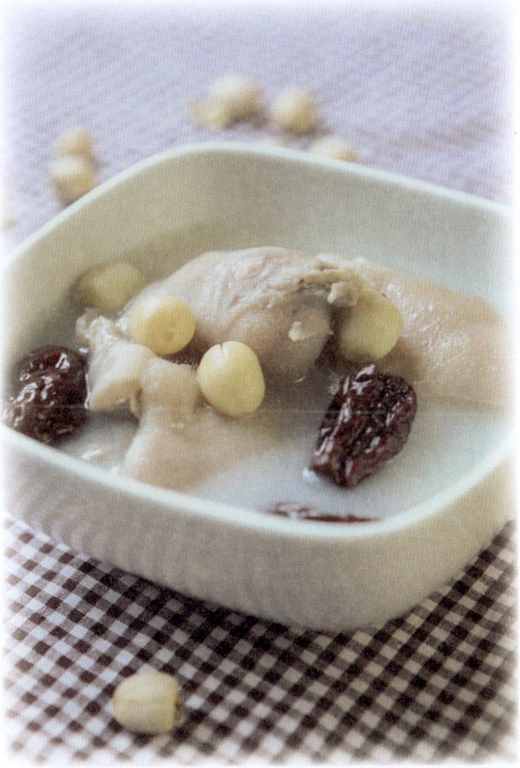

推荐容器：铁锅

材料：猪脚1只，莲子250克，黄芪100克，米酒2瓶，红枣150克，当归20克。

做法：

1 将猪脚切成块状，先以滚水汆一下，捞出后再浸泡于冷水中。

2 莲子浸泡于冷水中4小时，再入锅煮至略软。

3 将猪脚、黄芪、红枣及莲子同时放入炖锅中，并且加入米酒及水，盖过所有材料。

4 炖至莲子及猪脚熟烂，再加入当归焖煮5分钟即可。

功效：益气补血，促进身体恢复。红枣猪脚莲子汤适合新妈妈产后催乳和补充蛋白质，手术者可加入苦茶油拌炒材料，但不加酒，再视伤口愈合情况考虑食用。

专家点评：红枣：好的红枣皮色紫红，颗粒大而均匀，果形短壮圆整，皱纹少，痕迹浅。皱纹多，痕迹深，果形凹瘪，则肉质差。

莲子：莲子富含蛋白质、多种维生素和矿物质，热量也较高，是很好的钙源、磷源；莲子还含有天门冬素和蜜三糖等；莲子心含有莲心碱、异莲心碱等多种生物碱，味道极苦，有清热泻火之功效，还有显著的强心作用，能扩张外周血管，降低血压。

小提示

血压低的新妈妈不宜多食此汤。

花生红豆汤　补血消肿

推荐容器：高压锅

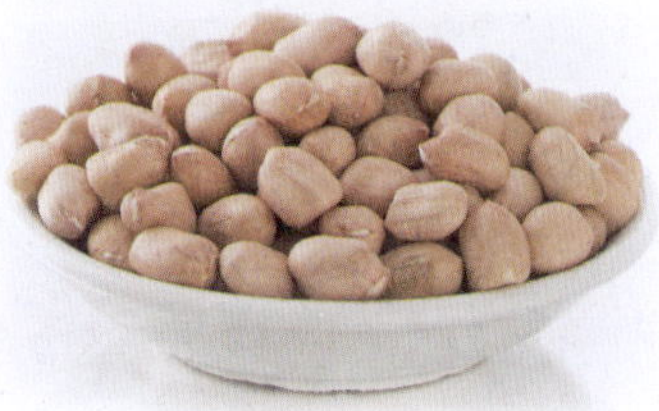

材料：花生米15克，红豆15克，红枣10颗，冰糖5克，葡萄干10克，银耳5克。

做法：

1. 银耳用清水泡发，葡萄干、红豆、花生米、红枣洗净。

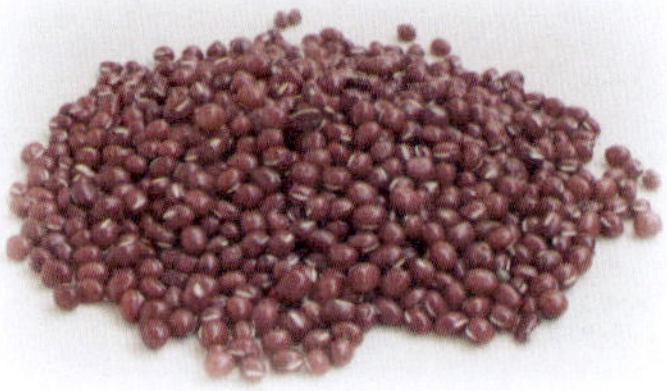

2. 所有原料放入高压锅中，加足量的清水，大火煮开，撇去浮沫，加盖小火煮30分钟即可。

功效：补气养血，消除水肿。

小提示

红枣的糖分很高，吃多了会牙痛，一般每天吃10颗即可。需要提醒的是，红枣的表皮坚硬，极难消化，吃时一定要充分咀嚼。

鸭丝绿豆芽　清热去燥

推荐容器：铁锅

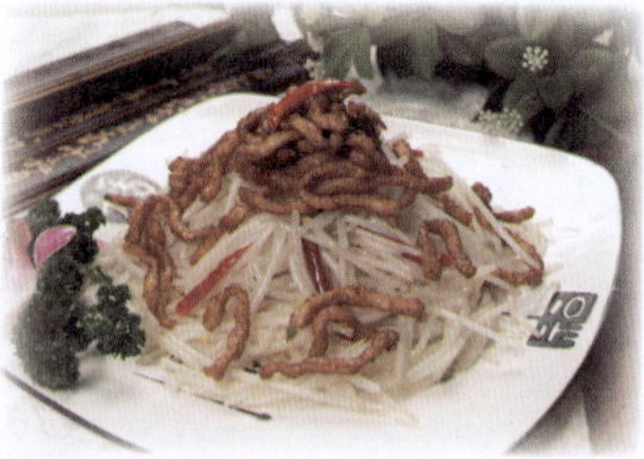

材料：烤鸭脯肉200克，绿豆芽300克，植物油25克，盐、糖、红椒、生姜末、胡椒粉各适量。

做法：

1. 豆芽掐两头汆水，熟鸭肉与红椒切丝备用。
2. 炒锅内加油，放入生姜末炒出香味后放豆芽和鸭肉丝翻炒。
3. 最后放适量的盐、糖、胡椒粉，翻炒出锅装盘即可。

功效：活血化瘀，消肿止痛。

小提示

鸭肉忌与鸡蛋同食，否则会大伤人体中的元气。

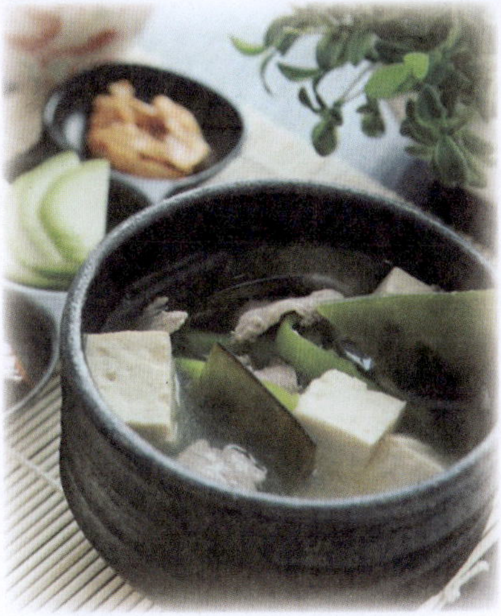

小提示

吃海带后不要马上喝茶，也不要立刻吃酸涩的水果。因为海带中含有丰富的铁，以上两种食物都会阻碍铁的吸收。

海带豆腐汤 排毒补钙

推荐容器：砂锅

材料：豆腐1块，甜椒1个，海带50克，酱油、清汤、料酒、白糖、生姜、葱各适量。

做法：

1. 豆腐切小块；甜椒洗净、切片；生姜洗净、切丝；葱洗净、切末；海带洗净、切条。
2. 把淡色酱油，冷水1/2杯放入碗中调均匀，过滤备用。
3. 锅中倒入清汤煮开，放入豆腐、甜椒及海带，加入料酒1大匙和生姜丝煮滚，再加入第二步骤中调好的料煮开，熄火拌匀，最后放入1小匙白糖，再煮开，撒上葱末即可。

功效：豆腐中含有丰富的钙，新妈妈食用能预防宝宝缺钙。

肉末蒸蛋 补气血，益肺腑

推荐容器：不锈钢锅

材料：鸡蛋3个，猪肉100克，葱末、太白粉、酱油、精盐、味精、油各适量。

做法：

1. 将鸡蛋打入碗内搅散，放入精盐、味精，再加清水搅匀蒸熟。
2. 将猪肉剁成肉末。
3. 锅放炉火上，放入油烧热，放入肉末，炒至松散出油时，加入葱末、酱油、味精及水。太白粉用水调匀勾芡后，浇在蒸好的鸡蛋上即可。

功效：鸡蛋及猪肉均有良好的养血生精、长肌壮体、补益脏腑之效，对哺乳的新妈妈也有催乳作用。

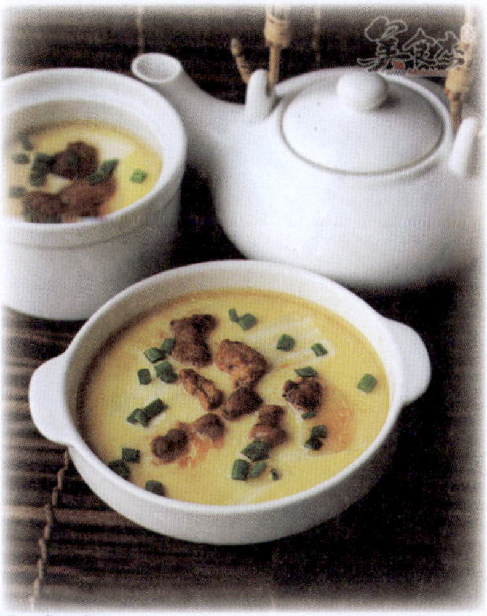

小提示

肉馅最好不要选用太瘦的，肥、瘦肉馅的比例在1：3或1：4做出的肉末蒸蛋会比较好吃。

月子第9天

山药羊肉汤　温补脾胃，调理血虚腹痛

推荐容器：不锈钢锅

材料：山药200克，羊肉150克，胡萝卜、枸杞、姜末、蒜末、水淀粉、盐、鸡精、植物油、清汤各适量。

做法：

1. 将山药、胡萝卜洗净，去皮，切块；羊肉洗净，切块，用植物油煸炒至变色，倒出。
2. 锅置火上，倒植物油烧至八成热，放入姜末、蒜末爆出香味，放入山药块翻炒，倒入适量清汤，加入羊肉块、枸杞、胡萝卜煮30分钟，加入盐、鸡精调味，用水淀粉勾芡即可。

功效：山药能益气、温补脾胃，增进新妈妈的食欲；羊肉能调理妇女产后肾虚，对产后血虚腹痛有较好的调理作用。

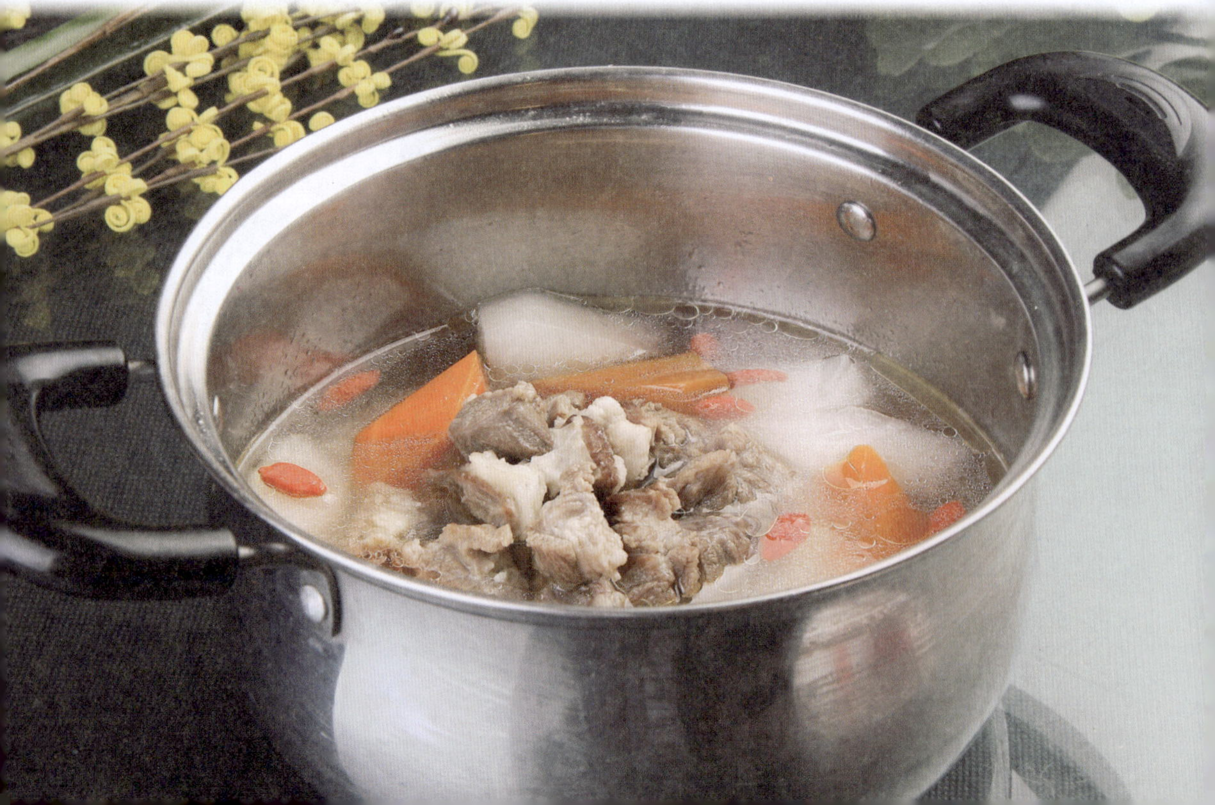

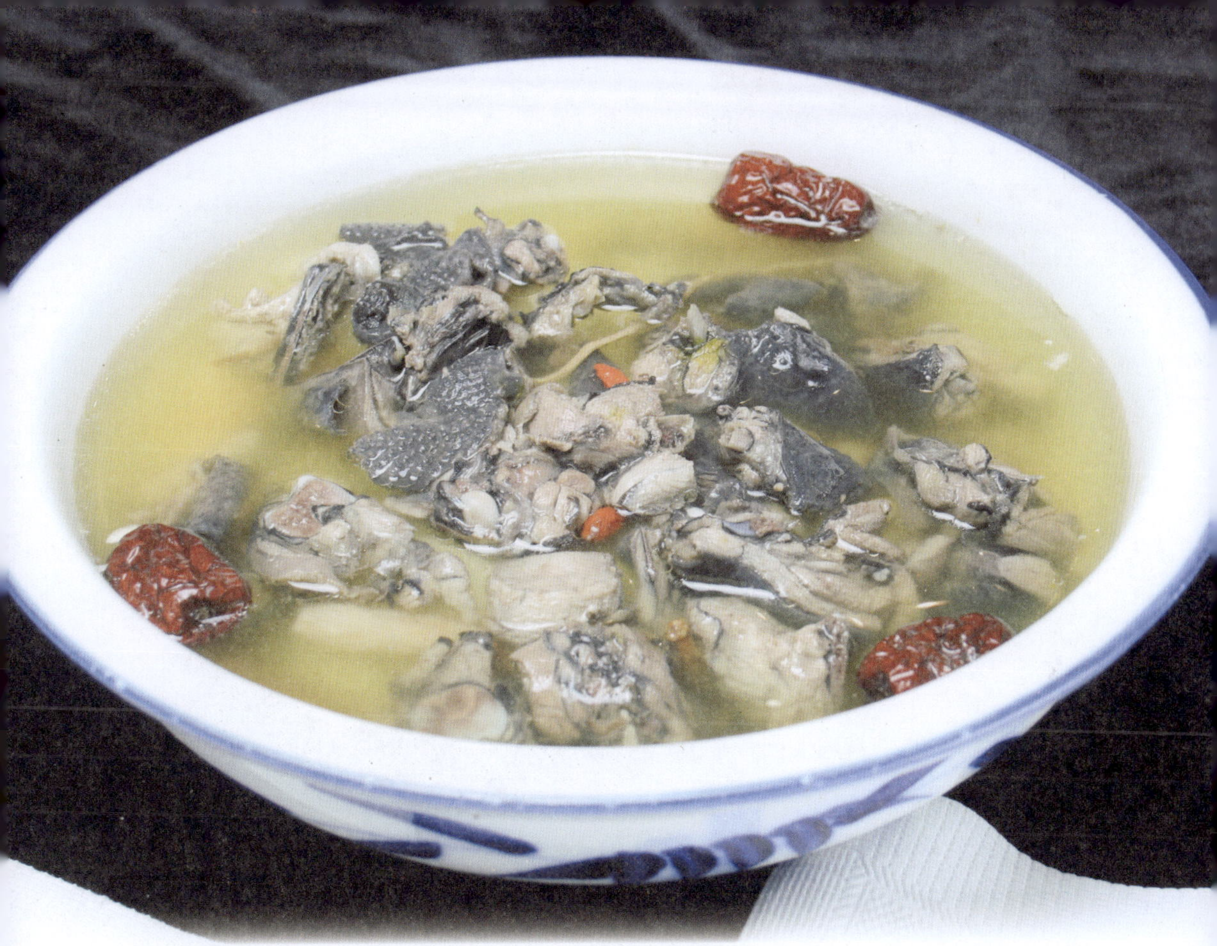

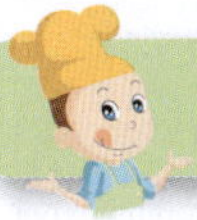

红枣枸杞乌鸡汤　益气理血，产后补血

推荐容器：砂锅

材料：乌鸡1只，生姜20克，红枣6颗，枸杞子10克，盐适量。

做法：

1. 将乌鸡宰杀，去毛，开膛，去内脏，洗净，切块；将红枣、枸杞子洗净；生姜洗净，去皮，切片。

2. 将乌鸡块、红枣、枸杞子、生姜片放入锅内，加水适量，大火烧开，改用小火炖至乌鸡肉熟烂后加盐即可。

功效：乌鸡含丰富的黑色素、磷、铁、钾等造血物质，是营养价值极高的补血食材，适用于骨质疏松、妇女缺铁性贫血症等。

黑米八宝饭 开胃，健脾，改善产后体虚

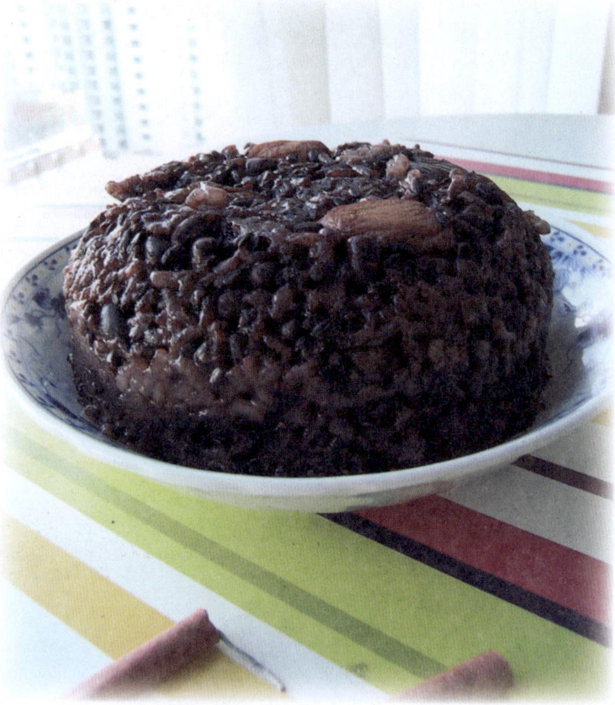

推荐容器：蒸锅

材料：黑米、糯米各50克，桂圆肉、山楂、杏脯、瓜条、青梅各20克，熟猪油、白糖各适量。

做法：

1. 黑米淘洗干净，浸泡4小时，沥干；糯米洗净，浸泡2小时，沥干；黑米、糯米均加入熟猪油、白糖拌匀。
2. 取一大碗，碗内抹上熟猪油，将桂圆肉、山楂、杏脯、瓜条、青梅在碗内摆成图案，倒入糯米铺平；在糯米上继续倒入黑米，铺平，加入适量水，上笼用大火蒸40分钟即熟。
3. 将蒸好的八宝饭取出，扣在盘子上即可。

功效：黑米对妇女产后虚弱、病后体虚等有很好的补养作用。

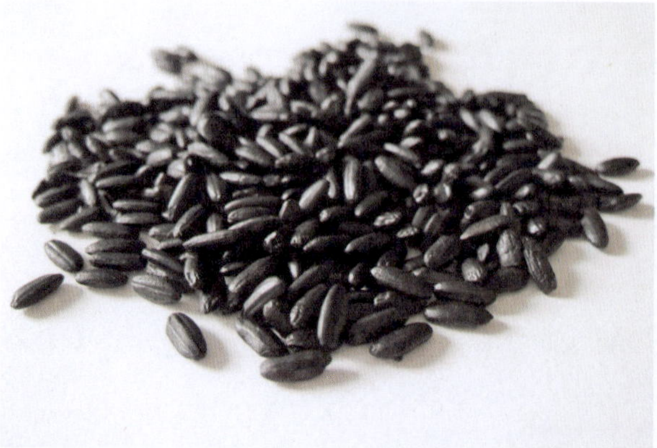

黄芪枸杞母鸡汤　增强抵抗力

推荐容器：砂锅

材料：母鸡1只，黄芪20克，枸杞10克，生姜片15克，黄酒、盐各适量。

做法：

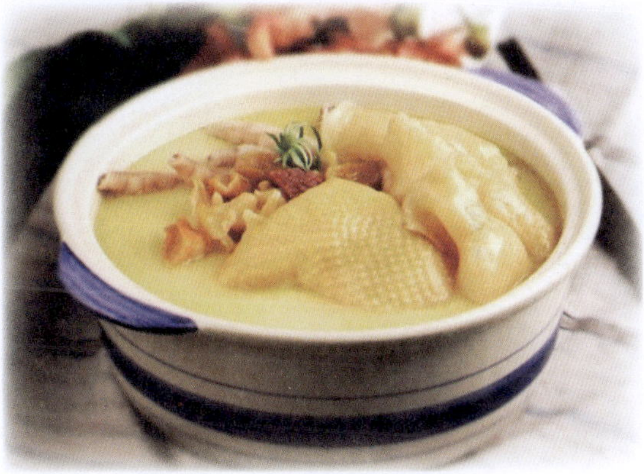

1. 母鸡清理干净，洗净沥干，剁成块。
2. 鸡块入锅中煮出浮沫。
3. 捞出鸡块，冲净沥干。
4. 黄芪、枸杞都冲洗一下，沥干水分。
5. 鸡块、生姜片、黄芪都放入砂锅中，倒入适量的清水和黄酒。大火煮开后转小火，慢慢炖至鸡块软烂。
6. 倒入枸杞和适量的盐，关火。盖上盖子闷一小会儿，至枸杞胀大即可。

功效：益气补血，调理体虚。

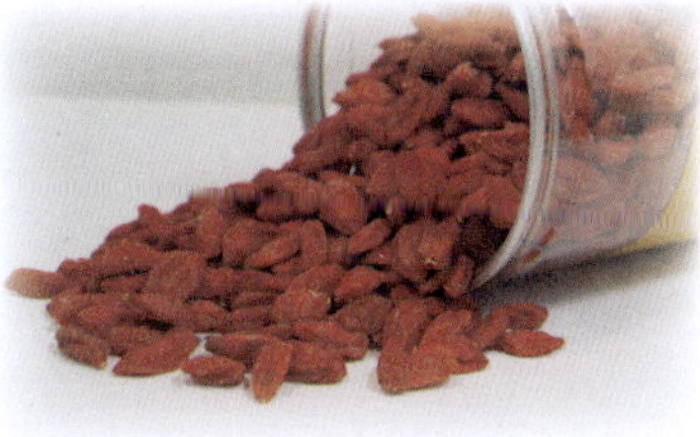

专家点评：枸杞：枸杞富含胡萝卜素、玉蜀黍黄素、烟酸、维生素B_1、维生素B_2、维生素C、钙、磷、铁、亚油酸及多种氨基酸。可以滋补肝肾，益精明目；用于虚痨精亏、腰膝酸痛、眩晕耳鸣、内热消渴、血虚萎黄。

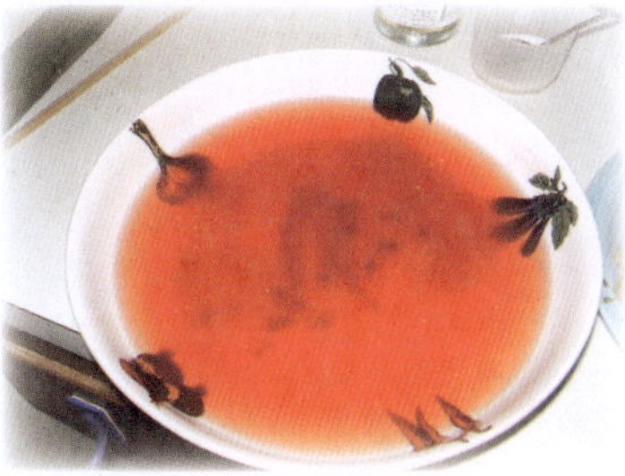

黄酒：黄酒酒精含量适中，味香浓郁，富含氨基酸等提味物质，人们都喜欢用黄酒作为作料，在烹制荤菜时，特别是羊肉、鲜鱼时加入少许，不仅可以去腥膻，还能增加鲜美的风味。

小提示

喜欢山药的新妈妈可在此汤里加入山药，味道更鲜美。

红枣芹菜汤　散瘀血，安心神

推荐容器：不锈钢锅

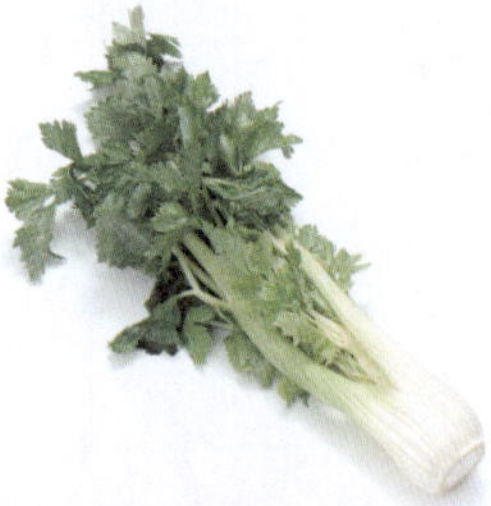

材料：红枣15颗，芹菜50克，冰糖适量。

做法：

1. 将红枣、芹菜洗净，芹菜去叶、切段。
2. 将红枣、芹菜加水放入锅中，以小火炖煮。
3. 再放入冰糖调味即可。

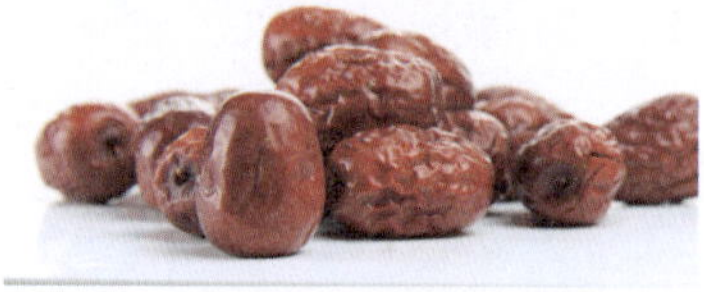

功效：稳定情绪，散瘀血，养心安神。

小提示

芹菜性凉质滑，脾胃虚寒的新妈妈饮用此汤要注意用量和次数，以免影响肠胃。

归芪乌鸡汤　活血养血，滋阴补气

推荐容器：砂锅

材料：乌鸡半只，当归10克，黄芪10克，枸杞、红枣、葱、生姜、料酒、盐各适量。

做法：

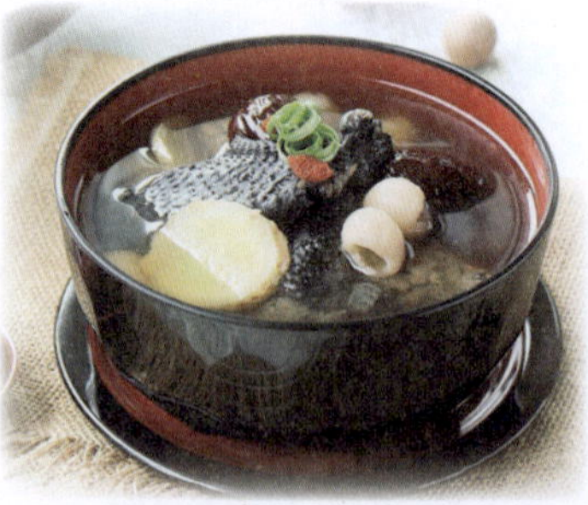

1. 乌鸡洗净、剁块。
2. 红枣和枸杞分别用温水洗净，红枣掰开。
3. 当归和黄芪用清水洗净后用纱布包扎。
4. 将乌鸡放入砂锅内，加清水、葱、生姜、料酒和步骤③中的中药包，大火煮开后撇去浮沫，放红枣。
5. 小火煮2小时左右，放枸杞再煮10分钟，最后加盐调味即可。

功效：养血乌发，调理气血。

小提示

炖乌鸡汤不宜放太多盐，否则会影响鲜味。

月子第10天

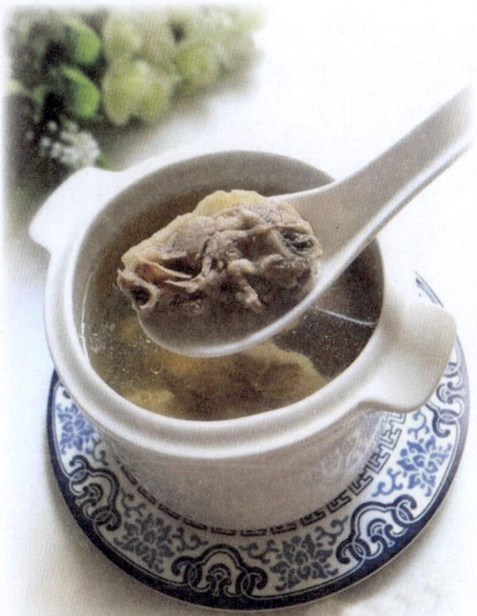

芪归炖鸡汤
补益五脏，促进母体早日康复

推荐容器：砂锅

材料：小母鸡1只（约1 000克），黄芪50克，当归10克，盐5克。

做法：

1. 活鸡宰杀，去毛及内脏，剁去鸡爪及嘴壳，用清水洗净；黄芪去粗皮，与当归均洗净待用。
2. 砂锅洗净，放清水400毫升，放入全鸡。水烧开后撇去浮沫，加黄芪、当归，用小火炖2小时左右，加入盐，再炖2分钟即可。

功效：具有益气生血、补益五脏、化瘀止血、促进母体早日康复的作用，同时还可用于产后气血虚弱或兼气虚血瘀所致的腹疼、恶露不止等症。

肉镶口蘑　补硒，提高免疫力

推荐容器：汤锅、炒锅、煎锅

材料：口蘑10朵，牛肉末100克，鸡蛋1个，葱末、盐各3克，橄榄油15毫升。

做法：

1. 口蘑洗净，沥干，口蘑蒂切碎，口蘑伞备用；鸡蛋打成蛋液，其中放入盐、切碎的口蘑蒂搅拌均匀。
2. 汤锅置火上，倒入适量清水烧开，放入口蘑伞焯烫1～2分钟，捞出沥干水分。
3. 炒锅置火上，倒入橄榄油烧热，放入牛肉末煸熟，淋入鸡蛋液炒至蛋液凝固，盛出，制成酿馅。
4. 煎锅置火上，倒入橄榄油烧至六七成热，放入焯好的口蘑伞，小火煎至两面金黄，伞盖朝下码入盘中，在口蘑伞的凹陷处放上炒好的酿馅，放上葱末即可。

功效：具有提高免疫力、保护肝脏的功效。

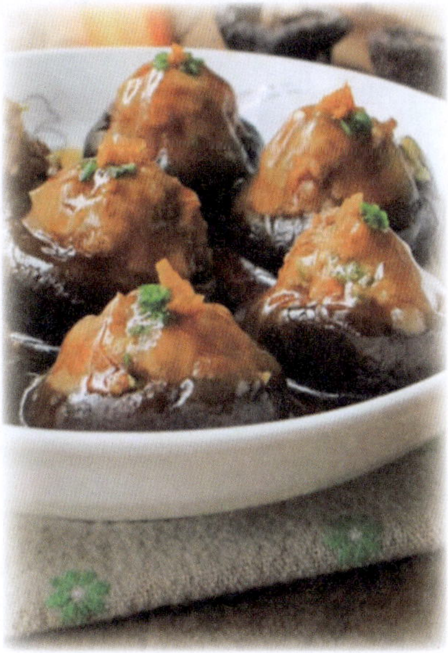

菜椒炒土豆丝　润肠通便，缓解产后便秘

推荐容器： 不锈钢锅

材料： 土豆500克，菜椒150克，葱末、姜丝各适量，醋、盐、油各少许。

做法：

1. 土豆去皮、洗净、切丝，浸泡5分钟捞出；菜椒洗净、切丝。
2. 锅内倒油烧热，煸香葱末、姜丝，倒土豆丝翻炒3～5分钟，调入醋，放菜椒丝翻炒，撒盐即可。

功效： 菜椒中富含维生素C，可提高免疫力；土豆有健脾和胃、通利失便等作用。

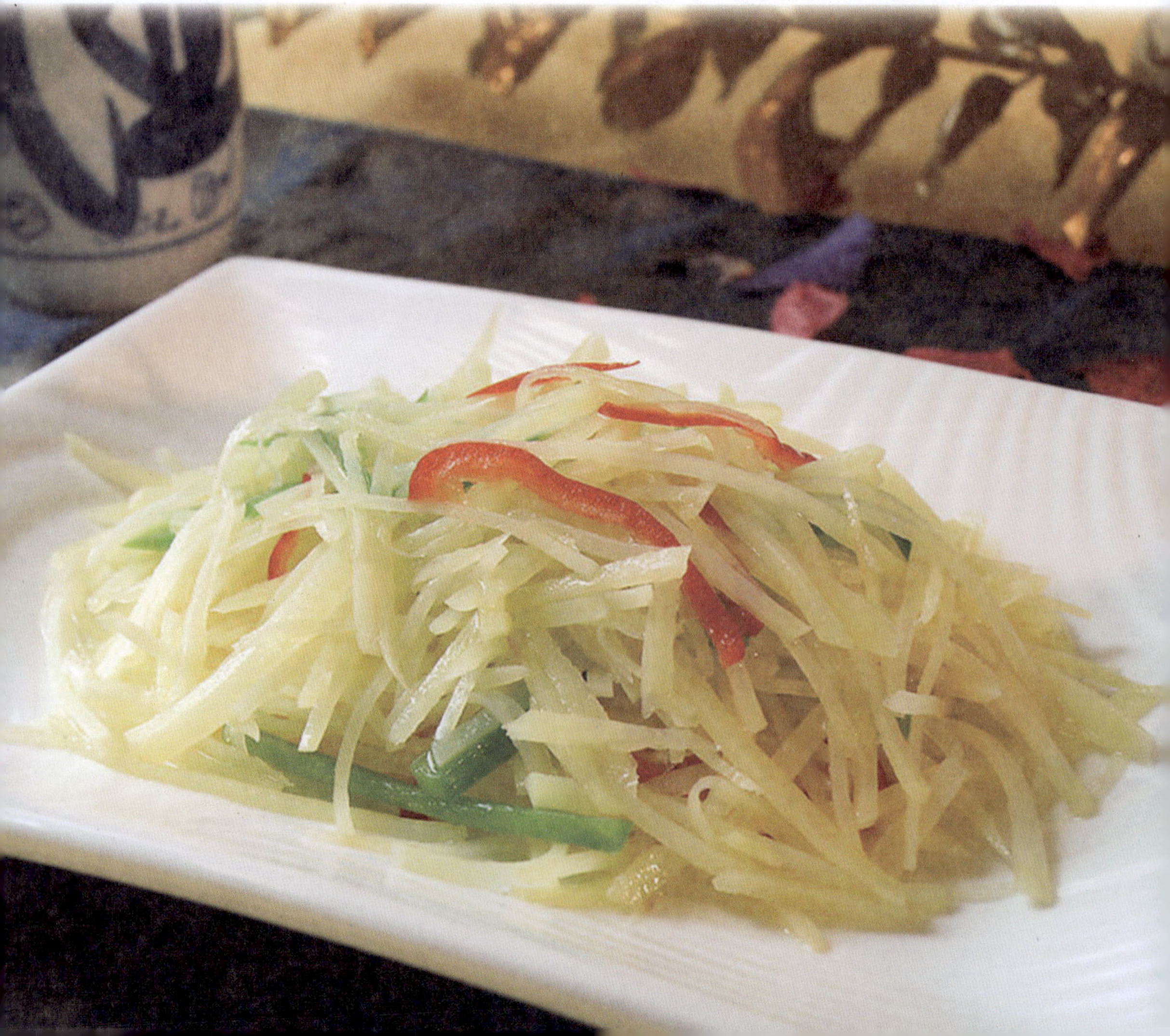

花生红枣鸡汤　补血养肝，调理产后五脏亏虚

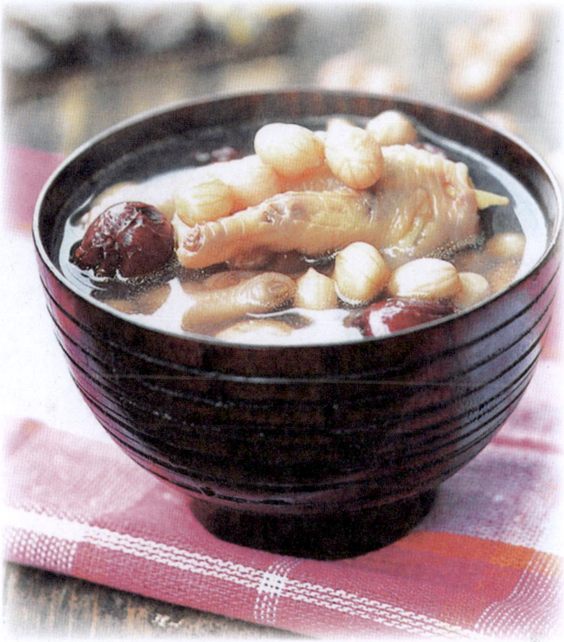

推荐容器： 砂锅

材料： 净鸡半只，净水发冬菇50克，花生仁25克，红枣8颗，葱段、姜片、香油、植物油、胡椒粉、盐、老抽、白糖、淀粉、料酒各适量。

做法：

1. 花生仁洗净；冬菇加白糖、料酒、香油、淀粉拌匀；鸡沥干水，用老抽、盐腌渍10分钟。
2. 油锅放入鸡，炸至皮呈黄色，捞起。
3. 锅内倒植物油，烧热，爆香葱段、姜片，放入鸡肉、花生仁、冬菇、红枣，加料酒、胡椒粉，加适量清水，慢火炖1小时，加盐调味即可。

功效： 花生仁、红枣、鸡肉等食物都具有止血补血的功效，选用这三种食物炖汤，是常用的月子滋养止血食品。

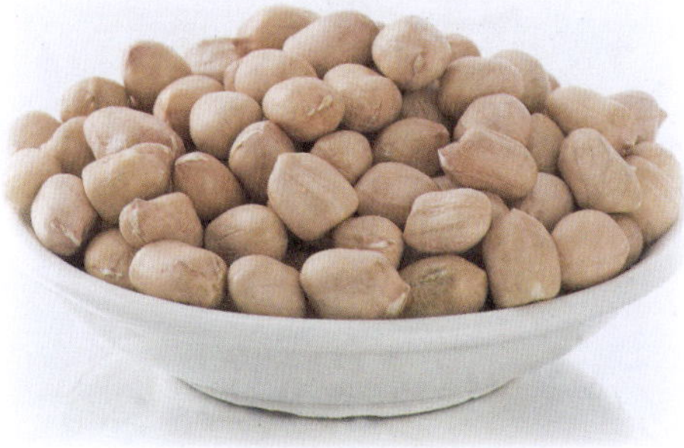

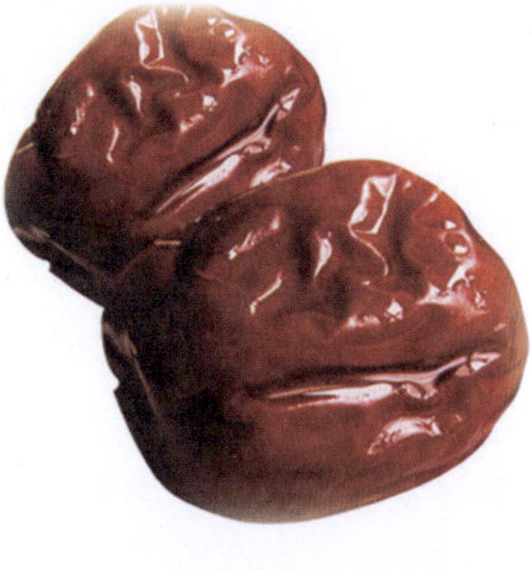

鸭血粉丝汤　补血，改善产后体弱

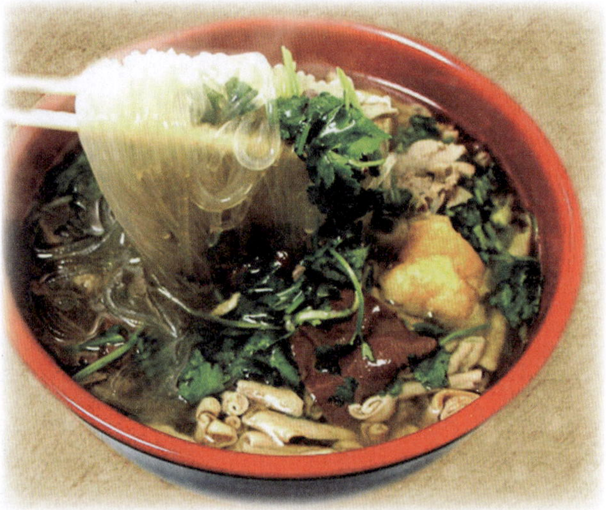

推荐容器：砂锅

材料：鸭血200克，粉丝50克，豆腐泡4粒，香菜碎10克，鸭肠50克，香葱花、生姜丝、盐、白胡椒粉、白醋各适量。

做法：

1. 鸭血和鸭肠用清水反复冲洗后，鸭血切成方丁，鸭肠切成长节。

2. 鸭肠放入沸水中氽烫后捞出。粉丝用温水烫软备用。

3. 煮锅中加入适量的凉水，大火煮开后，放入切好的鸭肠和生姜丝，再次煮滚后加入泡软的粉丝、豆腐泡和切好的鸭血丁，调入盐，继续煮约2分钟关火。

4. 将煮好的鸭血汤盛到汤碗里，撒上香菜碎和香葱花，加入白胡椒粉和白醋，吃时拌匀即可。

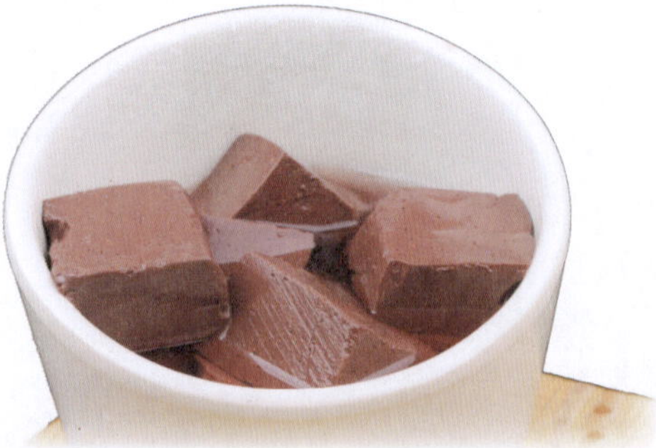

功效：鸭血易于消化，具有滋补益气、祛风解毒的功能，对病后体弱、血虚闭经、头晕神疲有很好的补益治疗作用。

专家点评：鸭血：鸭血味咸、性寒，能补血、解毒。

粉丝：粉丝富含糖类和膳食纤维，且其本身柔润嫩滑，可使汤品更加美味。

小提示

鸭血烹调时应配有葱、生姜等用以去味，另外也不宜单独烹饪。

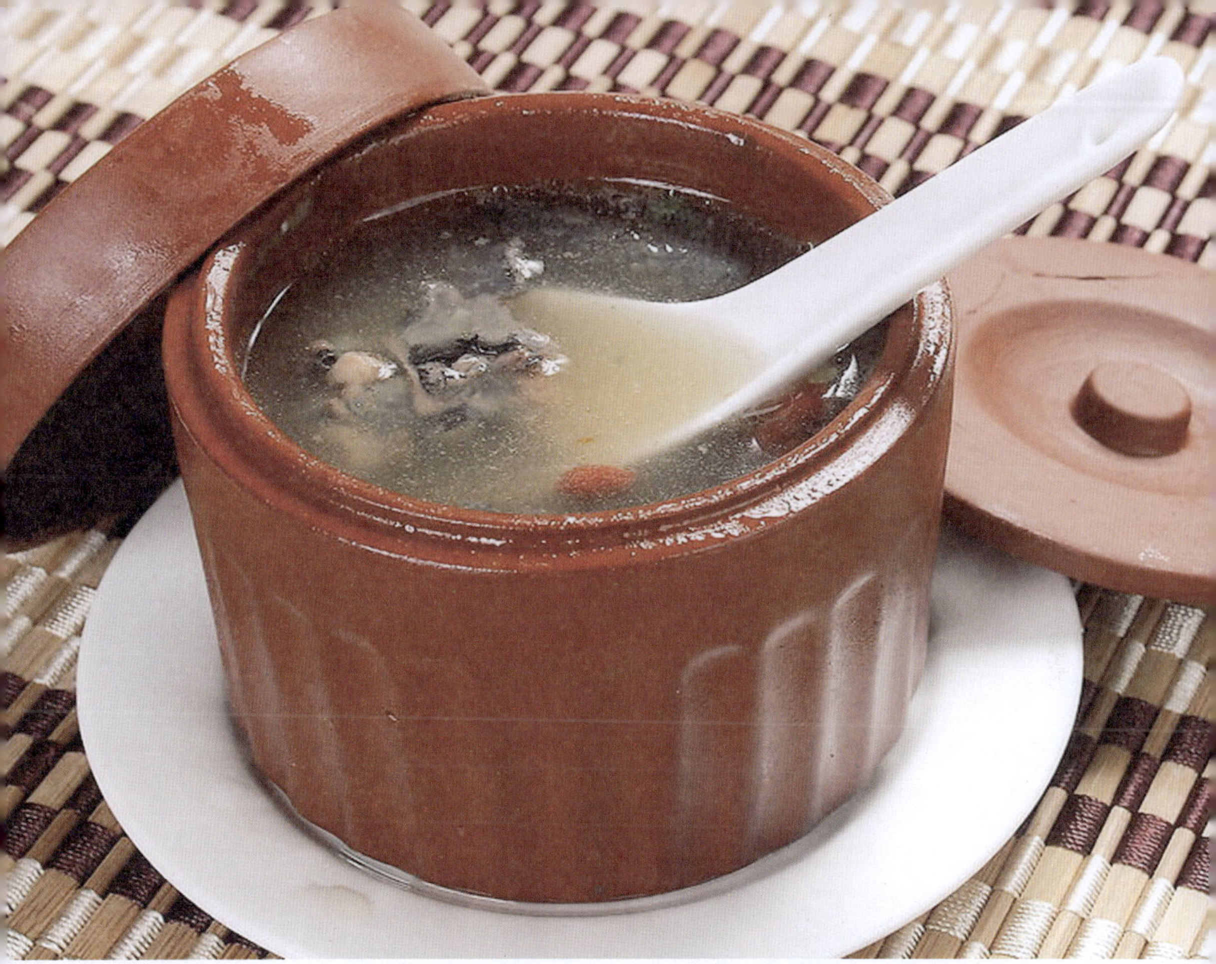

滋补乌鸡汤　散瘀血，排恶露

推荐容器：砂锅

材料：乌鸡1只，陈皮8克，枸杞子、葱花、盐各适量。

做法：

1. 将乌鸡洗净，切块。
2. 将乌鸡块、陈皮一起放入砂锅中，加水炖煮。
3. 炖好后加入适量枸杞子、葱花和盐即可。

功效：止血散瘀，帮助排出恶露。

小提示

可在汤中加入适量的生姜片提味儿。

月子第11天

归七山楂饮　调理产后瘀血内阻

推荐容器：不锈钢锅

材料：当归20克，三七粉10克，山楂20克，红糖30克。

做法：将当归、三七粉及山楂放入锅中，加水约1 000毫升，大火烧开后转小火煎约30分钟，取汁，放入红糖搅化即可。

功效：活血化瘀，通络止痛。可用于治疗产后瘀血内阻、气闭不行所致的产后昏厥，亦可治疗其他淤血内停所致的疾病，如恶露不下或不尽，产后腹痛等。

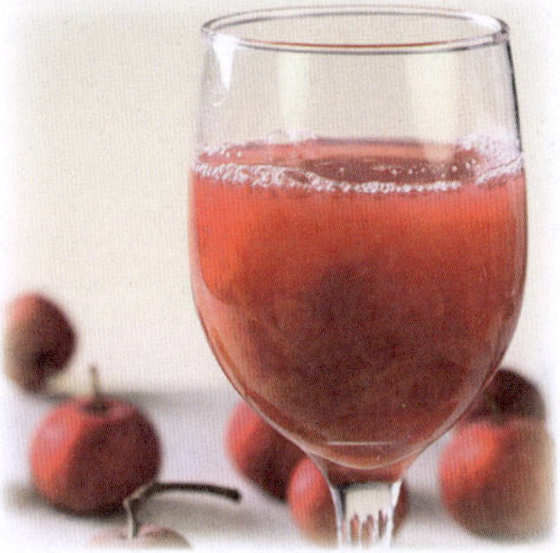

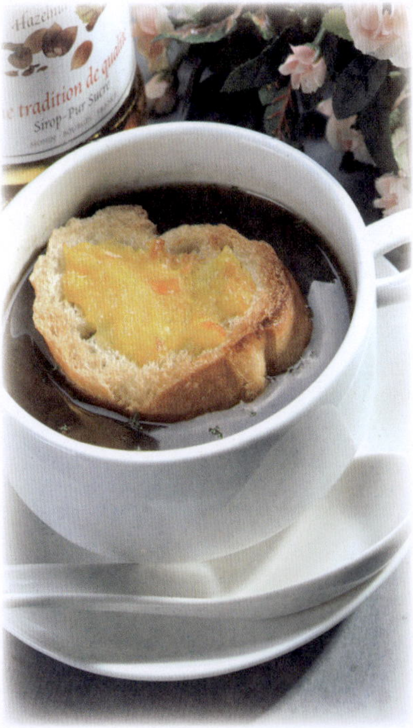

法式洋葱汤
补充能量，改善产后血气不足

推荐容器：汤锅

材料：洋葱半个，牛骨汤500毫升，面粉20克，奶酪15克，面包2片，黄油30克，盐1克，白葡萄酒30毫升。

做法：

1. 洋葱洗净，切丝；炒锅置火上，放入20克黄油烧至熔化，倒入面粉炒至色泽稍微变黄，离火，制成油炒面。
2. 汤锅置火上，放入10克黄油烧至熔化，加洋葱丝翻炒成褐色，淋入白葡萄酒翻炒均匀，撒入油炒面，倒入牛骨汤搅拌均匀，中火煮开后转小火煮20分钟，加盐调味。
3. 面包片放上奶酪，放入烤箱烤至面包呈金黄，取出，放在洋葱汤中即可。

功效：这道汤饮非常适合血气不足、秋冬手脚冰冷的新妈妈食用。

蟹柳牛肉羹　强肝健肾，补虚益气

推荐容器： 汤锅

材料： 牛肉200克，蟹肉80克，牛骨汤、淀粉、鸡精、酱油、姜粉、盐、香油、葱末各适量。

做法：

1. 将牛肉洗净，剁成肉泥，加入适量水、酱油、姜粉、淀粉搅拌均匀；蟹肉洗净备用。
2. 将牛骨汤倒入汤锅中大火烧沸，把牛肉泥分散放入锅中煮熟。
3. 加入蟹肉，煮约3分钟，加盐、鸡精拌匀，淋入香油，撒上葱末即可。

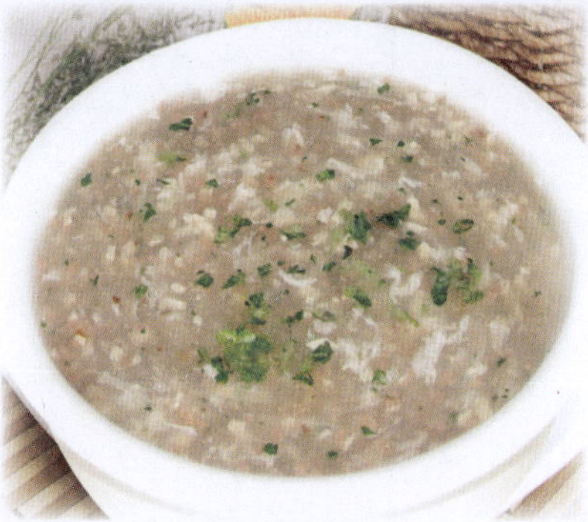

功效： 蟹肉含有丰富的蛋白质及微量元素，对身体有很好的滋补作用；牛肉可以补脾胃、益气血、强筋骨。

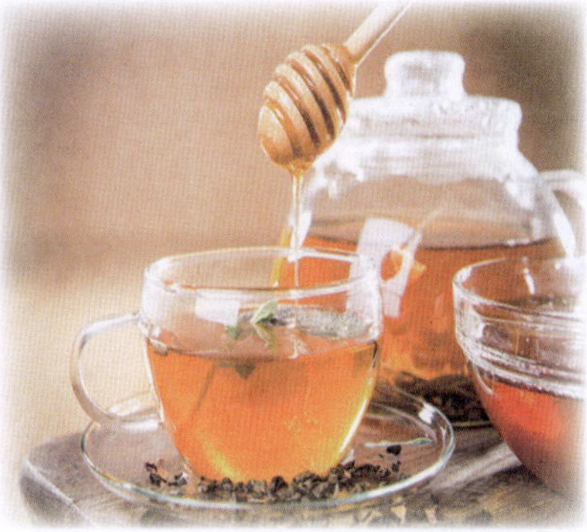

香油蜂蜜茶　补虚润肠，增进消化

推荐容器： 水杯

材料： 蜂蜜50克，香油25克。

做法： 将蜂蜜倒入杯中，用筷子或小勺不停地搅拌使其起泡。当泡浓密时，一边搅动一边将香油缓缓注入蜂蜜内，共同搅拌均匀即可。

功效： 香油中大量的油脂有很好的润肠通便作用，对便秘有辅助治疗的作用。蜂蜜可补虚润肠，与香油同用润肠效果更明显。

花椰菜炒蘑菇　增强免疫力

推荐容器： 铁锅

材料： 花椰菜200克，腊肉50克，蘑菇100克，植物油、料酒、葱、生姜、盐、糖、胡椒粉、鸡精各适量。

做法：

1. 花椰菜洗净、切块，放入开水中焯一下；腊肉洗净、切片。
2. 锅内油热后，下入生姜、腊肉煸炒，放料酒，炒至转色。
3. 放入花椰菜与蘑菇煸炒。
4. 再放入盐、糖、胡椒粉、葱、鸡精，煸匀即可。

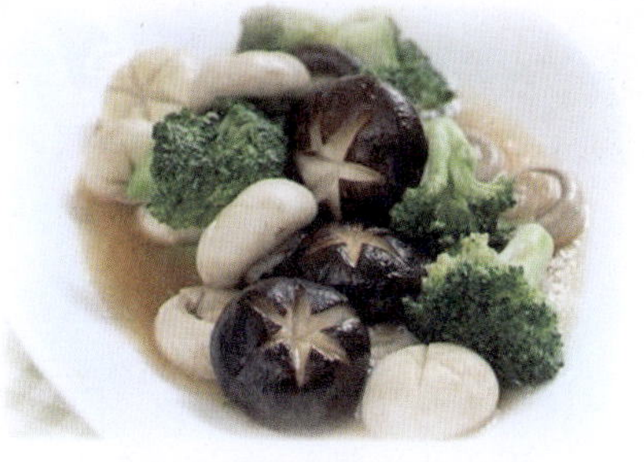

功效： 蘑菇的有效成分可增强T淋巴细胞功能，从而提高机体免疫力。

小提示

可放适量生抽提味儿。

牛肉番茄汤　增强造血功能

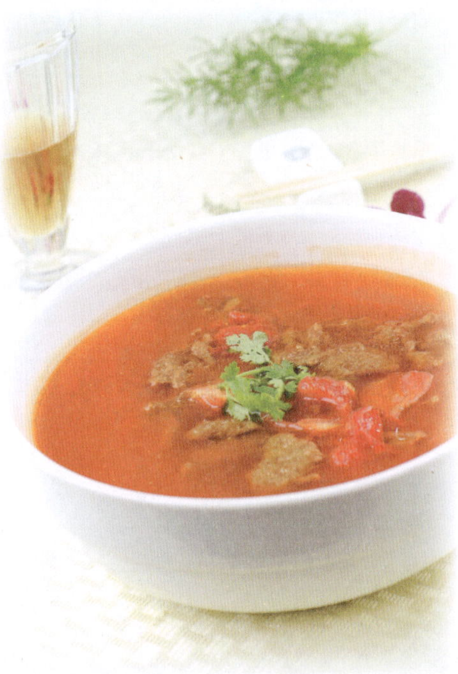

推荐容器：铁锅

材料：牛肉200克，番茄2个，牛奶200毫升，土豆1个，番茄酱、黄豆酱、黄油、盐各适量。

做法：

1 将牛肉洗净、切块，加热，去掉血沫，捞出沥干。

2 番茄洗干净，整个儿放入热水烫一下，拿出来，剥皮。

3 在锅中放入沸水、牛奶、黄油、牛肉，烧开后换小火煮20分钟。

4 土豆去皮、切块，放入锅中。

5 把番茄整个放进锅里，用大勺子把番茄和土豆全部捣碎，放番茄酱和黄豆酱。

6 继续大火加热5～10分钟，加适量盐，出锅。

功效：补脾补气，增强机体造血功能。

专家点评：牛奶：牛奶中含有丰富的钙、维生素D等，包括人体生长发育所需的多种氨基酸，消化率可高达98%，是其他食物无法比拟的。牛奶中的钙还能增强骨骼发育和强健牙齿，减少骨骼萎缩病的发生。牛奶中含有大量的维生素B_2，新妈妈多喝可促进皮肤的新陈代谢。

土豆：土豆是一种碱性蔬菜，有利于体内酸碱平衡，中和体内代谢产生的酸性物质，因此有一定的美容、抗衰老作用。新妈妈多食土豆还有助于减肥瘦身。

小提示

番茄、番茄酱的入锅顺序很重要，番茄酱放早了土豆会变得脆、硬；开水、牛肉和牛奶的放置时间和顺序可以调整，最终结果以炖出一锅浓浓的汤为佳，鼓励各种尝试。

月子第12天

党参肘子汤　补气益血，温阳增乳

推荐容器： 不锈钢锅

材料： 党参片10克，猪肘子1个，净白菜叶、枸杞子、盐、香油各适量。

做法： 党参片、净白菜叶、枸杞子与洗净的肘子同炖，烂熟后加盐和香油调味即可。

功效： 补气益血，温阳增乳。

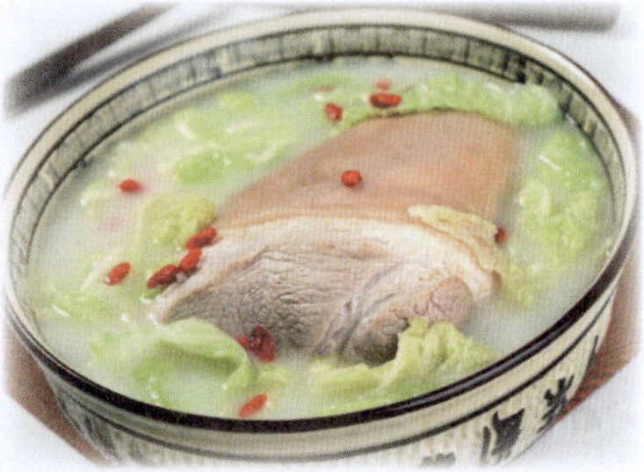

牛尾汤　益气补虚

推荐容器： 汤锅、炒锅

材料： 净牛尾段1根，净胡萝卜150克，净西芹、洋葱各75克，面粉少许，番茄酱10毫升，蒜末20克，香叶3片，盐4克，橄榄油适量。

做法：

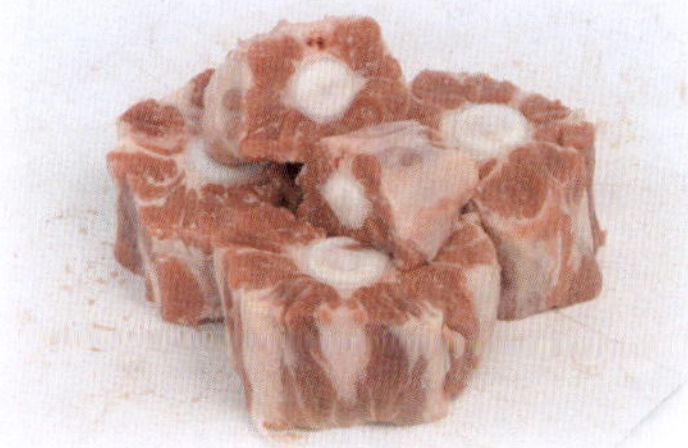

1. 净胡萝卜切滚刀块；净西芹削成滚刀块；洋葱切块；炒锅置火上，倒入面粉，淋入橄榄油炒至面粉色变黄。

2. 汤锅置火上，倒入适量清水，放入牛尾烧开，将牛尾焯烫几分钟，捞出，沥干；原汤锅洗净后置火上，放入牛尾和没过牛尾的清水，煮至牛尾八成熟，放入洋葱、胡萝卜煮至牛尾肉烂骨脱，捞出，去骨取肉，切块，再放回汤中。

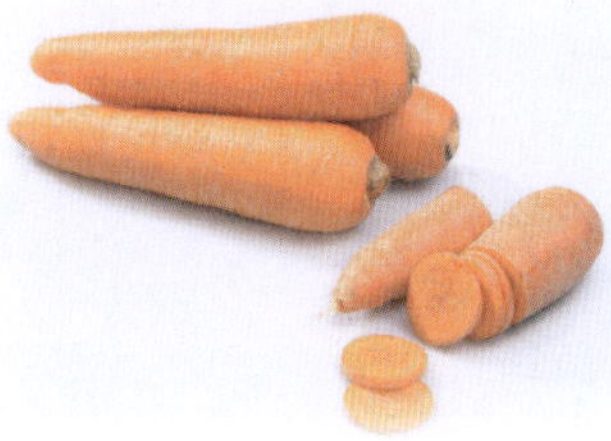

3. 炒锅置火上，倒入橄榄油烧热，炒香蒜末和香叶，淋入番茄酱炒至金红色，放入煮好的牛肉汤、西芹和油炒面，中火煮15分钟，加盐调味即可。

功效： 和血益气，强筋健骨，养颜补肾，很适合给产后体虚的新妈妈补身体。

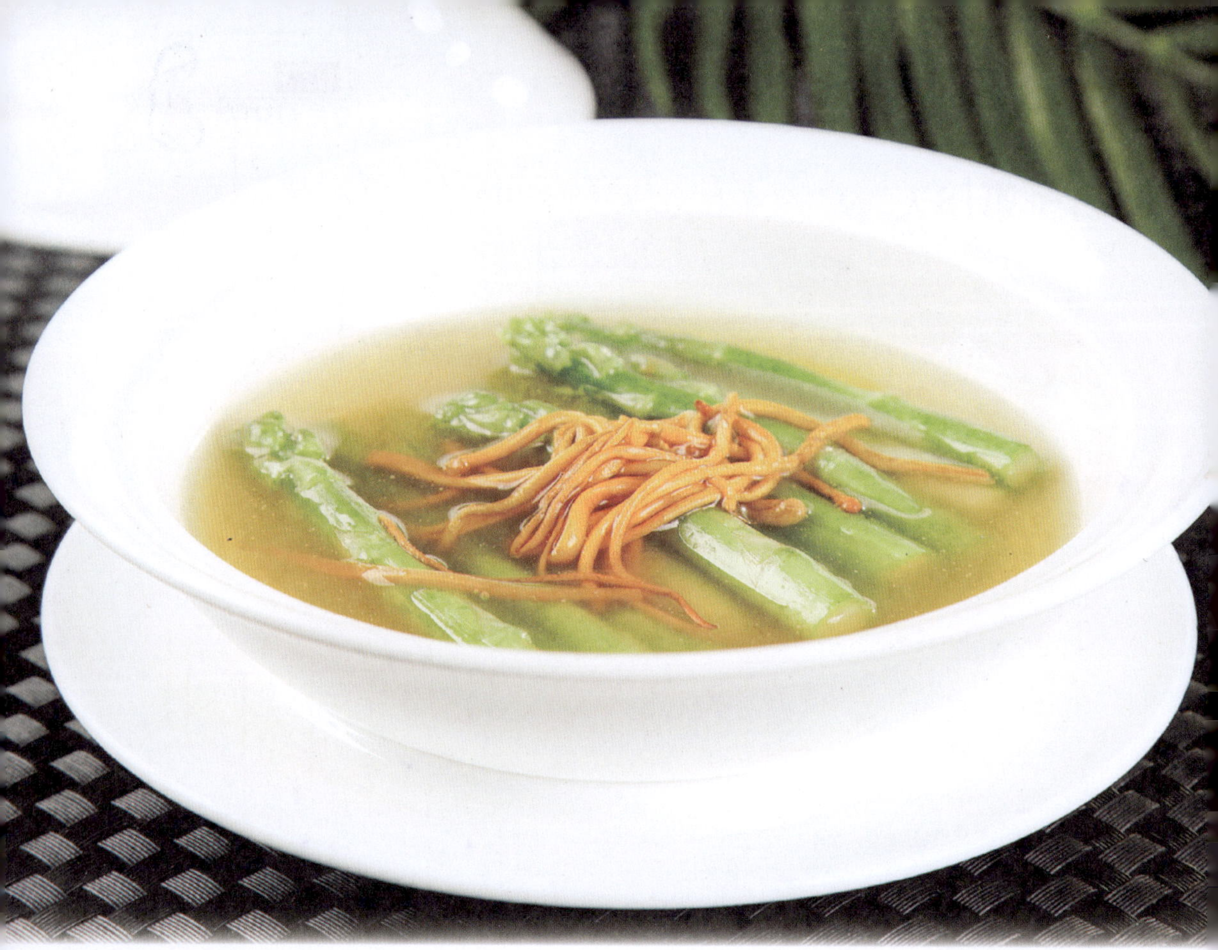

芦笋汤　产后心火肺热引起的失眠、咳嗽

推荐容器：汤锅

材料：芦笋250克，金针50克，料酒、鸡精、盐、素高汤、水淀粉各适量。

做法：

1 芦笋洗净，切段，入沸水中焯片刻，捞出；金针，洗净，放入沸水中焯烫。

2 锅内倒入素高汤，煮沸，加金针、料酒煮10分钟，下芦笋段煮熟，加盐、鸡精调味，用水淀粉勾芡即可。

功效：清心安神，补中益气，适用于产后心火肺热所致的失眠不寐、咳嗽咽干等。

月子第13天

胡萝卜红枣汤　养阴益气，利气止咳

推荐容器：不锈钢锅

材料：胡萝卜120克，红枣6颗，冰糖、山药各适量。

做法：

1. 将胡萝卜洗净、切块；红枣洗净，用温水浸泡；山药洗净、切片。
2. 锅内加适量清水，放入胡萝卜块、红枣和山药片，用小火煮熟，加冰糖调味即可。

功效：养阴益气，利气止咳，适用于产后气阴不足、肺气上逆所致的呛咳阵作、口干自汗、精神疲乏等症。

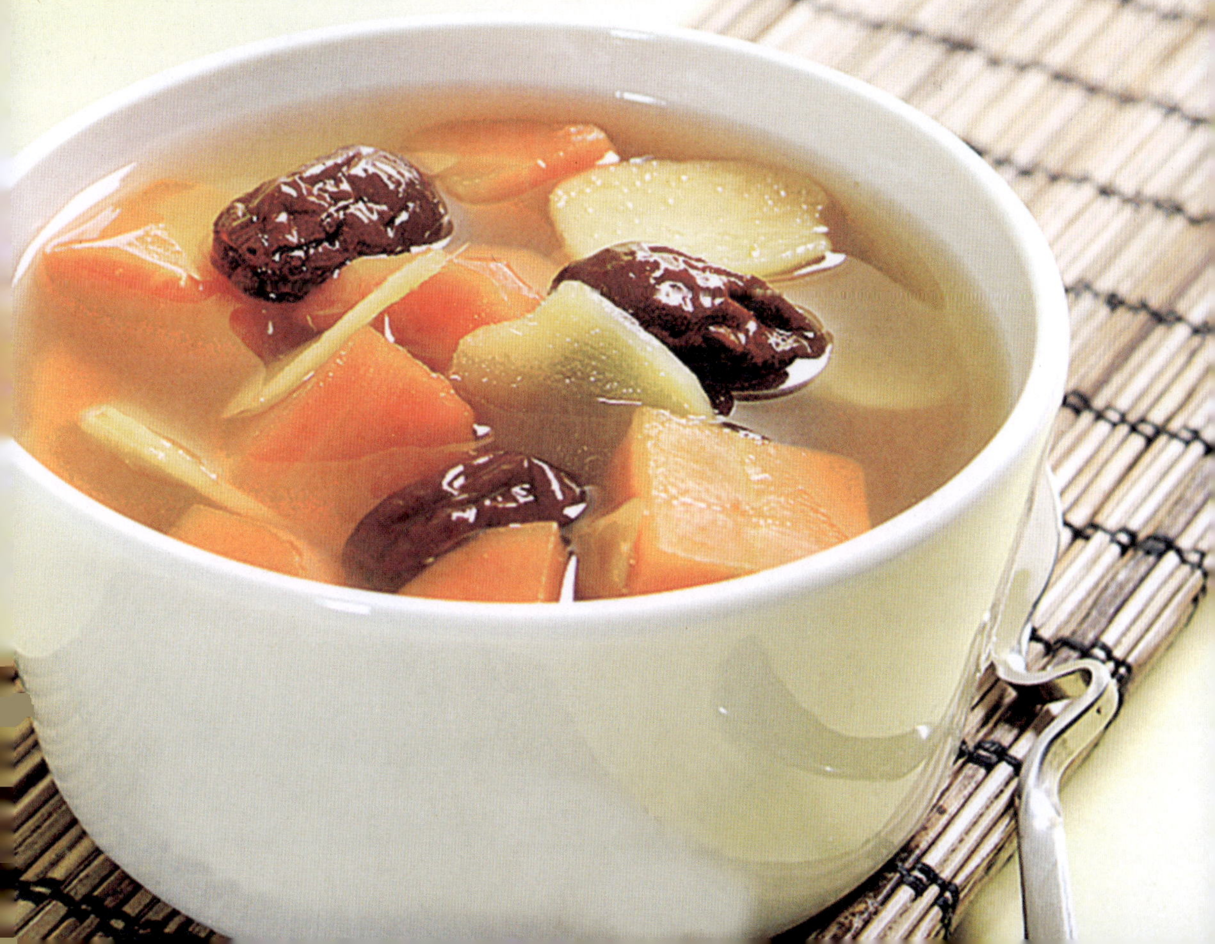

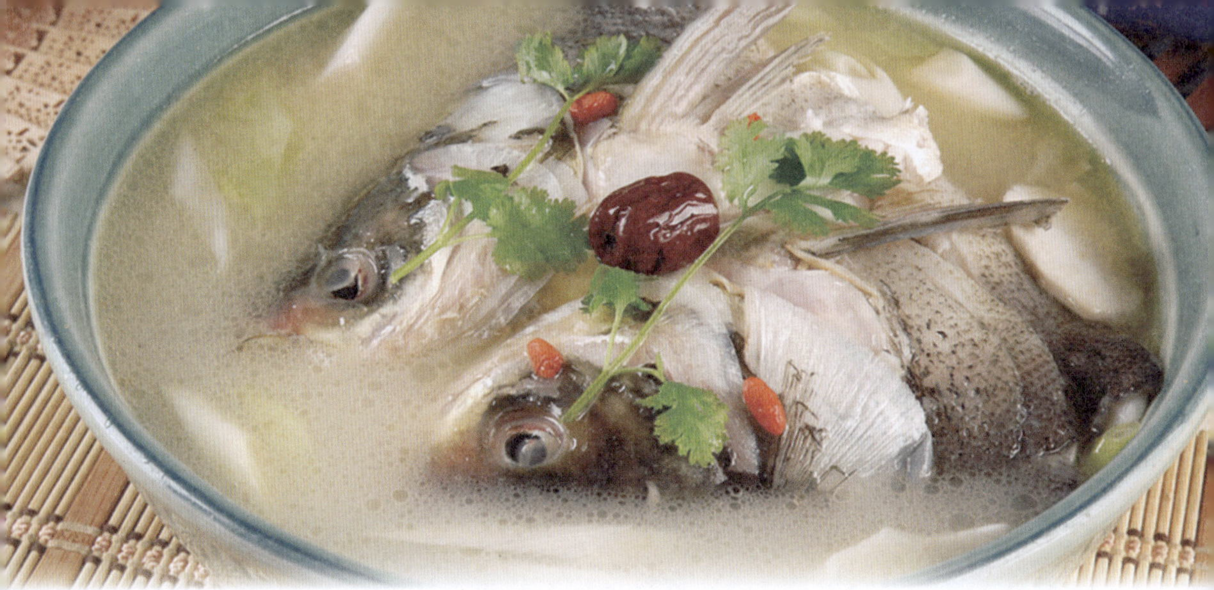

天麻鱼头汤　缓解身体疼痛

推荐容器： 不锈钢锅

材料： 天麻20克，鱼头1个，云腿100克，红枣、枸杞子、葱段、生姜片、植物油、酒、盐各适量。

做法：

1. 将鱼头除去鱼鳃洗净并切成两半，天麻沥干水备用。
2. 热锅，加入植物油，爆香生姜片，放少许酒，倒入鱼头，煎去鱼腥味，取出放在吸油纸上，吸去多余油分待用。
3. 再将鱼头放入盆中，加入适量水、天麻、红枣、枸杞子、葱段和云腿，隔水炖至水沸时，改用中至慢火，炖2～3小时，再放入适量的盐即可。

功效： 镇痛，缓解神经疲劳。

专家点评： 天麻：天麻有镇痛作用，对新妈妈产后体痛有帮助。天麻的镇痛作用还有助于帮助新妈妈提高睡眠质量。

鱼头：鱼头肉质细嫩、营养丰富，含有鱼肉中所缺乏的卵磷脂，该物质被机体代谢后能分解出胆碱，最后合成乙酰胆碱，可增强记忆、思维和分析能力，新妈妈多吃能健脑补脑，延缓脑力衰退。

小提示

天麻虽有镇痛好处，但因新妈妈刚生产不久，体质较虚，不宜多食用。

月子第14天

当归薄荷绿豆茶
行气止痛，缓解产后头痛

推荐容器： 不锈钢锅

材料： 茶叶3克，绿豆30克（捣碎），当归15克，薄荷3克。

做法：

1. 茶叶、当归和薄荷洗去浮尘。
2. 锅置火上，下入茶叶、绿豆、当归，加入1 500毫升清水，大火烧开转小火煮30分钟，放入薄荷略煮，过滤出汤汁代茶饮，每天2次。

功效： 清热养血，行气止痛，适用于产后头痛。

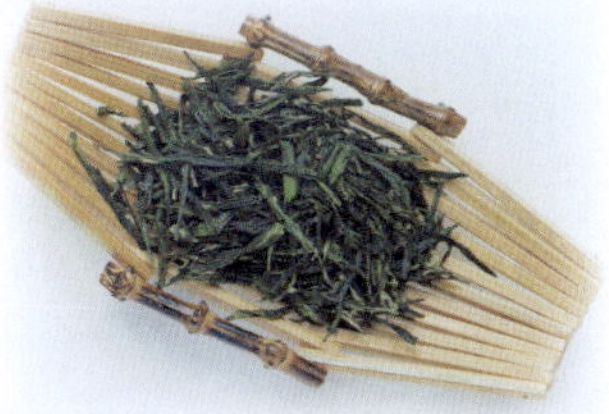

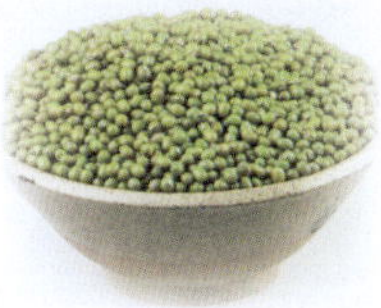

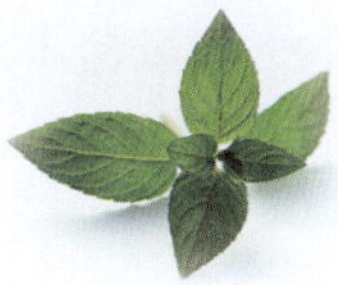

罗宋汤　酸甜可口，激发食欲

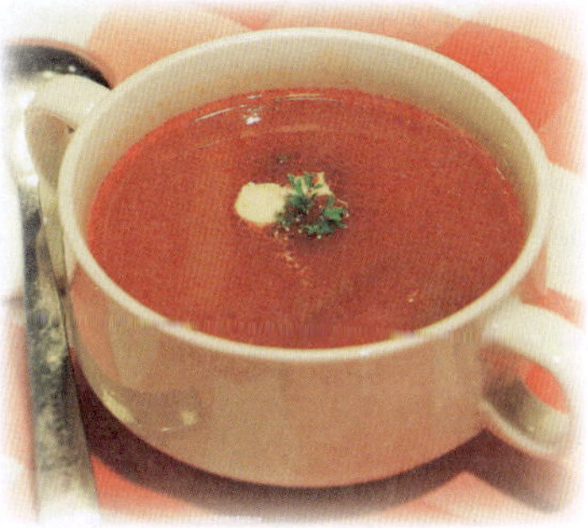

推荐容器： 砂锅

材料： 净牛肉100克，圆白菜片、胡萝卜块、土豆块、番茄块、洋葱丝、香肠片各50克，面粉、黄油、植物油、番茄酱、盐各适量。

做法：

1. 牛肉切块，放入汤锅中，加水大火煮沸，再改用小火，撇去浮沫，焖煮至熟烂，将牛肉捞出，留汤备用。
2. 锅内倒植物油烧热，放入土豆块煸炒，炒至将熟时放入牛肉块再炒，炒香后放入其他材料同炒，再放入番茄酱、盐，大火煸炒，之后趁热全部倒入牛肉汤锅中，用小火熬制。
3. 锅置火上，放入黄油，倒入面粉翻炒，趁热放入牛肉汤里搅匀，再熬至材料熟烂即可。

功效： 此汤具有和中养胃、健脾利湿的功效。而且此汤口感微酸，能增进新妈妈的食欲。

黄豆猪蹄汤　补脾益胃，养血通乳

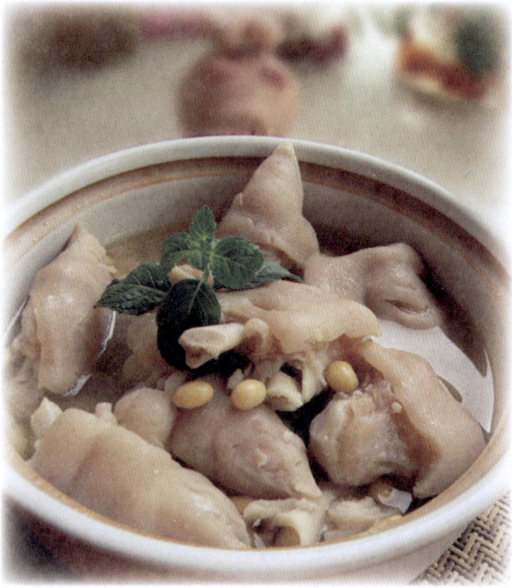

推荐容器：砂锅

材料：猪蹄300克，黄豆100克，姜片、料酒、盐、陈皮各适量。

做法：

1. 猪蹄洗净切成小块，放入锅中，注入适量清水，以大火烧开，略煮片刻后去除血水，捞出沥干；黄豆洗净，泡一夜。

2. 锅内注入适量清水，放入猪蹄块、黄豆、姜片、陈皮、料酒，大火煮开，再改小火煲至材料熟烂，加盐调味即可。

功效：此汤含丰富的胶原蛋白和大豆异黄酮，可补脾益胃，养血通乳，滋阴润燥。

阿胶膏　滋阴补血，调补产后虚劳

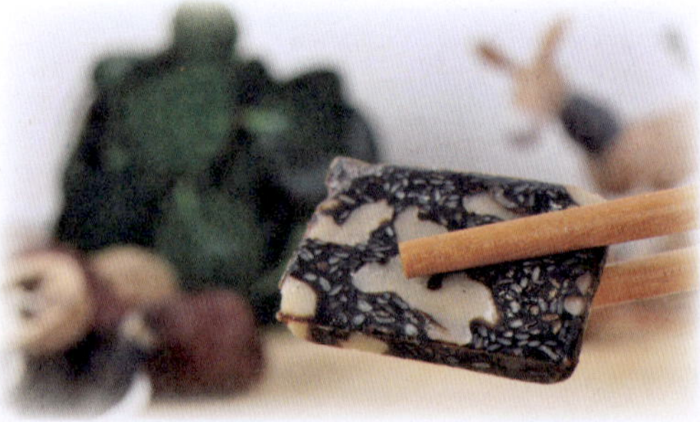

推荐容器：砂锅

材料：阿胶250克，核桃、黑芝麻各150克，红枣20颗，黄酒500毫升，冰糖250克。

做法：把阿胶打碎，在黄酒里泡一周，等到阿胶呈海绵状，加入炒好磨成粉的黑芝麻、核桃、红枣、冰糖，在锅里隔水蒸1小时，蒸的过程中要不断搅拌，冷却即成冻膏，放入冰箱冷藏室，随吃随取。

功效：有滋阴补血等功效，对虚劳贫血、胎产崩漏等症有良好疗效。

银芽金针 促进新陈代谢

推荐容器： 铁锅

材料： 金针菇200克，绿豆芽150克，香葱20克，蚝油、食用油、生姜各适量。

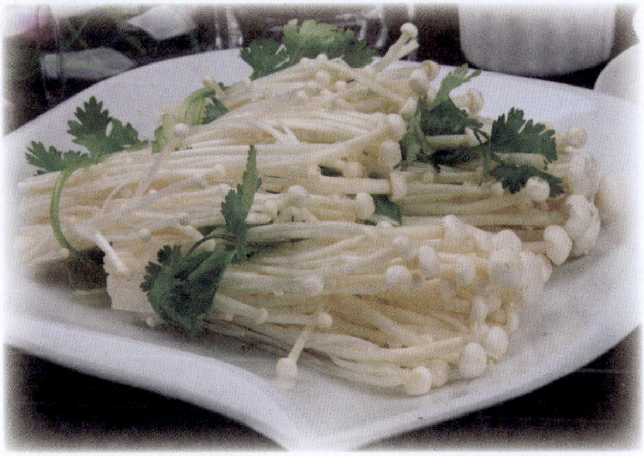

做法：

1. 生姜削去外皮，切成细丝；香葱洗净，切成2厘米长的小段；绿豆芽用流动水冲洗干净；金针菇用流动水冲洗干净，切去根部，再用手掰成小丛待用。

2. 中火烧热锅中的油，待烧至六成热时，将生姜丝放入爆香，再放入金针菇和绿豆芽，用中火翻炒约3分钟。

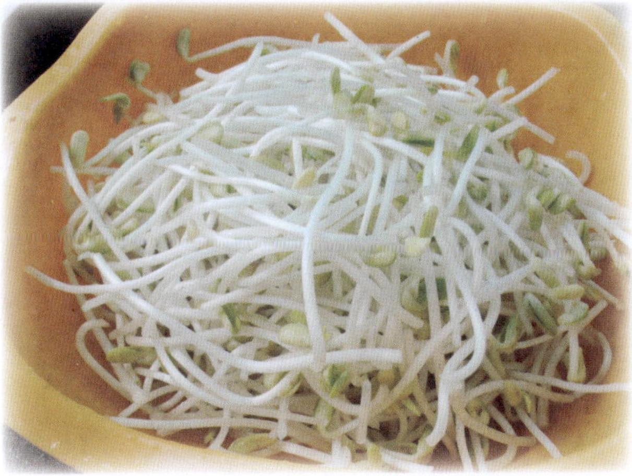

3. 将香葱段放入锅中，继续翻炒约1分钟。

4. 将炒好的金针菇盛入盘中，再淋入蚝油即可。

功效： 帮助新妈妈恢复元气，促进新陈代谢。

小提示

金针菇与绿豆芽的质地都比较细嫩，烹调时不宜久炒，只要稍稍炒软就可以了。应选择白色的、新鲜的金针菇制作这道菜肴。

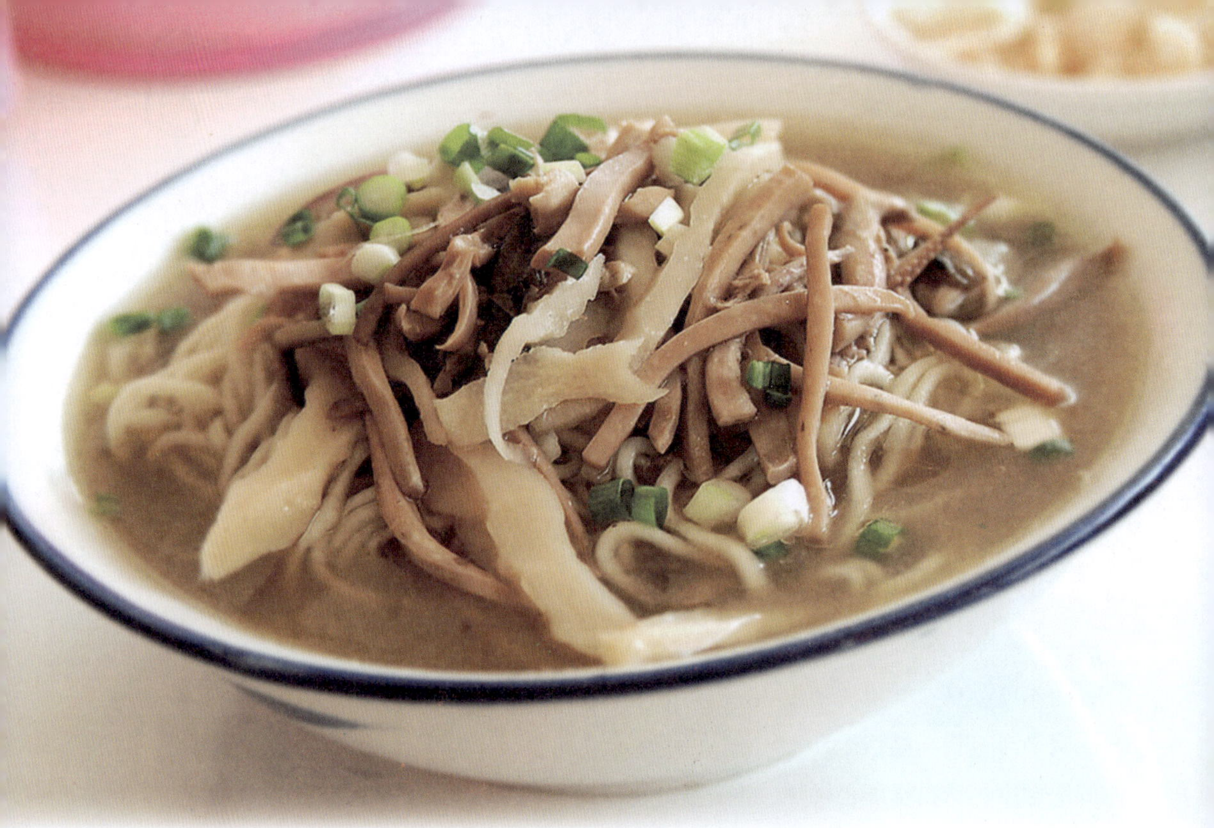

鱿鱼面　安定情绪，补肾益气

推荐容器：铁锅

材料：鱿鱼1条，面条50克，生姜、蒜、葱花、香油、米酒、盐各适量。

做法：

1. 将鱿鱼洗净，切成条；生姜切丝；蒜切片。
2. 将香油倒入锅中烧热，爆香生姜丝，再将鱿鱼条放进去煎炸。
3. 再加入水、米酒、盐煮开后放入蒜片。
4. 将面条煮熟，再将煮好的鱿鱼汤和葱花淋在面条上。

功效：补肾益气，促进血液循环，安定情绪。

小提示

鱿鱼味道鲜美，非常有营养，吃鱿鱼还有给伤口消炎的作用。

产后第3周

饮食调理重点

产后第3周起是最佳的进补时机，调理以催乳为主，补血为辅。针对体质虚损部分进行调补，增强体质，往往能使身体尽快恢复到健康状态，取得事半功倍的效果。饮食调理能有效预防产后掉发、腰膝酸软、记忆力减退、提早老化，并提高免疫力，调理个人特殊体质及治疗痼疾。

补气养血，增强筋骨

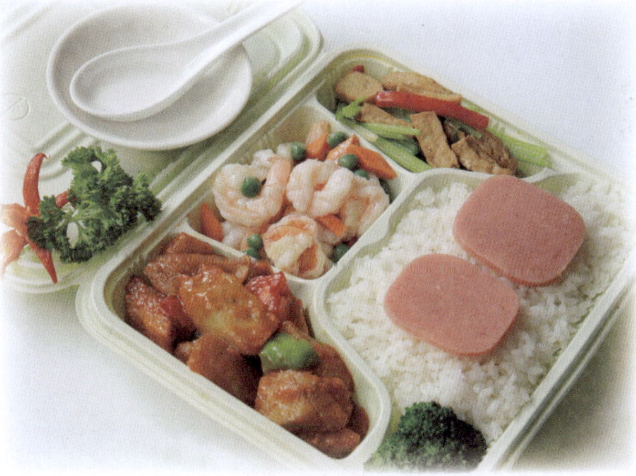

新妈妈的内脏功能已经逐渐恢复到孕前状态，健康状况已经渐渐恢复，这时需要摄取更多的养分以增强体质，滋补元气。饮食调理上可以采取食疗为主，酒酿蛋花、红豆莲子汤、八宝粥、香油鸡、香菇鸡汤、姜丝鲤鱼汤、鲈鱼汤、猪蹄花生汤、腰子汤等是较常见的有效食谱。也可采用滋补的药膳，如杜仲腰子汤、黑豆排骨汤、补气滋肾汤、当归猪心汤、烧酒虾等。

新妈妈可以吃些富含蛋白质、维生素A、维生素C、钙、铁、锌、硒的食物，能有效地增强体质。常见的能增强体质的食物有牛肉、鸡肉、水产品、牛奶、鸡蛋、南瓜、胡萝卜等。多吃一些具有补气作用的食物，可以有效地帮新妈妈滋补元气，如牛肉、乌鸡、鳝鱼、山药、莲藕、红枣、糯米等。

月子第15天

生炒糯米饭

补中益气，改善产后贫血

推荐容器：炒锅、焖锅

材料：糯米500克，红豆、龙眼肉各25克，红枣（去核）15颗，白糖150克，猪油50克。

做法：

1. 将红豆、龙眼肉、红枣洗净；糯米洗净，沥干水分。
2. 炒锅置于火上，下猪油烧至四成热时，将糯米倒入翻炒,加入红豆、龙眼肉、红枣和白糖，翻炒均匀，加适量清水，大火煮沸，再翻炒至水与米持平。
3. 最后，用筷子在饭上扎几个洞，用小火焖30分钟即可食用。

功效：有补中益气、助消化的功效，可显著改善女性产后贫血，尤其适合于产后调理滋补。

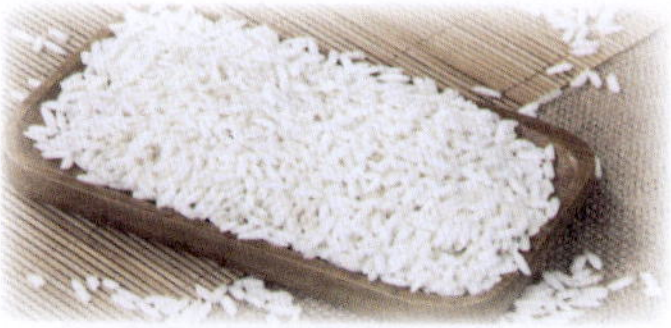

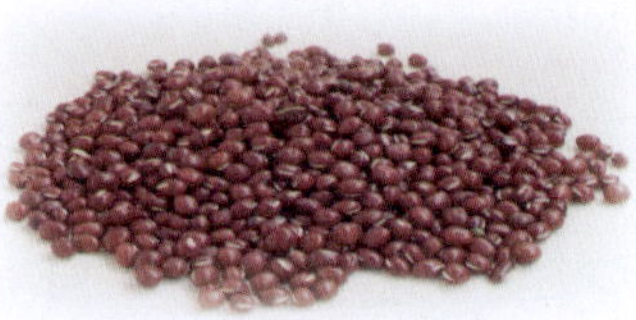

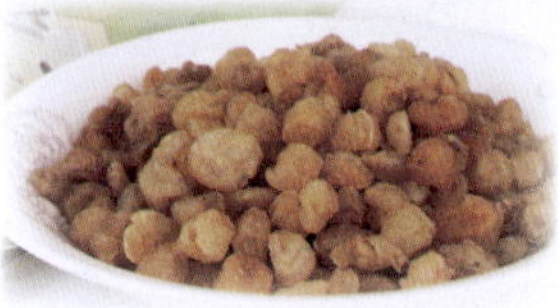

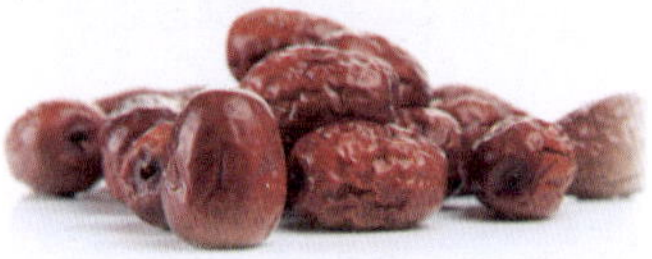

栗子杏仁鸡汤

益气、健脾，改善产后倦怠乏力

推荐容器：瓦煲

材料：净童子鸡1只，栗子肉150克，南杏仁20克，核桃仁50克，红枣7颗，生姜1片，盐适量。

做法：

1. 栗子肉、南杏仁分别放入沸水中烫过，入冷水，捞出剥去外衣，洗净。
2. 鸡斩去脚，去内脏，洗净、切块，放入沸水中焯烫，取出，沥干。
3. 瓦煲内放适量清水烧沸，放鸡块、红枣、南杏仁、姜片大火煲滚，转用小火煲1小时，放核桃仁及栗子肉大火煲滚，转用小火煲1小时，放盐即可。

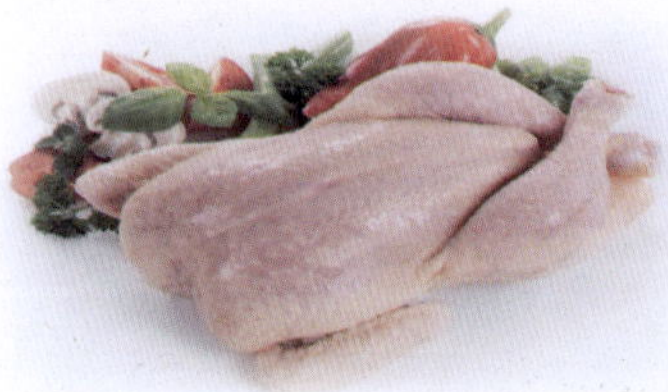

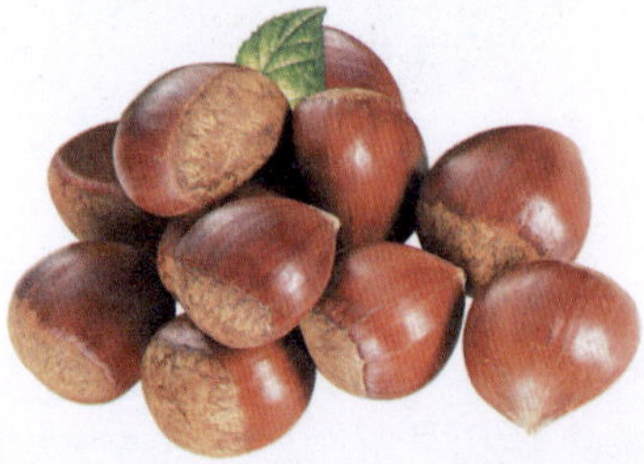

功效：补肾、健脾，适于产后脾肾两虚所致食欲不振、倦怠乏力、动则气喘、腰腿酸痛。

排骨栗子汤　提供较多热量，强筋健骨

推荐容器：砂锅

材料：猪排骨250克，鸡爪2只，栗子肉100克，盐4克，葱段、姜片、料酒、香油各适量。

做法：

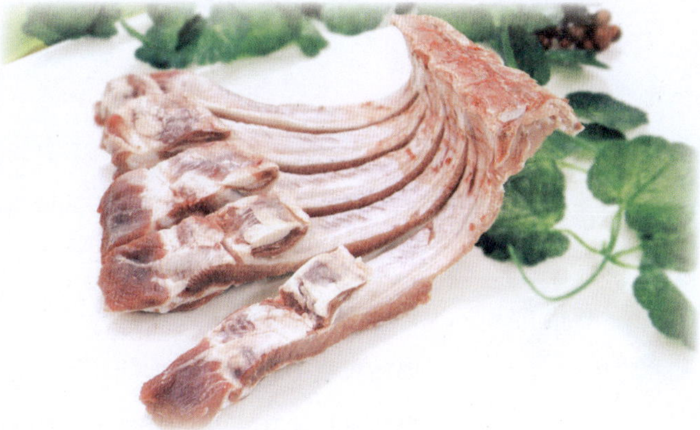

1. 将猪排骨洗净，剁成5厘米长的段；鸡爪剁去趾甲，洗净；将猪排骨和鸡爪分别用沸水焯烫，去血水。
2. 锅置火上，倒入适量清水烧开，放入猪排骨、鸡爪，大火煮沸，再加入栗子肉、葱段、姜片，淋入料酒，大火煮沸后转小火煮1小时，加入盐调味，淋入香油即可。

功效：此汤有益气补脾、健胃厚肠、补肾强骨的功效，适用于体虚畏寒者。

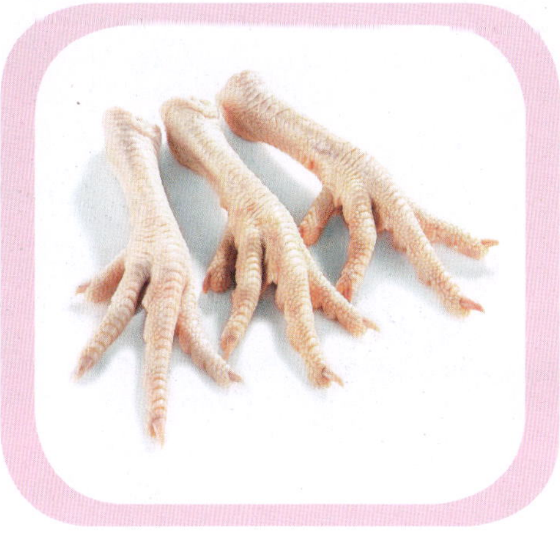

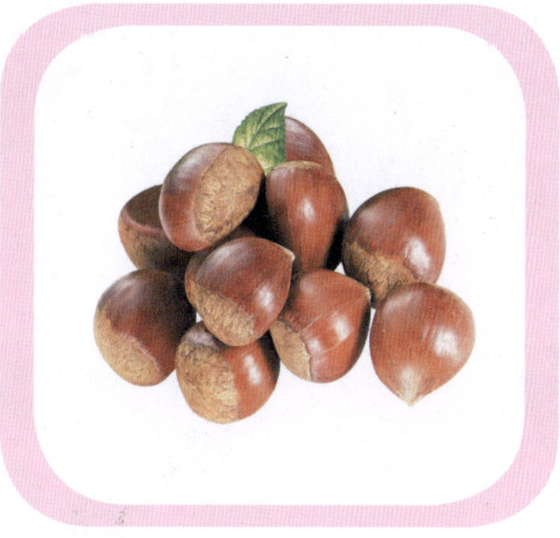

月子第16天

百合炒芦笋　排毒养颜，补中益气

推荐容器：炒锅

材料：芦笋500克，鲜百合150克，胡萝卜、水发木耳、盐、白糖、鸡精、植物油各适量。

做法：

1 芦笋洗净，切段，焯熟；百合冲洗干净；胡萝卜洗净、切片；水发木耳撕成小块待用。

2 炒锅置火上，倒植物油烧热，下入鲜百合、芦笋、胡萝卜片和水发木耳，大火翻炒几下，调入盐、鸡精、白糖及适量清水翻炒至熟即可。

功效：补中益气，消除身体水肿，是素食新妈妈的最佳选择。

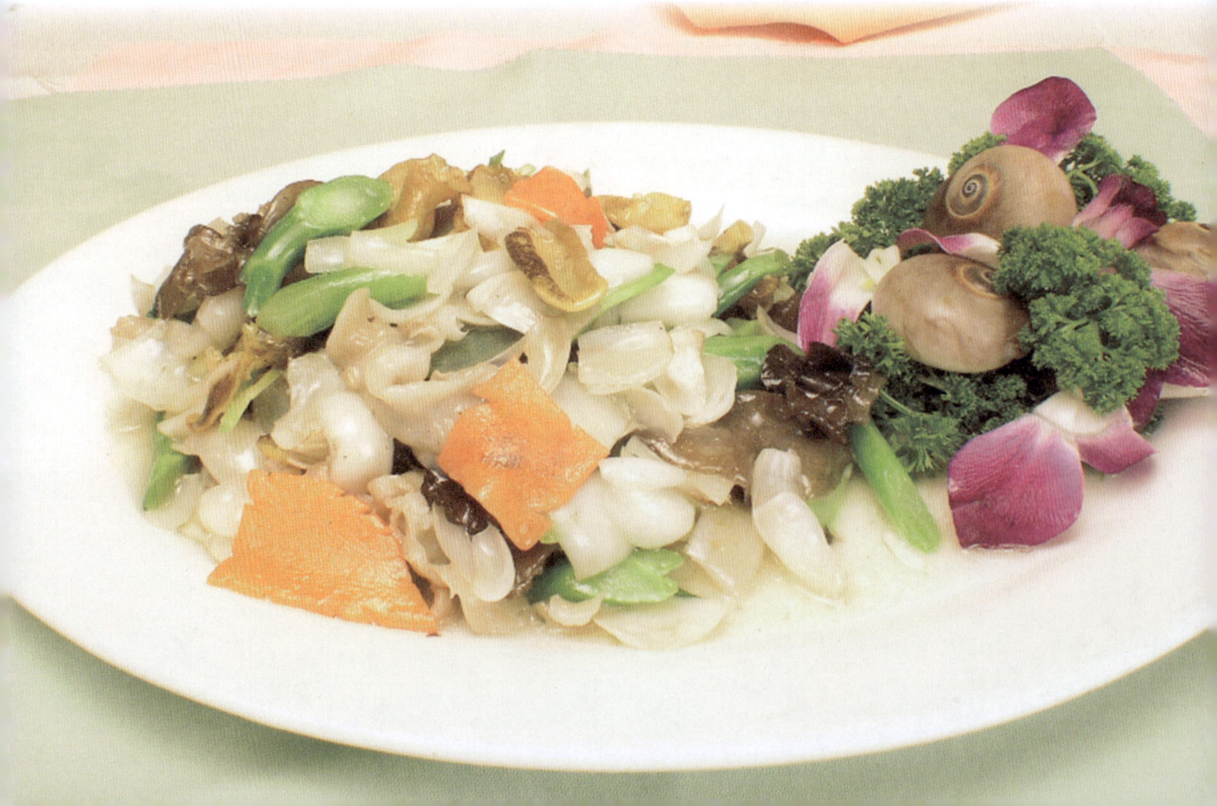

玉米粥　适合脾胃虚弱的新妈妈食用

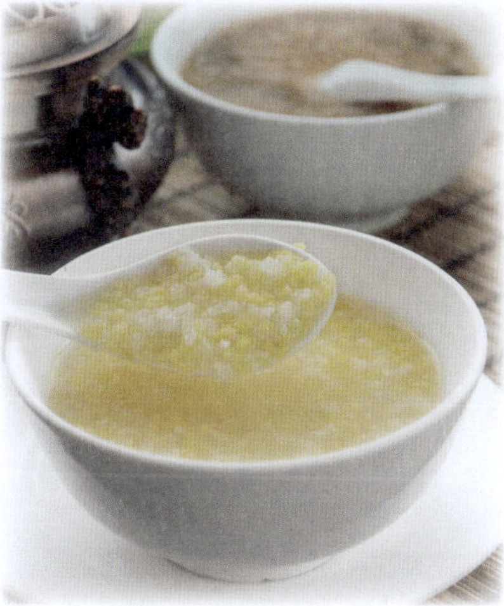

推荐容器： 不锈钢锅

材料： 大米100克，嫩玉米粒50克。

做法：

1. 大米淘洗干净，加入嫩玉米粒拌匀，放入锅中，加水浸泡30分钟，捞出。
2. 锅置火上，倒入适量清水大火烧开，放入大米和嫩玉米粒，煮沸后改小火继续熬煮，煮至米粒软烂即可。

功效： 此粥可以促进肠胃蠕动，减少有毒物质的吸收，适合脾胃虚弱的新妈妈食用。

苹果什锦饭　开胃增食欲

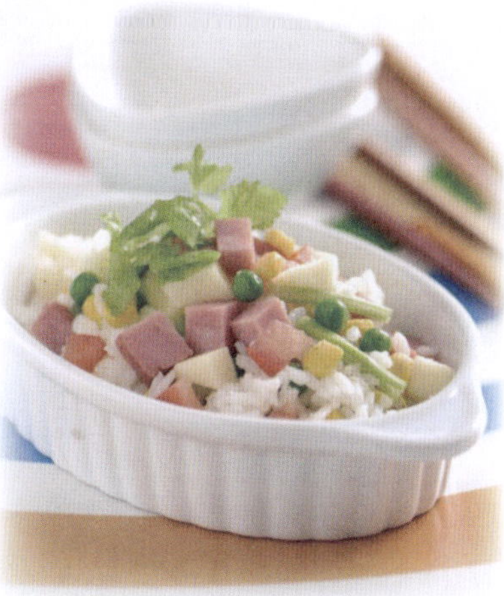

推荐容器： 炒锅

材料： 白米饭150克，苹果、番茄各1个，火腿20克，青豆仁、玉米粒各少许，芹菜1根，植物油、盐、味精各适量。

做法：

1. 苹果洗净，切丁，用盐水泡过、捞起，沥干水分；番茄洗净，切小块；火腿切小块；芹菜去叶，洗净，切小丁。
2. 热锅放油，放入芹菜丁炒香，加入苹果丁、番茄块、火腿块、芹菜丁及青豆仁、玉米粒翻炒片刻，加盐、味精调味，放进白米饭，用大火迅速炒匀即可。

功效：夏末时节，多吃水果和清淡的食物，能开胃增食欲。

月子第17天

黄芪当归鸽子汤
益气补血，告别血虚型产后身痛

推荐容器：砂锅

材料：黄芪30克，当归10克，红枣6颗，鸽子1只，盐适量。

做法：将鸽子宰杀，去毛及内脏，洗净，与黄芪、当归、红枣同放锅内，加水适量，煮至鸽肉熟烂，加盐调味即可。

功效：益气补血，适用于血虚型产后身痛。

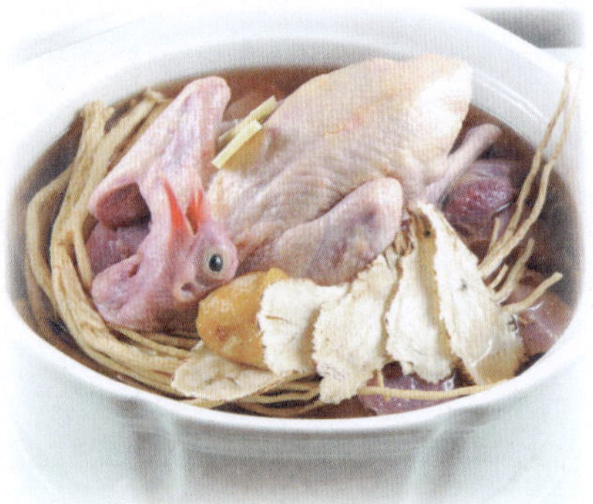

胡萝卜炖羊肉　冬令滋补，暖中祛寒

推荐容器：砂锅

材料：羊肉300克，胡萝卜100克，盐、花椒、料酒、大料、葱段、姜片、香菜末、酱油、植物油各适量。

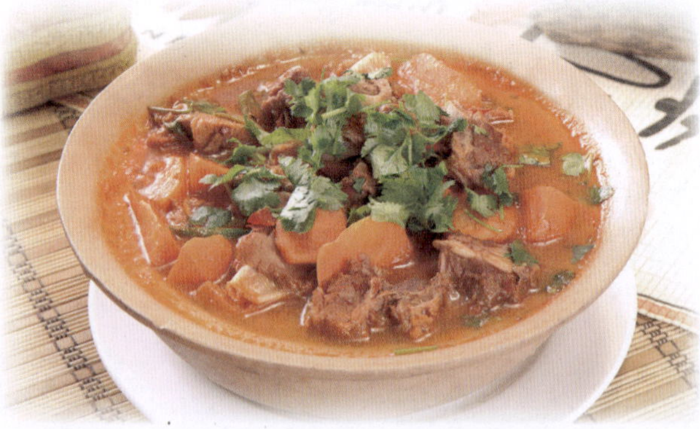

做法：

1. 羊肉洗净，切成2厘米见方的块，用料酒浸泡1小时待用；胡萝卜洗净，切滚刀块。

2. 锅内放油烧热，放羊肉块炒至变色时，加入适量水，加料酒、酱油、葱段、姜片、花椒、大料稍煮，烧开后小火炖至肉熟，放入胡萝卜炖熟，放盐调好味，撒上香菜末即可。

功效：羊肉“暖中补虚，开胃健力，滋肾气”，新妈妈冬天吃羊肉，既能抵御风寒，又可滋生肾阳，强壮身体。

人参莲肉汤　补元气，益气血

推荐容器：砂锅

材料：人参10克，莲子10颗，冰糖30克。

做法：莲子洗净，与人参、冰糖一齐放入炖盅内，加开水适量，置锅内用小火隔水炖至莲肉熟烂即可。

功效：对慢性疲劳综合征的防治，应以补气血为主，可选用含有补气、补血的人参、莲子。

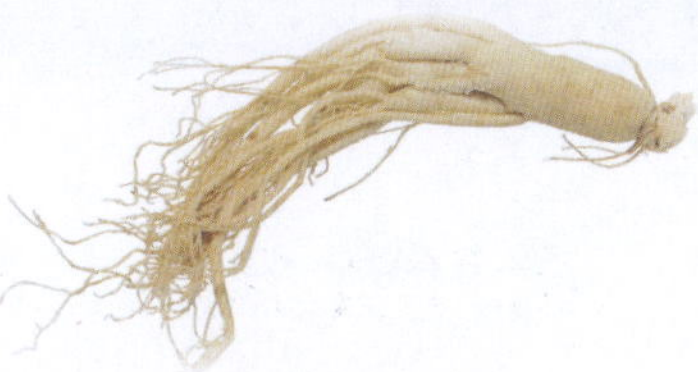

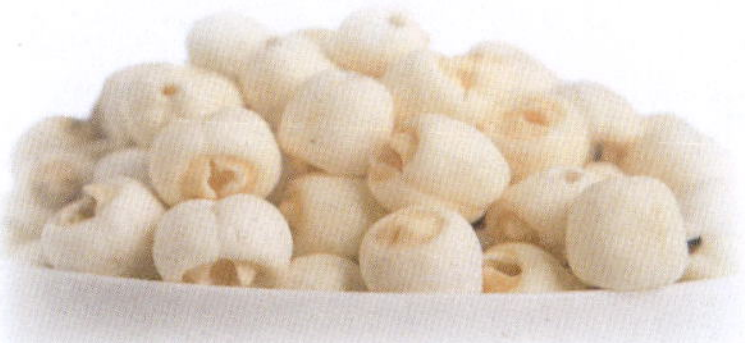

番茄排骨汤　开胃健脾

推荐容器：压力锅

材料：番茄150克，排骨400克，番茄酱、水淀粉、姜丝、盐各适量。

做法：

1. 排骨切块、洗净，入沸水中焯2分钟，捞起，冲去血水备用；番茄洗净，切块。
2. 压力锅内放入姜丝、排骨块，加开水没过排骨，炖约15分钟，待排骨炖烂时，再放入番茄及番茄酱、盐，略炖。
3. 起锅时用水淀粉勾芡，至汤汁黏稠即可。

功效：具有开胃健脾的功效，酸酸甜甜的番茄可以帮助新妈妈开胃。

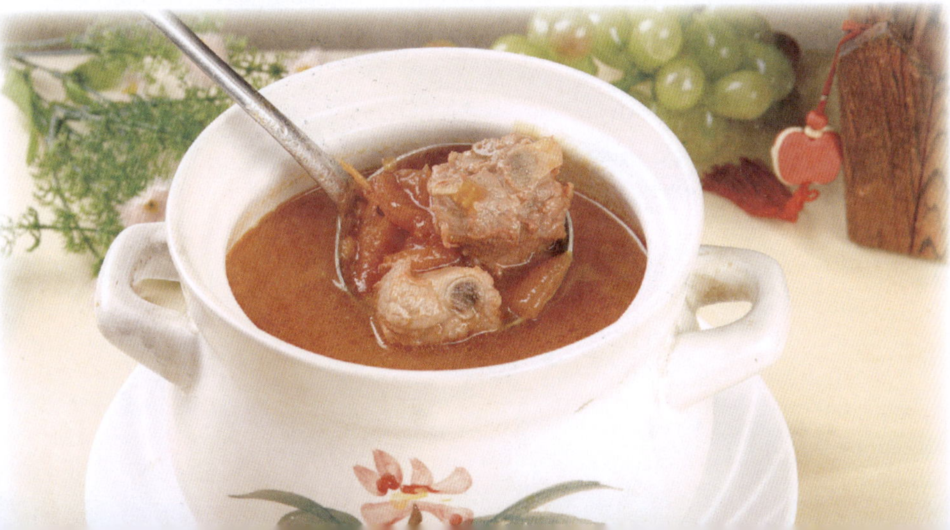

月子第18天

猪肝黄瓜汤　增强新妈妈的造血功能

推荐容器：不锈钢锅

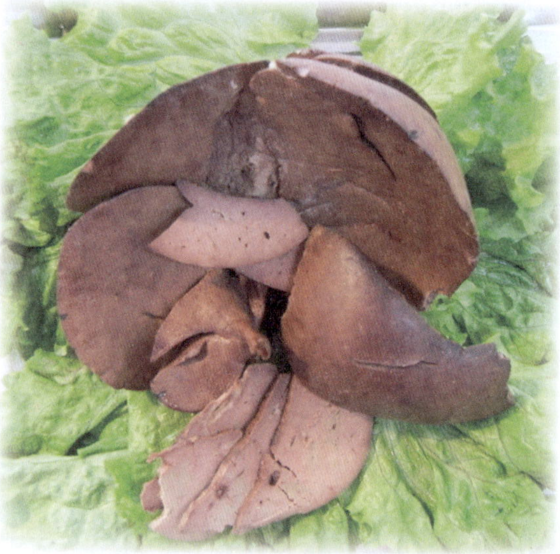

材料：猪肝100克，黄瓜30克，料酒、香油、高汤、盐、酱油、味精、植物油各适量。

做法：

1. 猪肝洗净，切成小柳叶片；黄瓜切成薄片，备用。
2. 猪肝先用沸水焯至刚泛白时，捞出，控下水分，放入油锅，用大火稍炸一下，捞出。
3. 锅置大火上，加高汤、酱油、盐、味精、料酒煮沸，加入猪肝，再沸后，撇去浮沫，撒上黄瓜片，淋上香油即可。

功效：猪肝可增强造血功能，常吃可起到补血的作用。猪肝黄瓜汤补血明目，是美味的下饭汤，也是产后的营养滋补品。

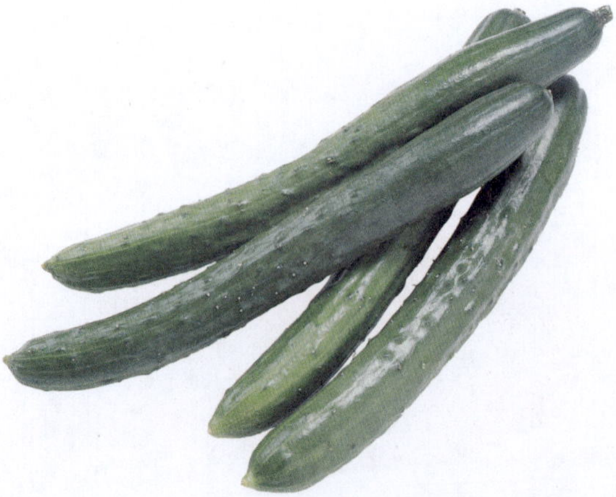

草菇鱼片粥　增强产后免疫力，活血化瘀

推荐容器：砂锅

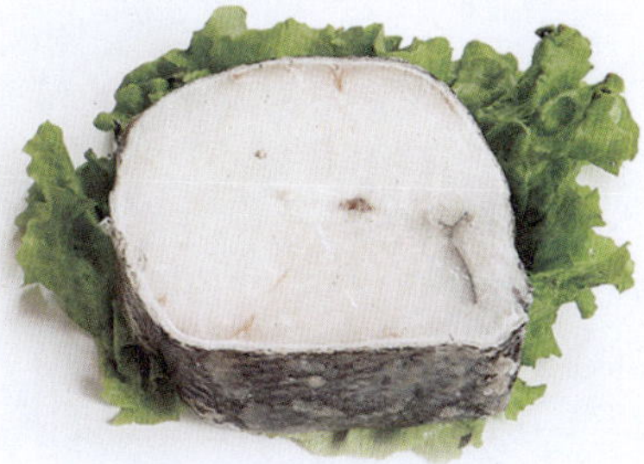

材料：净鳕鱼肉100克，净草菇50克，净青豆20克，大米150克，鲜汤1 000毫升，盐4克，香油、葱末、姜末各5克。

做法：

1. 鳕鱼切长片，草菇放沸水中焯后捞出；青豆煮熟；大米淘净，浸泡30分钟。

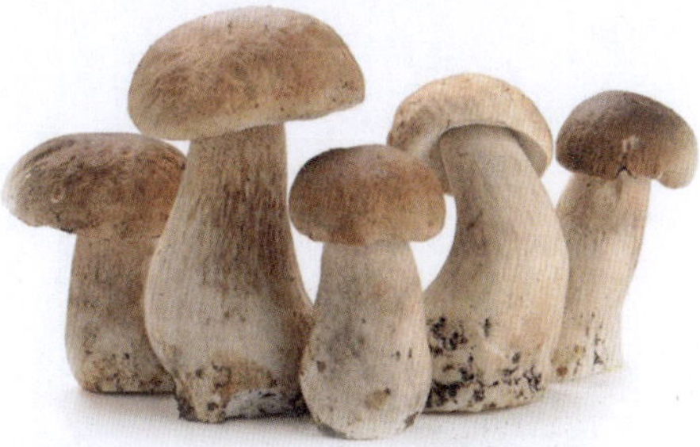

2. 大米放入锅中，加入鲜汤和适量清水，大火烧开，改用小火慢煮成粥，下入姜末、草菇略略煮一下。再下入鳕鱼片煮熟，加盐、香油调匀，下入熟青豆，撒上葱末，出锅即可。

功效：能促进人体新陈代谢，消食祛热，滋阴壮阳，增加乳汁，促进创伤愈合，护肝健胃，增强产后免疫力。

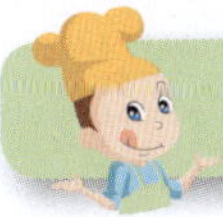

米酒蛋花汤　益气生津，活血止血

推荐容器：砂锅

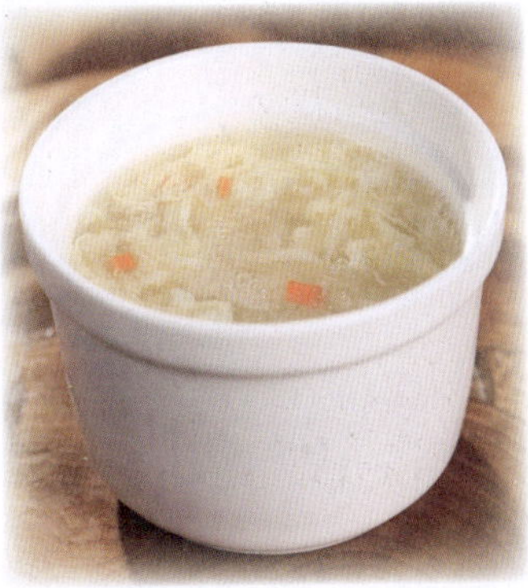

材料：米酒300克，鸡蛋1个，白糖适量。

做法：

1. 鸡蛋磕开，打散，搅匀成蛋液。
2. 锅中倒入米酒和适量清水，大火烧开，倒入鸡蛋液，快速搅拌，至煮开，加白糖调味即可。

功效：米酒含有多种氨基酸，有活血通经、温寒补虚、提神解乏、活血止血的功效。

月子第19天

山楂荔枝红糖汤
滋阴补血，消食祛瘀

推荐容器：不锈钢锅

材料：山楂肉、荔枝肉各50克，桂圆肉20克，枸杞子5克，红糖适量。

做法：

1. 山楂肉、荔枝肉洗净；桂圆肉稍浸泡后洗净；枸杞子稍泡洗净，捞出沥水。
2. 锅置火上，倒入适量清水，放入山楂肉、荔枝肉、桂圆肉，大火煮沸后改小火煮约20分钟，加入枸杞子继续煮约5分钟，加入红糖拌匀即可。

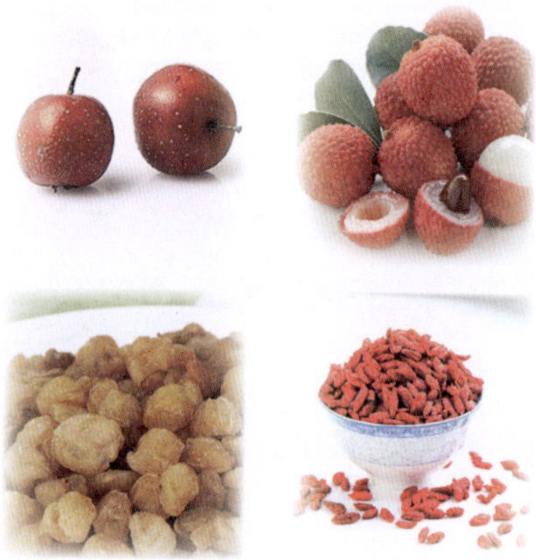

功效：此汤有消食祛瘀、强心、降血脂、降血压、滋阴补血等功效。

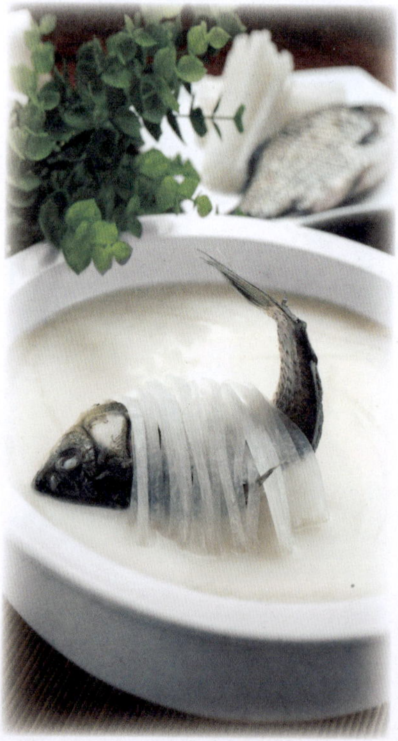

茭白鲫鱼汤　催乳

推荐容器：砂锅

材料：鲫鱼1条，茭白200克，油、生姜、料酒各适量。

做法：

1. 将鲫鱼洗净改一字花刀。
2. 锅中加凉油滑锅，放入鲫鱼煎至两面金黄，下生姜略炒烹，倒入料酒和水，大火烧开。
3. 茭白去皮切丝，放入鱼汤中煮至熟烂汤浓，炖制20分钟即可。

功效：嫩茭白的有机氮素以氨基酸状态存在，并能提供硫元素，味道鲜美，营养价值较高，容易为人体所吸收。

小提示

茭白以肉质肥大、新鲜柔嫩、肉色洁白、带甜味者为佳。

猪肝炒饭　促进乳汁分泌

推荐容器： 铁锅

材料： 猪肝150克，米饭1碗，小油菜、胡萝卜、油、生姜、料酒、盐、胡椒粉各适量。

做法：

1. 将猪肝洗净切片；生姜切丝；小油菜洗净、切末；胡萝卜洗净、切丁。
2. 起油锅，爆香生姜丝，放入猪肝、小油菜末和萝卜丁，再加入料酒、盐、胡椒粉略炒。
3. 将米饭放入锅内炒匀即可。

功效： 提升人体造血功能，帮助分泌乳汁。

小提示

为增加口感和营养，也可以加入黑豆一起食用。

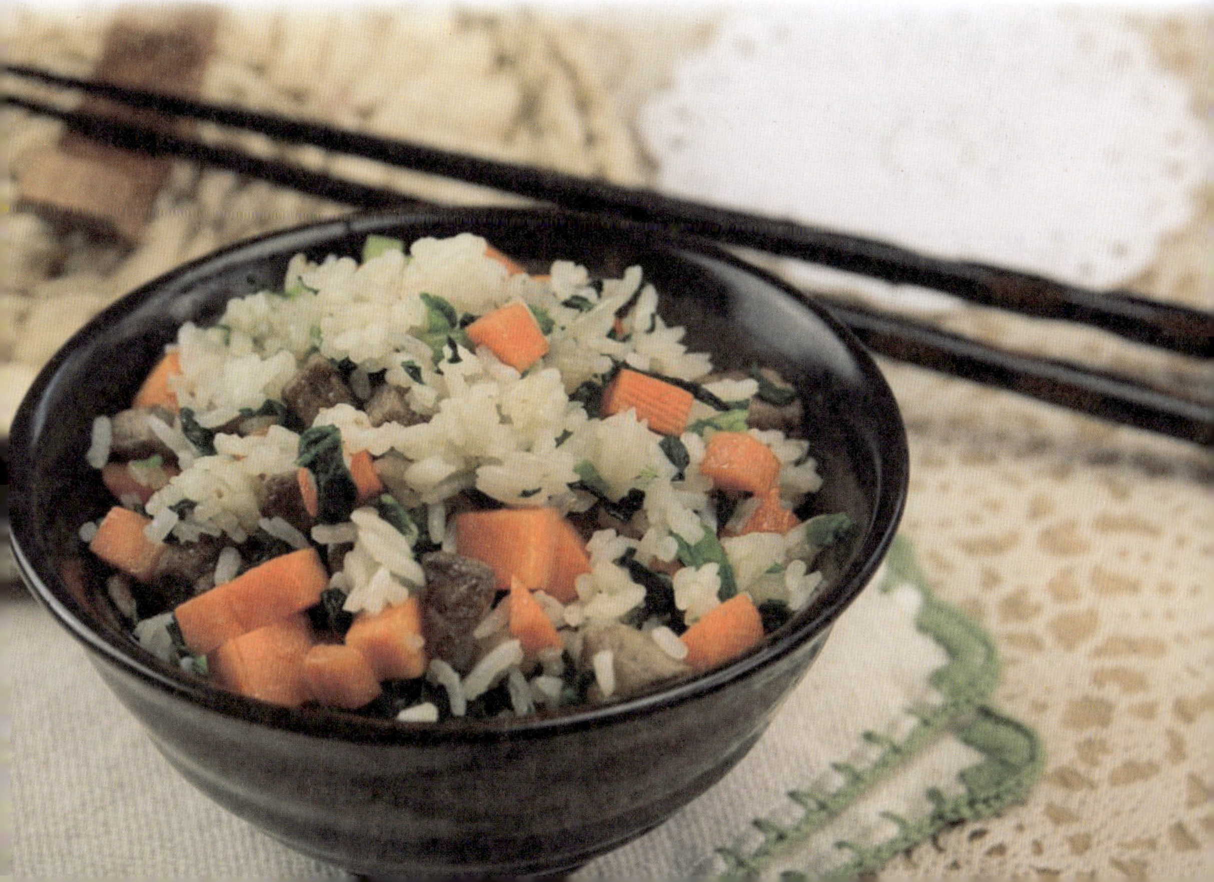

麦芽粥 缓解乳房胀痛

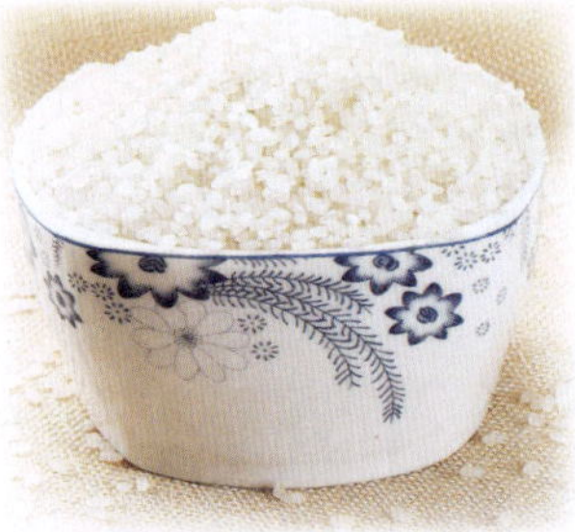

推荐容器： 电饭煲

材料： 粳米50克，生麦芽、炒麦芽各60克，红糖适量。

做法：

1 将生麦芽和炒麦芽放入锅内，加适量的清水煎煮，去渣。

2 锅置火上，放入麦芽汁、粳米煮粥，等粥熟时，加入红糖即可。

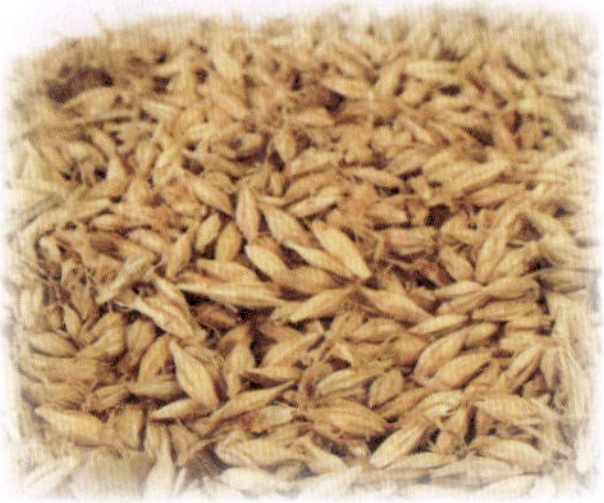

功效： 缓解奶多奶胀，且有回乳作用。

小提示

生麦芽、炒麦芽混合用回乳效果最佳，一般用量应一致。

南瓜鸡蛋汤 补肾养胃

推荐容器： 不锈钢锅

材料： 南瓜200克，鸡蛋3个。

做法：

1 南瓜削皮，切丁；鸡蛋磕入碗中打散。

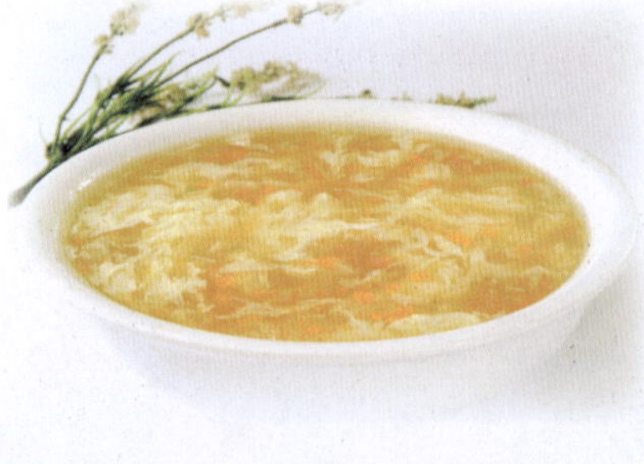

2 把南瓜丁放到锅里，一次加足冷水，煮至南瓜软化；下入鸡蛋液再次煮开即可。

功效： 补肾养血，驱寒。

小提示

南瓜搭配辣椒会破坏维生素C；搭配羊肉则会引发腹胀、便秘。

月子第20天

猪蹄通草汤　活血通乳

推荐容器：电饭煲

材料：猪蹄2只，通草6克，白芷、当归各5克，盐适量。

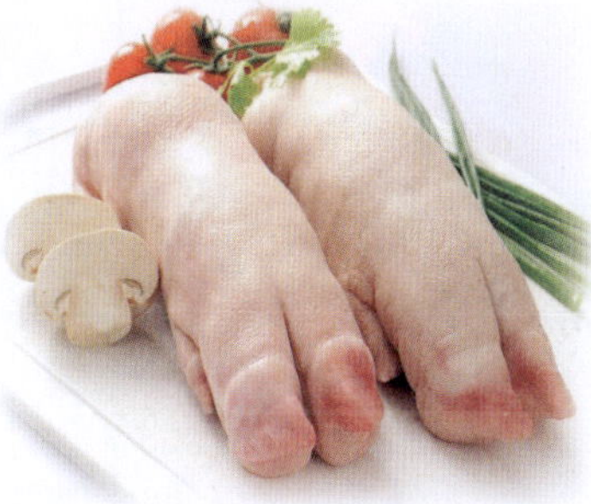

做法：

1. 猪蹄洗净去毛，冷水下锅焯出血水，过冷水洗净，沥干备用。
2. 所有药材洗净，沥干水备用。
3. 把药材连同猪蹄放入开水中，用煲汤模式煲两个小时左右。
4. 食用时加盐即可。

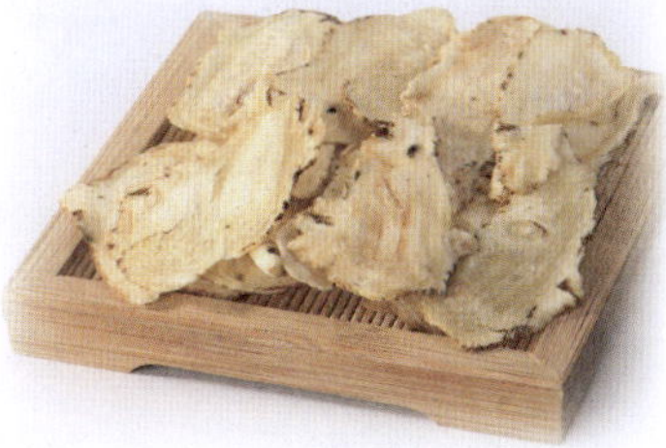

功效：猪蹄含有丰富的蛋白质、脂肪，有较强的补血、活血作用；通草有利水、通乳汁的功能。

专家点评：通草：通草能够清热利尿，下乳，用于小便不利、乳汁不下、尿路感染。通草与鲫鱼或猪蹄一起炖汤能够通乳。

白芷：白芷辛散温通，对疮疡初起、红肿热痛者，有消肿止痛之功。对产后身体恢复有利。

小提示

此汤有点儿肥腻，喝的时候可以捞掉一些油。

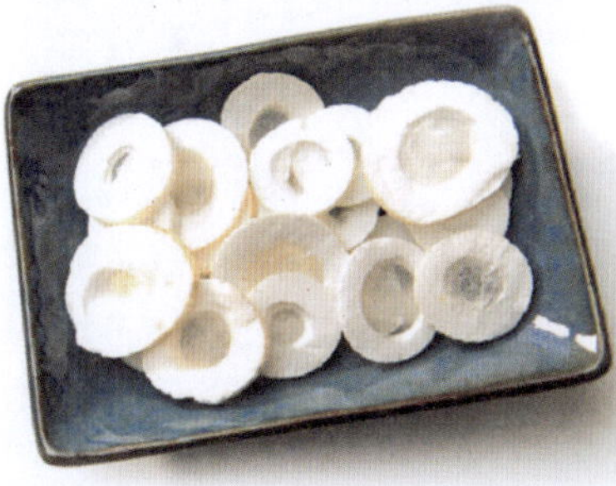

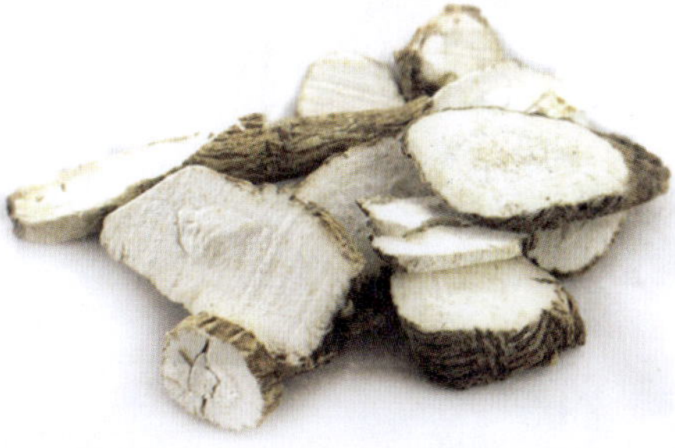

白菜鸡蛋面　增强免疫力

推荐容器： 砂锅

材料： 白菜200克，菠菜100克，香菇2个，鸡蛋1个，油豆腐数块，植物油、葱末、蒜末、盐、高汤、挂面各适量。

做法：

1. 将植物油烧热，先炒鸡蛋，然后出锅备用。
2. 在锅内放入植物油适量，放入葱末、蒜末，炒出香味后放入白菜，炒出水后放入盐，然后放入香菇，翻炒后出锅。
3. 锅内放入适量水，水开后放入挂面；等水再开后，放入炒好的白菜、菠菜和油豆腐；等水再次烧开的时候，放入高汤。
4. 关火，放入鸡蛋，搅拌后盛入碗内即可。

功效： 增强抵抗力、养眼护眼。

小提示

切白菜时宜顺丝切，这样大白菜易熟。

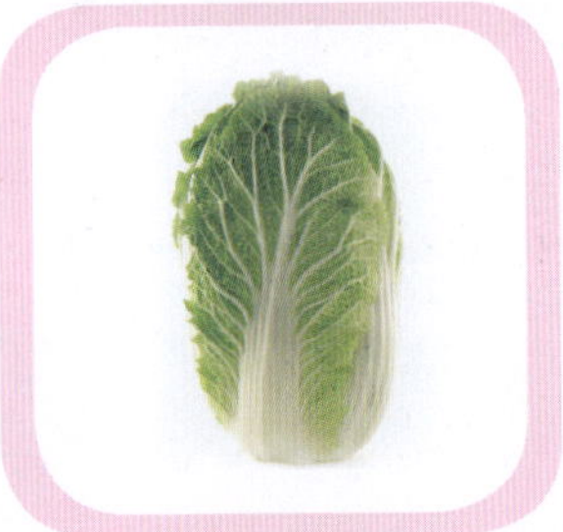
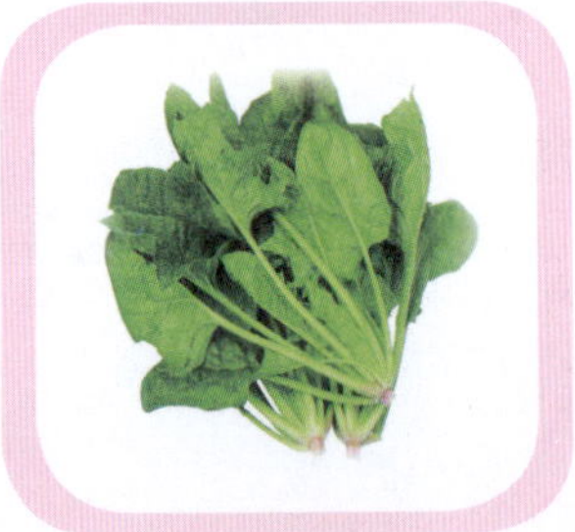
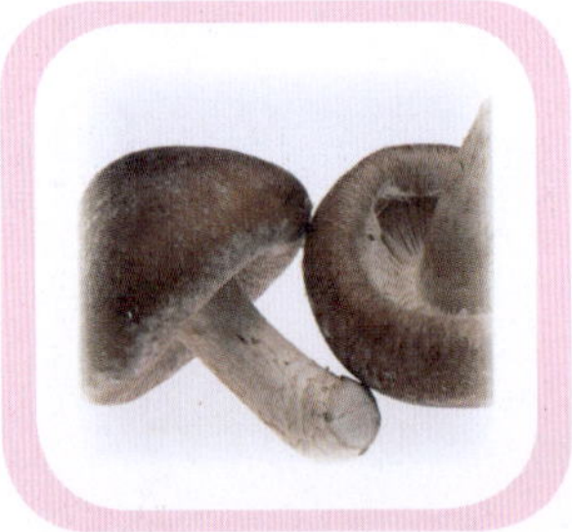
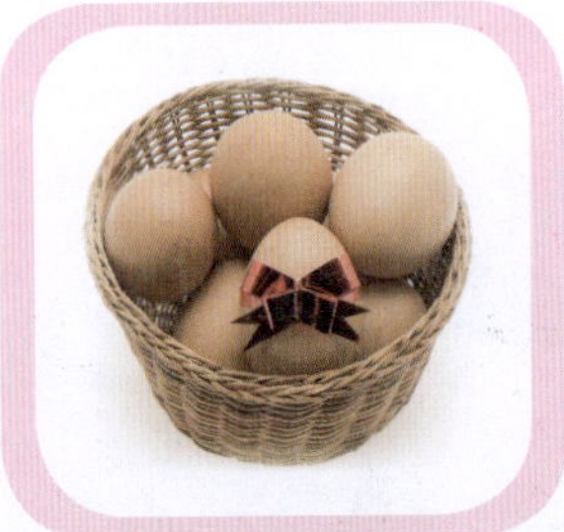
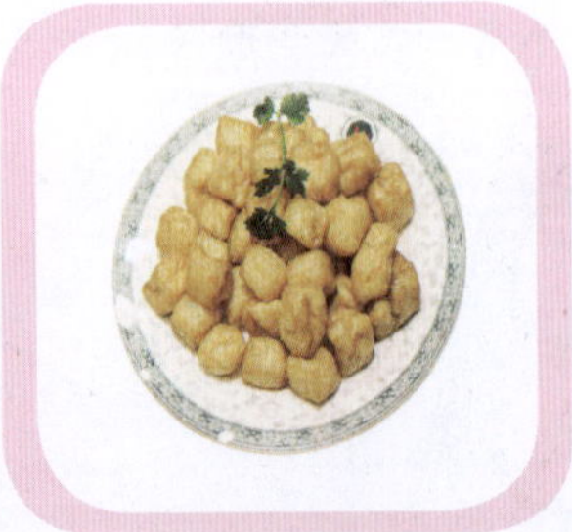
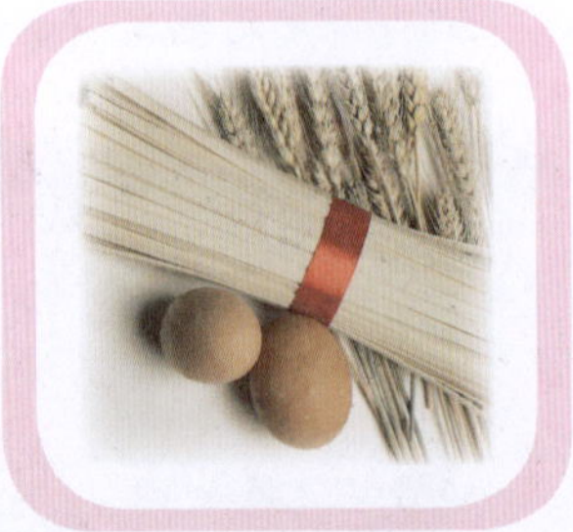

月子第21天

乌鸡栗子香菇汤　补中益气

推荐容器：砂锅

材料：乌鸡1只，板栗150克，香菇100克，葱、枸杞、生姜、盐、鸡精各适量。

做法：

1. 板栗剥去壳；香菇切成四瓣；葱切段；生姜切片。
2. 乌鸡切块，焯去血水，再过凉水冲洗干净。
3. 重新起水，烧开后倒入乌鸡块、板栗、香菇、葱段、生姜片、枸杞，煮开后关小火炖两个小时后，放盐和鸡精调味，再熬煮片刻即可。

功效：补中益气，强壮体格。

小提示

乌鸡可以整只煲汤，也可以剁成小块儿。

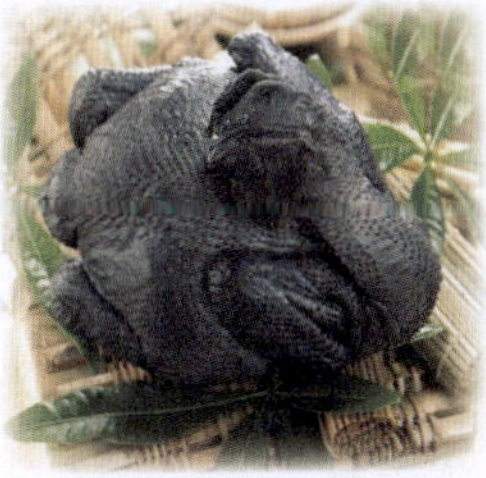

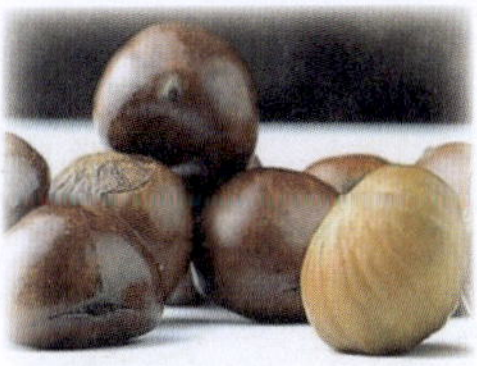

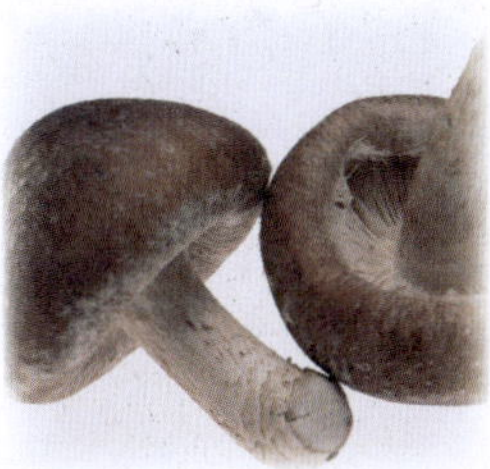

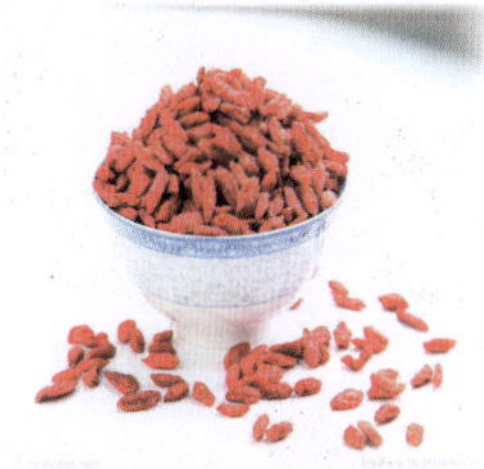

牛肉炒西蓝花　清热利尿

推荐容器：铁锅

材料：西蓝花200克，牛里脊肉200克，食盐、蒜、橄榄油各适量。

做法：

1. 西蓝花撕小朵洗净。烧开半锅水，滴入几滴橄榄油，放入西蓝花焯制1分钟左右，捞出沥干。
2. 蒜切片后，用压蒜钳压成蒜蓉。
3. 将牛肉切成小条。
4. 锅内加入橄榄油，入牛肉条用中小火煎香。入蒜蓉炒香，加入过水的西蓝花，大火翻炒2分钟，加盐调味即可。

功效：清热利尿，提高免疫力。

小提示

西蓝花制作凉菜不宜加酱油，否则会改变西蓝花本身的质感。如果偏好咸口，可以稍加生抽。

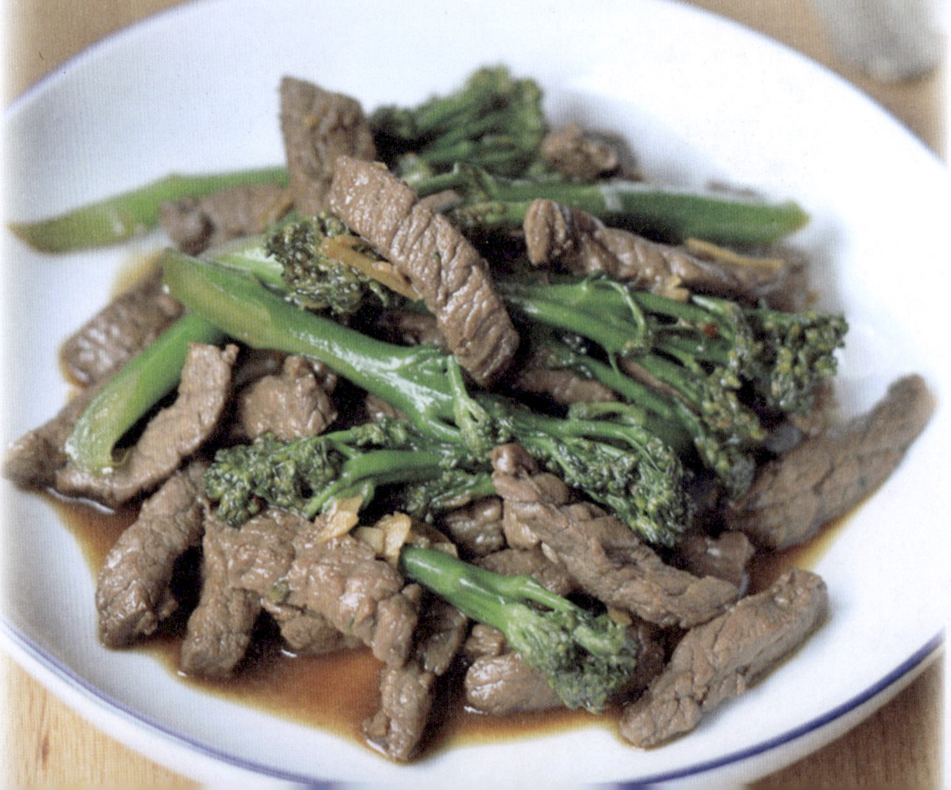

产后能饮茶吗

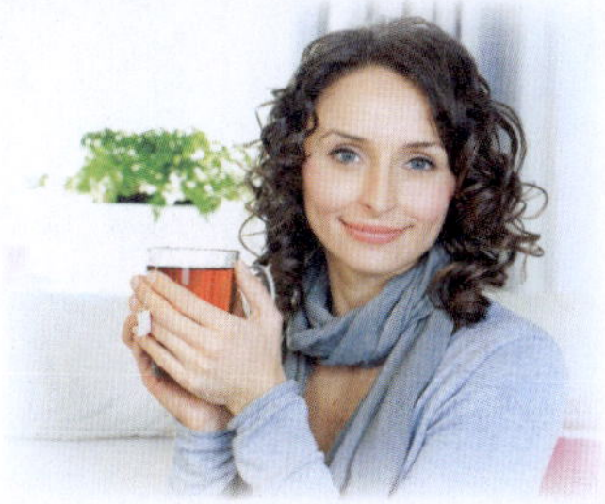

妈妈经分娩以后体力消耗很大，气血俱虚，应卧床休息，以利于体力的恢复。可以多进汤类饮食，以增加乳汁的分泌，但不宜喝茶。这是因为茶叶中含有单宁，它可以与食物中的铁相结合，影响肠道对铁的吸收，从而引起贫血。茶水浓度越大，单宁含量越高，对铁的吸收影响越严重。

另外，茶叶中还含有咖啡因，饮用茶水后，使人精神振奋，不易入睡，影响新妈妈的休息和体力的恢复。同时，茶内的咖啡因可通过乳汁进入婴儿体内，容易使婴儿发生肠痉挛和无故啼哭的现象，使婴儿精神过度兴奋，不能很好地入睡。

新妈妈能吃巧克力吗

新妈妈在产后需要给宝宝喂奶，如果过多食用巧克力，对宝宝的发育会产生不良影响。这是因为，巧克力所含的可可碱会渗入母乳内被宝宝吸收，并在宝宝体内蓄积。久而久之，可可碱可损伤神经系统和心脏，并使肌肉松弛，排尿量增加，使宝宝消化不良，睡眠不稳，哭闹不停。新妈妈过多食用巧克力，还会影响食欲，并可使身体肥胖，造成必需营养素的缺乏，这当然也会影响新妈妈的身体健康。

产后饮食禁忌

产褥期人体发生的各种变化皆属生理变化。但此时期新妈妈因分娩过程中体力的消耗，致气血亏损、机体抵抗力下降，宫腔内胎盘剥离后留下的创面需修复，还要分泌乳汁喂养新生儿，一身多职，因此不但需要休养、增加营养，还要讲究卫生，避免一些不利于自己的饮食。

忌食辛辣刺激性食物与酒之类。因辛辣饮食能降低胃肠功能，并可造成便秘。酒之类不但对新妈妈不利，还会妨碍宝宝的生长发育。

忌食不易消化的食物。新妈妈体虚少运动，进食多油脂或坚硬食物，难于消化和吸收，还会进一步导致大肠功能障碍。

忌食过咸食品。食物多盐，会引起水、钠潴留，增加心脏负担和身体水肿。

忌食生冷。新妈妈气血两亏，需温中理气。冷饮能引起寒气滞留、血瘀不散。故新妈妈宜用温热易消化饮食。普通室温下的蔬菜和水果不属禁忌之列。

产后第4周

依据自身体质类型制订恢复计划

无论是需要哺乳的新妈妈，还是不需要哺乳的新妈妈，产后第4周的进补都不能掉以轻心。本周是恢复产后健康的关键时期，新妈妈身体各个器官逐渐恢复到产前的状态，都正常而良好地“工作”着，它们需要在此时有更多的营养来帮助运转，尽快提升元气。

注意肠胃保健

产后第4周与前3周相比，滋补的高汤都比较油腻，此时要注意肠胃的保健，不要让肠胃受到过多的刺激，出现腹痛或者是腹泻。注意两餐合理的营养搭配，让肠胃舒舒服服最关键。

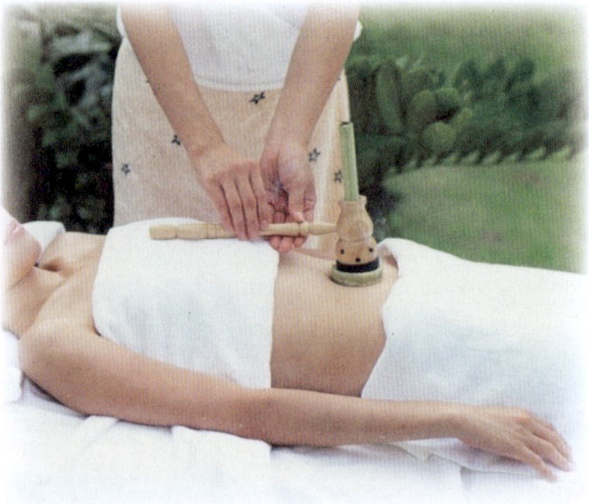

早餐可多摄取五谷杂粮类食物，中午饭可以多喝滋补类的高汤，晚餐要加强蛋白质的补充，加餐则可以选择桂圆粥、荔枝粥、牛奶等。

必要时，中药煲汤补体

如果需要，在第4周的时候，可以用中药煲汤给新妈妈进补。不同的中药特点各不相同，用中药煲汤之前，必须通晓中药的寒、热、温、凉等性状。选材时，最好选择无副作用的枸杞、当归、黄芪等。

月子第22天

糯米猪肚汤
敛阴止汗，调理产后多汗

推荐容器：砂锅

材料：糯米500克，猪肚1个，盐适量。

做法：

1. 糯米淘洗干净；猪肚洗净，将糯米放入猪肚内，用棉线扎紧。
2. 将猪肚用沸水焯烫约2分钟，捞出。
3. 把猪肚放入砂锅中煲约1小时，取出糯米放入汤中，将猪肚切成小块，放入原汤中继续煲至烂熟，加盐调味即可。

功效：健脾胃，补气，补虚。

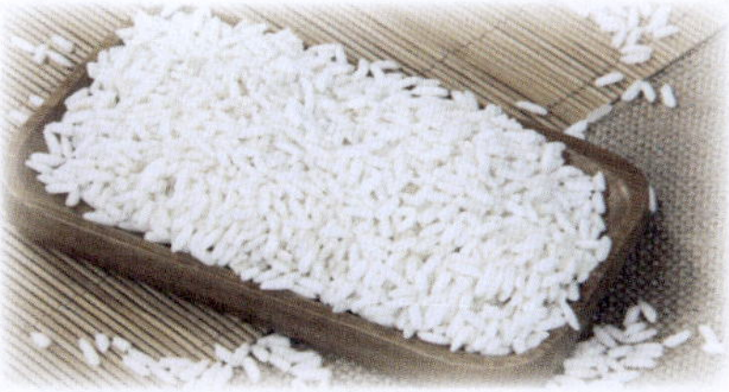

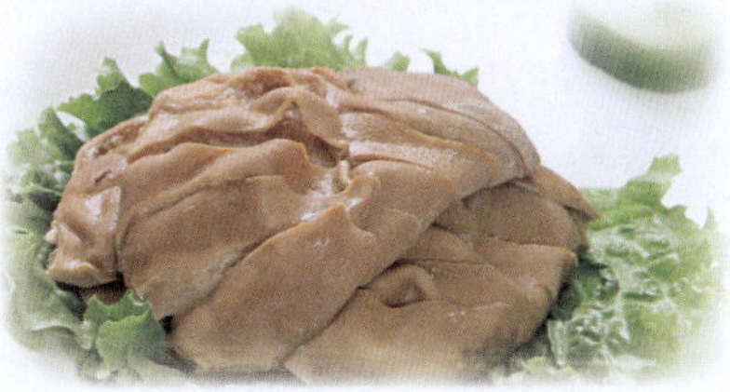

豆芽卷饼　春季坐月子的别样美食

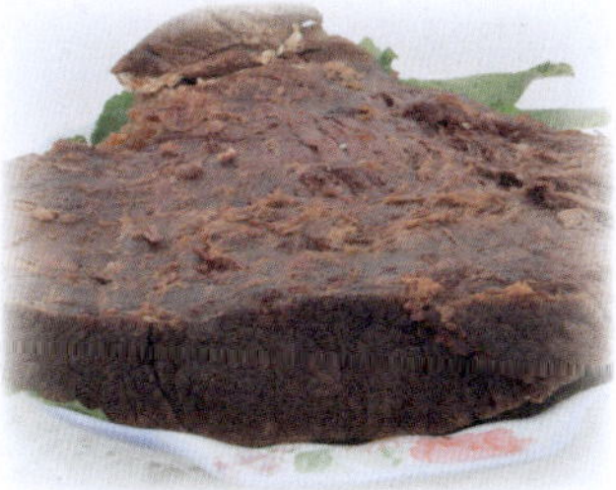

推荐容器：平底锅

材料：绿豆芽400克，黄瓜2根，熟牛肉100克，面粉100克，鸡蛋1个，植物油、盐、醋、胡椒粉各适量。

做法：

1. 黄瓜洗净，切丝；熟牛肉切丝；绿豆芽洗净，炒熟，放盐、醋、胡椒粉调味。
2. 取来一个面盆，里面放入面粉、鸡蛋、清水，搅成面糊。
3. 平底锅淋入少许油，油热后，用汤勺盛一勺面糊倒入平底锅中，并均匀地摇动平底锅，使面糊摊成圆饼的形状，两面金黄后取出，放上炒好的绿豆芽、黄瓜丝、牛肉丝，卷起食用。

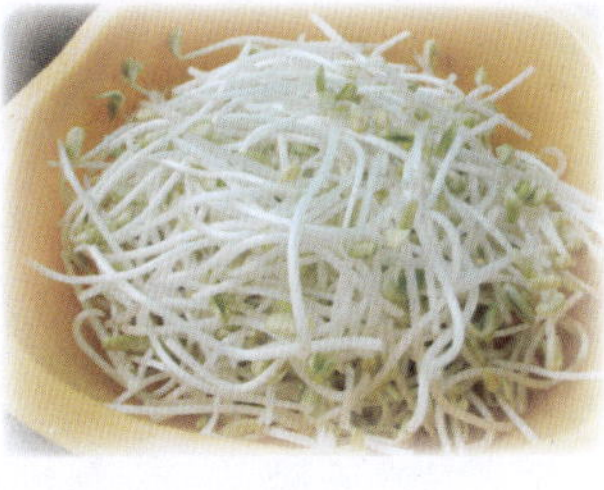

功效：这道豆芽卷饼皮薄酥脆、鲜美可口，别具风味，是春季坐月子的时令佳品。

百合炖香蕉　镇静，抗产后焦虑

推荐容器：炖盅

材料：鲜百合120克，香蕉2根，水发银耳、枸杞、冰糖各适量。

做法：

1. 鲜百合洗净，香蕉去皮、切片。

2. 炖盅内放入百合、香蕉、水发银耳、枸杞、冰糖和适量清水，加盖隔水炖半个小时即可。

功效：百合有清心安神、补中益气、安神消躁的功效；香蕉含有一种可以振奋精神的物质，让人产生高兴的情绪。

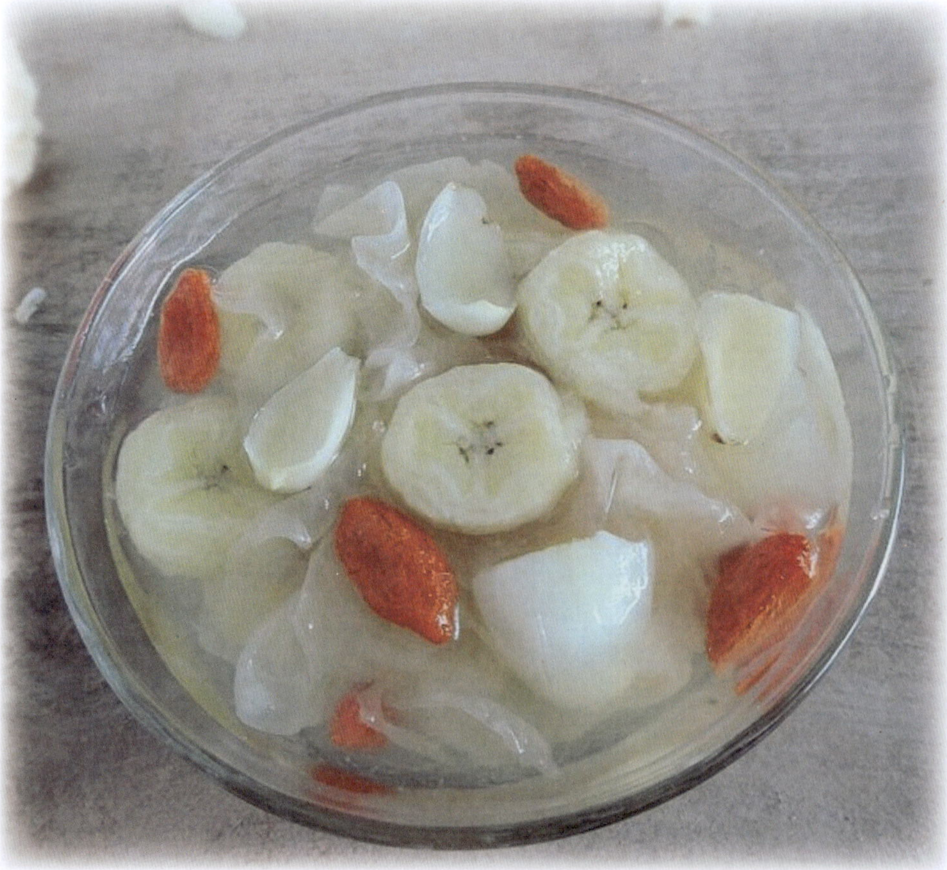

八宝滋补鸡汤　补气养血

推荐容器： 砂锅

材料： 净三黄鸡1只，山药、胡萝卜、荸荠各100克，玉米笋50克，薏米20克，红枣2颗，陈皮5克，盐5克，鸡高汤适量。

做法：

1. 薏米洗净，用温水浸泡2小时；三黄鸡切大块，沸水焯烫，去血水后捞出，过凉；山药、胡萝卜、荸荠分别去皮，洗净，切块；玉米笋、红枣、陈皮洗净备用。

2. 煲内倒入鸡高汤，放鸡块、山药、胡萝卜、荸荠、玉米笋、薏米、红枣、陈皮，大火煮沸，小火煲1小时，加盐即可。

功效： 此汤能补气养血，适用于产后气血两虚，面色萎黄或苍白，食欲不振，四肢乏力，头晕目眩。

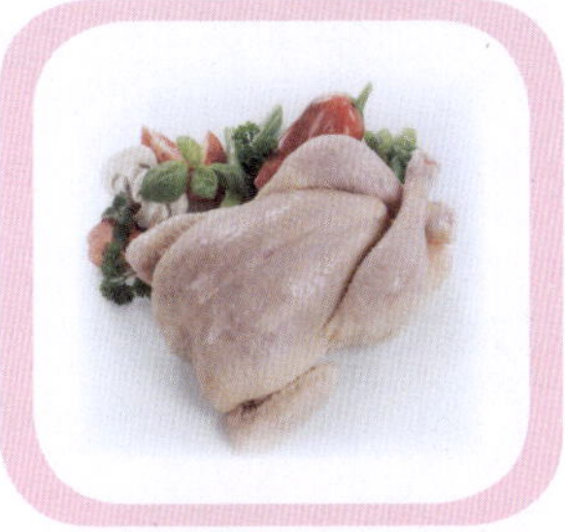
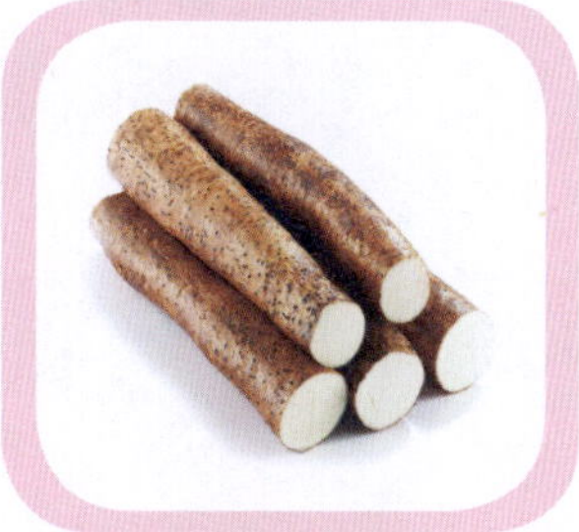
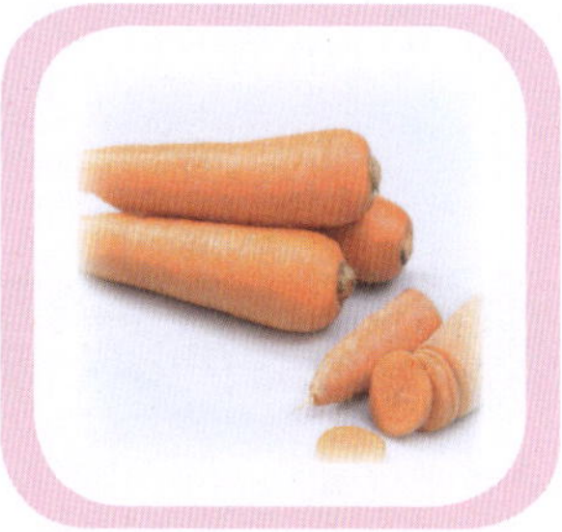
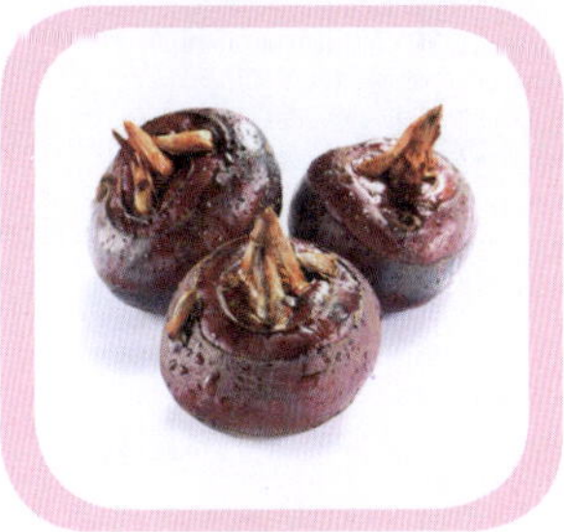
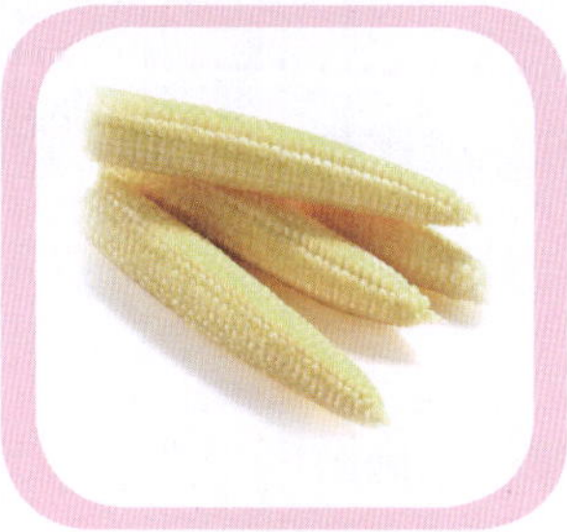
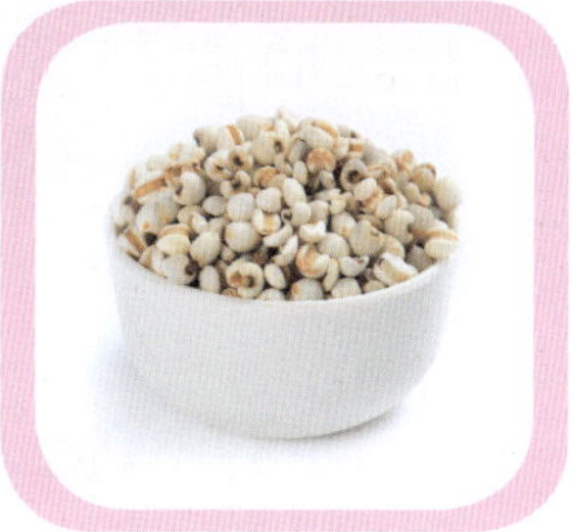
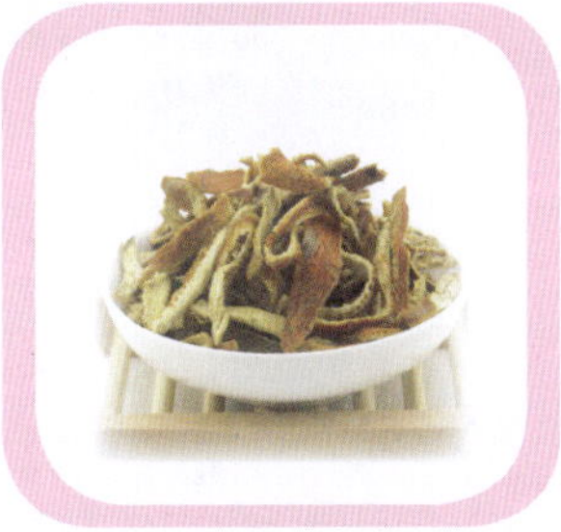
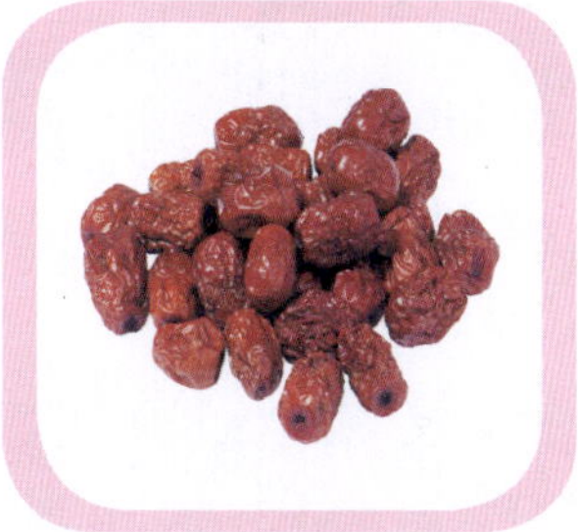

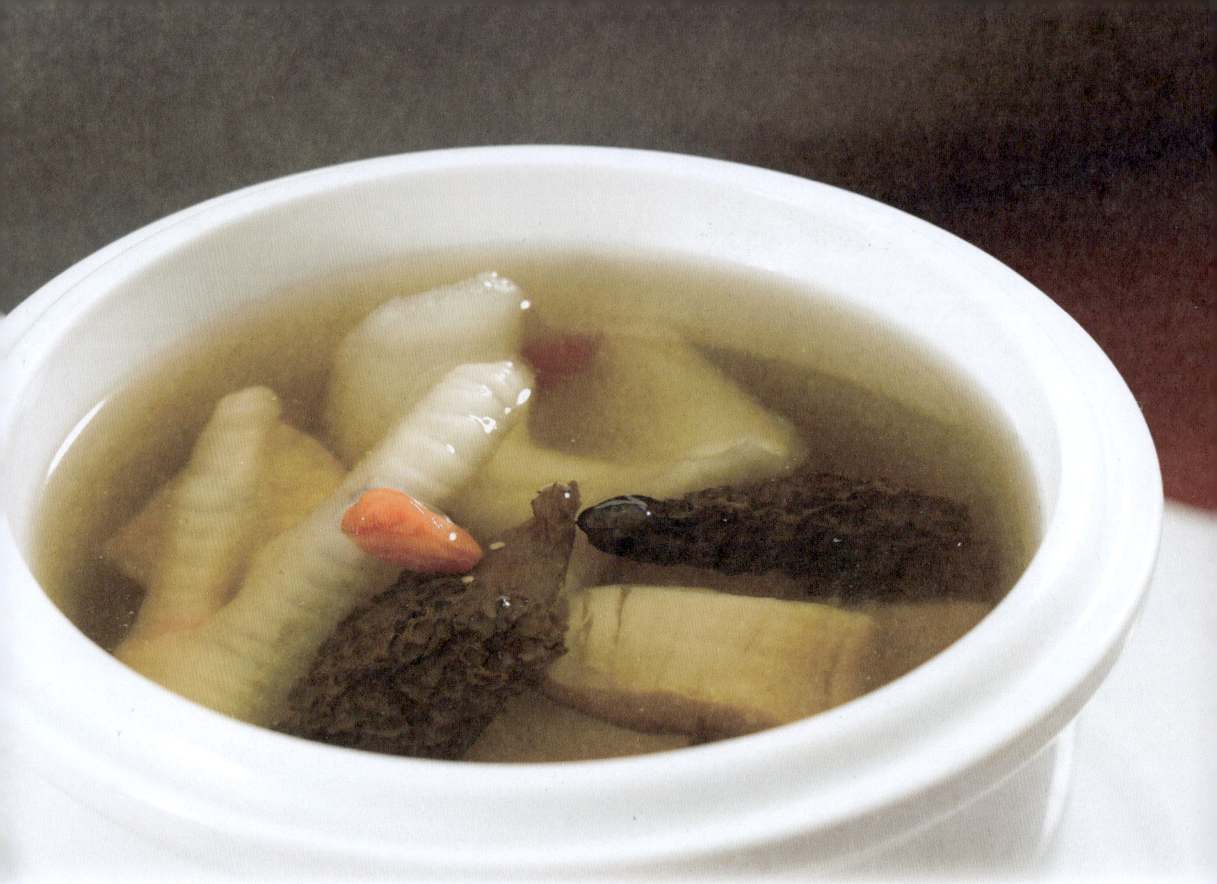

羊肚菌鸡脚汤　养血通乳，防治产后出血

推荐容器：炖锅

材料：鸡脚6只，羊肚菌50克，黄酒5毫升，姜、盐各3克，鸡精2克，鸡油10克，枸杞适量。

做法：

1. 鸡脚洗净，切块；姜去皮，切片。
2. 羊肚菌清洗好，用温水泡软后，把根蒂部分去掉，再清洗几遍，沥干备用。
3. 锅注入清水，放入姜片和鸡脚煮沸，撇净血沫，待锅开后，将羊肚菌、鸡油、枸杞一起放进锅内，倒入黄酒，炖1小时30分钟后，调入一点盐、鸡精，出锅即可。

功效：具有养血催乳、活血止血、强筋健骨的功效，还有利于子宫恢复，促进恶露排出。

月子第23天

八宝粥　补血养气，可以强健肠胃

推荐容器： 砂锅

材料： 糯米、红豆各50克，干莲子（去心）、花生仁、松子仁、葡萄干、桂圆肉各25克，红枣4颗，白糖适量。

做法：

1. 所有材料洗净，糯米浸泡约1小时；红豆泡2小时以上；红豆、莲子、花生仁放入锅中，加足量清水煮至熟软。

2. 糯米放入锅中，放入适量清水，煮至粥熟，放入煮好的红豆、花生仁、莲子煮沸，下入桂圆肉、红枣、松子仁煮至浓稠状，再加入葡萄干搅匀，继续煮15分钟后盛出，加白糖调味即可。

功效： 有助美容养颜、益气养血和利水消肿，也可以达到通乳的效果。

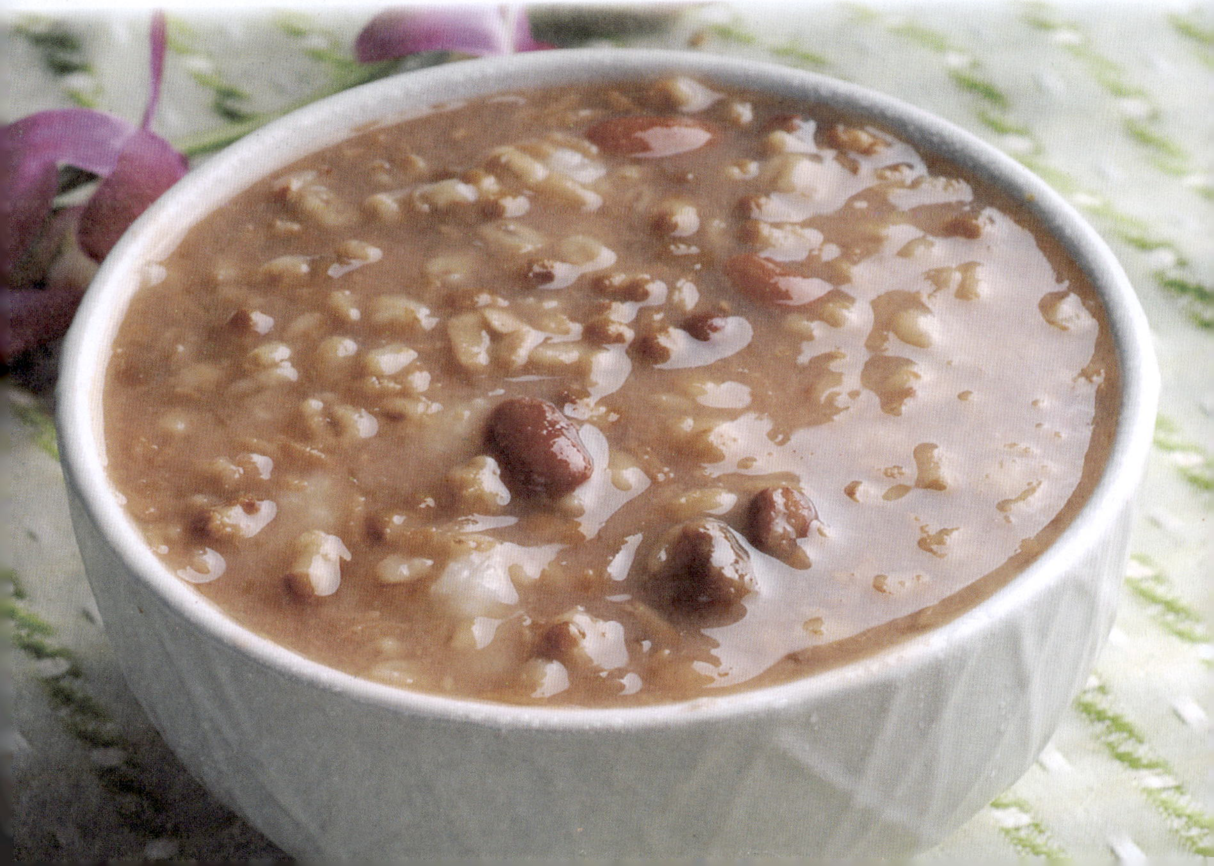

山药汤圆
健脾益气，缓解产后疲劳

推荐容器：不锈钢锅

材料：山药50克，白糖90克，糯米粉500克。

做法：

1 将山药洗净，削皮切块，蒸熟，打成泥，拌糖制成馅。

2 糯米粉分少量多次淋入清水，和成软硬适中的面团，分成若干小团，包入山药馅，制成汤圆生坯，下沸水锅中煮熟即可。

功效：山药含有淀粉酶、多酚氧化酶等物质，有利于脾胃消化吸收，是平补脾胃的药食两用之佳品。

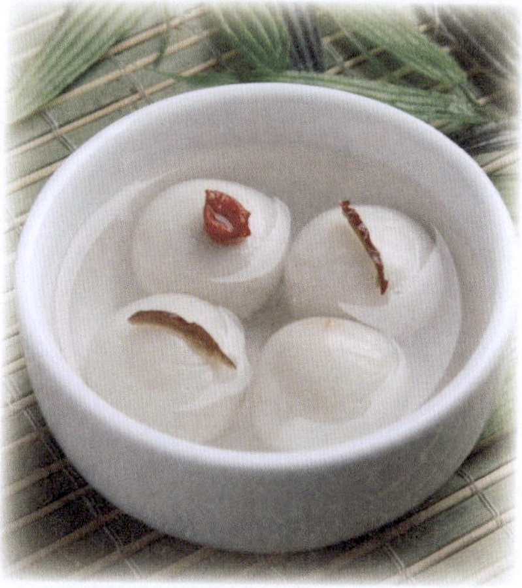

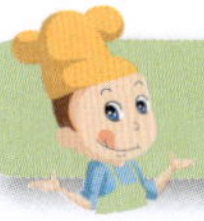

香菇冬笋鲈鱼汤　缓解产后腰腿酸痛

推荐容器：电炖锅

材料：鲈鱼1条，冬笋、熟火腿、香菇各50克，清汤、奶汤、盐、鸡精、料酒、葱段、姜片、香油各适量。

做法：

1 将鲈鱼洗净，放入大碗内，加入盐、鸡精、料酒、葱段、姜片腌渍入味；冬笋、香菇洗净，分别切成长方形的片；熟火腿切片备用。

2 锅置火上，加入清汤、奶汤、鲈鱼，略煮后加入冬笋、香菇，放入盐、鸡精、料酒煮沸，撇去浮沫，煮约20分钟，淋上香油搅匀，撒上火腿片即可。

功效：可有效缓解腰腿酸痛，非常适合秋冬季坐月子的新妈妈。

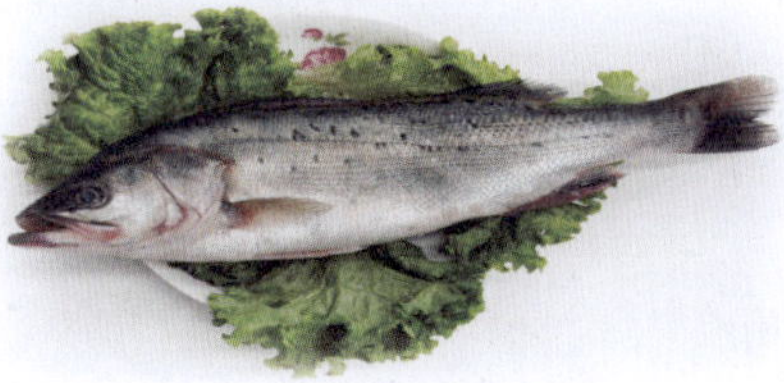

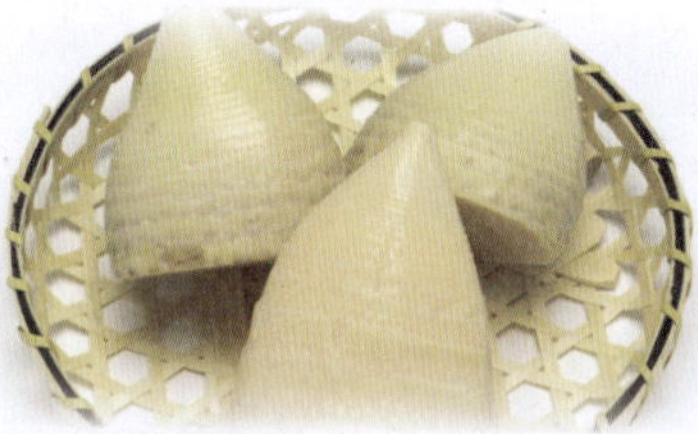

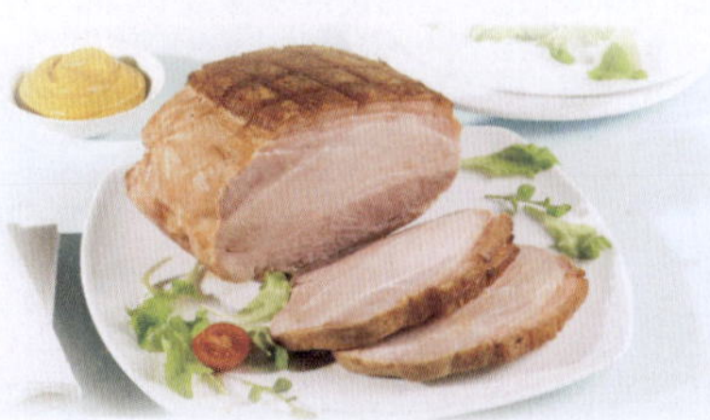

鸡蛋豆腐汤　生津润燥，补益肝血

推荐容器： 砂锅

材料： 鸡蛋1个，嫩豆腐200克，火腿肠、番茄、油菜各30克，高汤、盐、味精、香油各适量。

做法：

1. 嫩豆腐洗净、切块；火腿肠切片；番茄洗净、切块；油菜洗净、切段；鸡蛋磕入碗中，打散。
2. 锅置火上，注入高汤烧开，放入嫩豆腐块、油菜段略煮，淋入鸡蛋液搅散，再次煮开后加入火腿肠片、番茄块，煮熟后加盐、味精、香油调味即可。

功效： 养血益气，生津润燥，清热解毒，其蛋白质含量丰富，有利于母体恢复，并可预防产后感染。

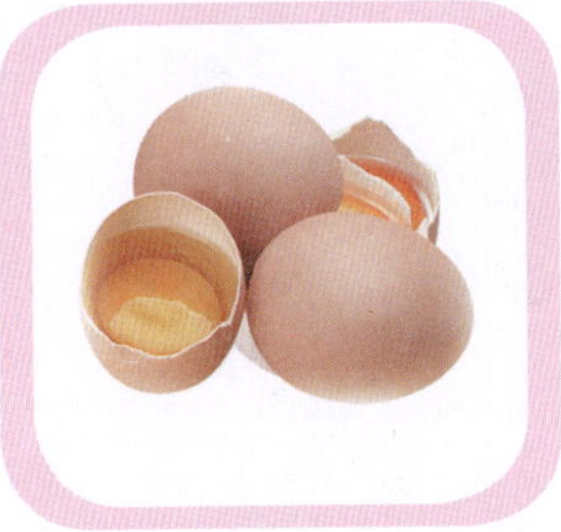
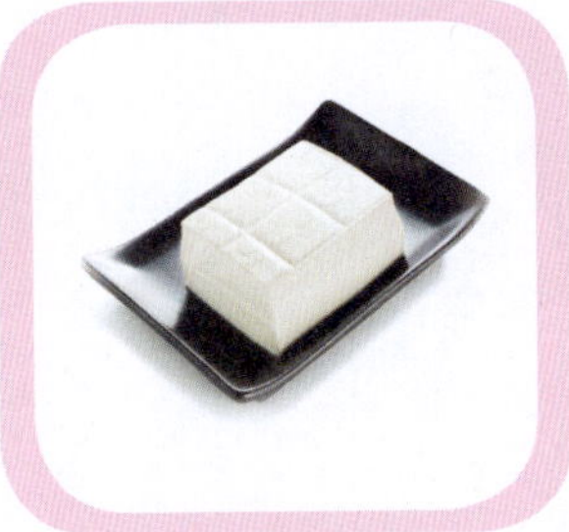
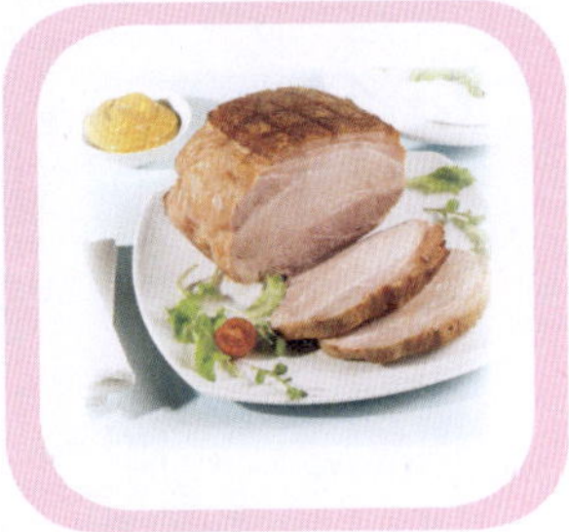
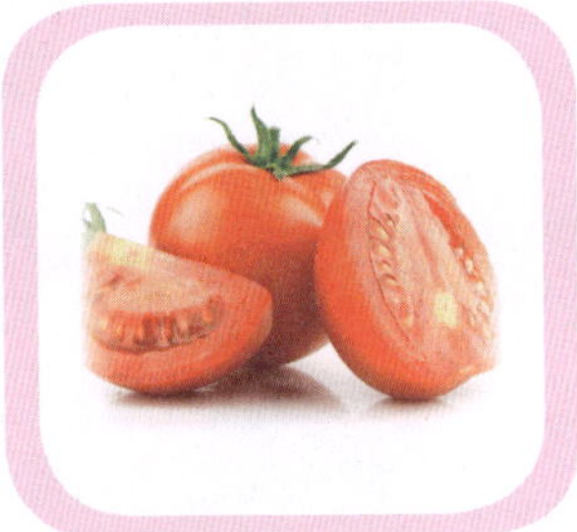
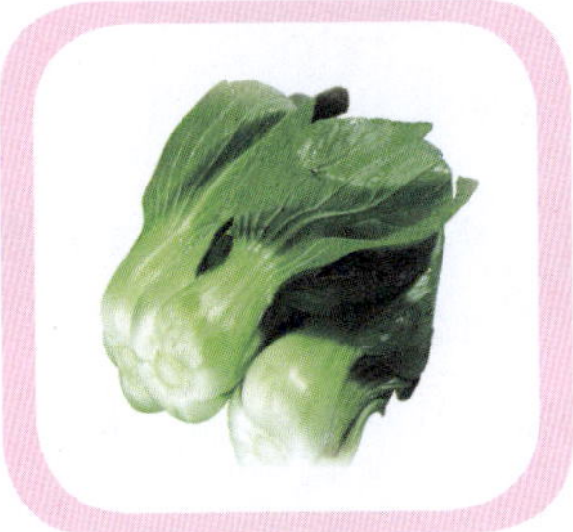

月子第24天

海参羊肉汤　补肾养血，促进产后体质恢复

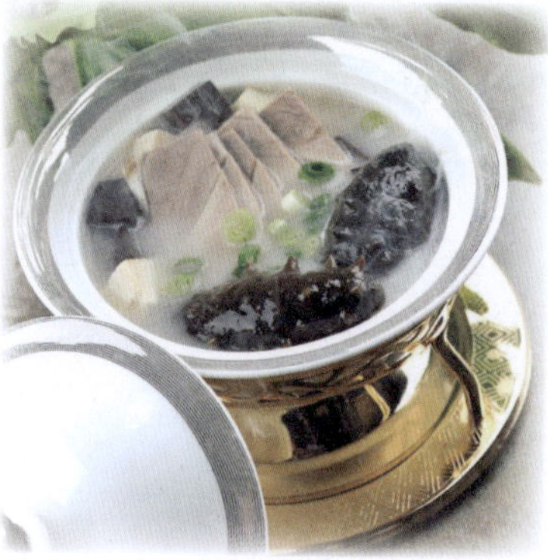

推荐容器：铁锅

材料：水发海参20克，羊肉100克，生姜末、葱段、盐各适量。

做法：

① 海参以温水泡软后，剪开参体，除去内脏，洗净，再用开水煮10分钟左右，取出后连同水倒入碗内，泡3小时。

② 羊肉洗净，去血水，切成小块，加水适量，小火炖煮，煮至将熟，将海参切成小块放入同煮，再煮沸15分钟左右，加入生姜末、葱段及盐即可。

功效：新妈妈多吃对身体恢复有极好的促进作用，对产后体弱有良好的滋补作用。

莲藕排骨汤　补益肝肾，缓解产后腰痛

推荐容器：砂锅

材料：猪排骨块300克，莲藕块200克，红枣6颗，盐5克，鸡精、胡椒粉各2克，葱段、姜片、料酒各适量。

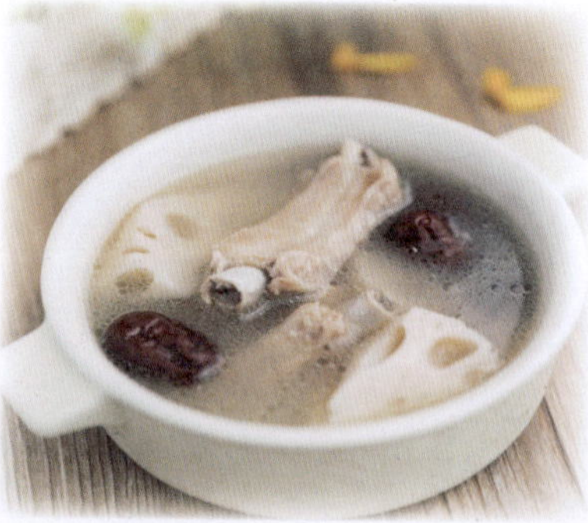

做法：

① 锅内加水煮沸，放葱段、料酒、猪排骨块及部分姜片，焯去血水，捞出。

② 锅内倒清水烧开，放猪排骨块、藕块、红枣及剩余姜片煮沸，转小火煲约1.5小时，加盐、鸡精、胡椒粉即可。

功效：可补肝肾、益精血，能改善产后盗汗、眩晕、腰痛等不适病症。

土豆牛肉汤　气血双补，增强御寒能力

推荐容器： 铁锅、砂锅

材料： 土豆150克，牛腿肉100克，葱花、姜末、香菜、番茄块、盐、植物油各适量。

做法：

1. 土豆去皮，洗净，切块；牛腿肉去净筋膜，洗净，切块，放入沸水中焯去血水。
2. 锅置火上，倒入适量植物油，待油烧至七成热，下番茄块、葱花和姜末炒香，放入牛肉块煸熟。
3. 倒入土豆块翻炒均匀，淋入适量清水煮至土豆块熟透，用盐调味，撒上香菜即可。

功效： 气血双补，可增强御寒能力、强身健体。

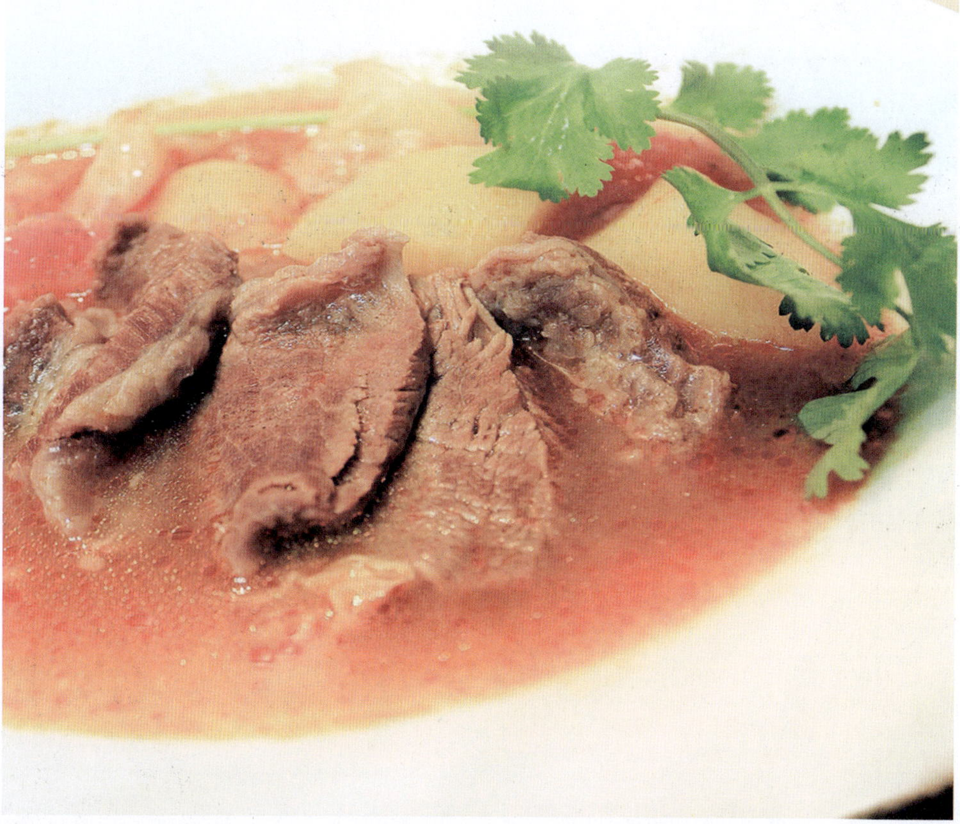

月子第25天

鸡蛋玉米羹　补营养，助视力

推荐容器： 铁锅

材料： 罐头玉米160克，鸡蛋2个，淀粉5克，牛奶100毫升，料酒各25克，精盐4克，葱、生姜、植物油各适量。

做法：

1. 锅烧热，加入植物油，用葱、生姜、料酒煸锅。
2. 倒入玉米、鸡蛋、牛奶、盐，开锅后加入淀粉勾芡即可。

功效： 玉米性平、味甘，能调中健胃，利尿消肿。玉米所含的亚油酸、维生素E可促进细胞分裂，延缓衰老，其所含的胡萝卜素、黄体素对于新妈妈和宝宝的视力也有好处。

小提示

玉米中含有较多的膳食纤维，想瘦身的新妈妈可多食。

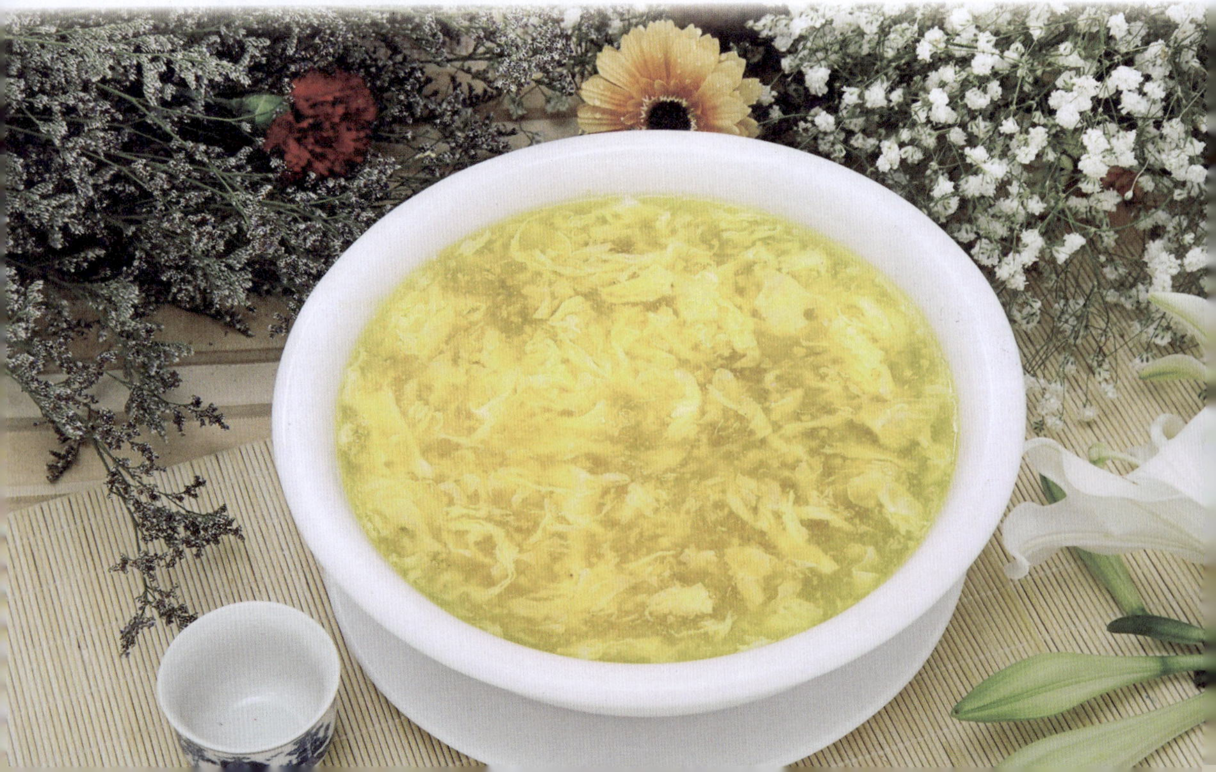

黄豆芽炖排骨
滋肾润肺，补肝明目

推荐容器：砂锅

材料：排骨500克，黄豆芽150克，枸杞子、盐、味精、胡椒、生姜各适量。

做法：

1. 将黄豆芽淘洗干净；将猪排骨剁成3厘米长的节，用沸水汆去血水。
2. 烧鲜汤炖猪排，待肉软离骨后下黄豆芽，煮至断生后加入枸杞子、盐、味精、胡椒、生姜即可。

功效：可提高神经机能活力，补充钙质。

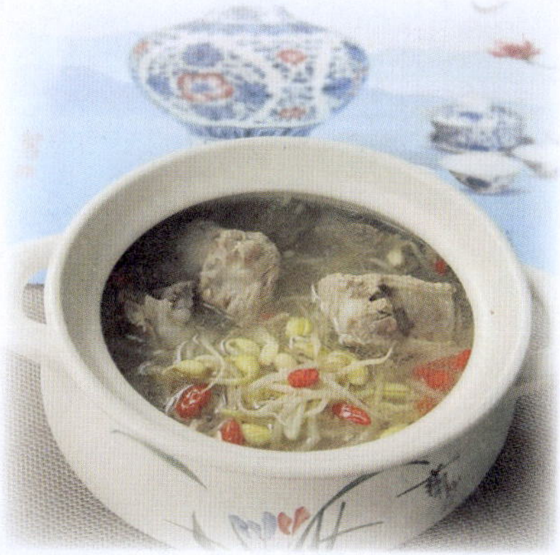

小提示

黄豆芽不易消化，脾胃虚寒之人不宜多食。

蒸鸡蛋羹　促进新陈代谢

推荐容器：不锈钢锅

材料：鸡蛋2个，葱花、盐、香油各适量。

做法：

1. 鸡蛋打散，直到蛋清和蛋黄均匀地混合在一起，不要有大块的凝结。
2. 在蛋液中加入凉开水，一边加，一边拌匀，然后加入盐、葱花，充分搅匀。
3. 用漏网过滤掉气泡，或者用厨房纸巾将蛋液表面的气泡吸掉，保证液体表面光滑平整，这样蒸出来的鸡蛋羹才不会有蜂窝。
4. 盖上一层保鲜膜，放入蒸锅中，大火加热，当蒸锅中的水沸腾后，转为小火，蒸约10分钟。
5. 出锅后，顺着碗的边缘淋上一点点香油。

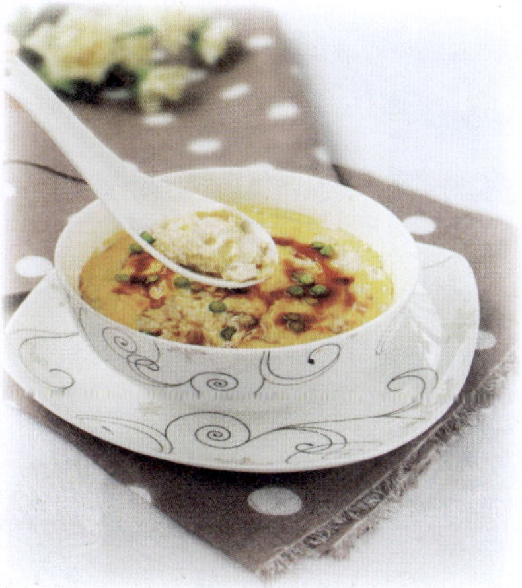

功效：补充营养，促进身体代谢。

小提示

不要用生水来调和鸡蛋液，否则蒸出的蛋羹不平整，会呈蜂窝状。

月子第26天

大麦茶　清热解毒

推荐容器：不锈钢锅

材料：大麦70克，茶叶粉30克，天然香料10克，牛骨粉5克。

做法：

1. 将大麦洗净，晾干后，用文火在干净锅中翻炒，直到表皮焦黄为止，取出压碎，过筛。
2. 将大麦粉和茶叶粉、天然香料和牛骨粉按比例混合后，再次过筛。
3. 以热水冲泡粉末，冲开后即可饮用。

功效：具有防暑降温、助消化、解油腻、养胃暖胃、健胃的作用，长期饮用能起到养颜、减肥的功效。

小提示

不同种类的茶不要混合储存，否则容易串味，特别是香气较重的品种，如熏衣草茶，切忌与大麦茶一起存放。

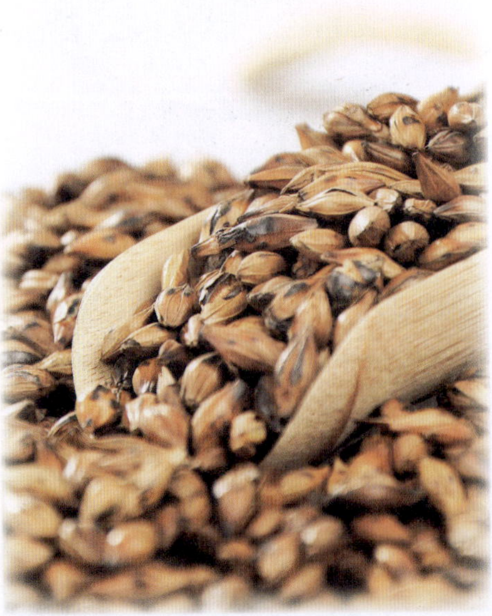

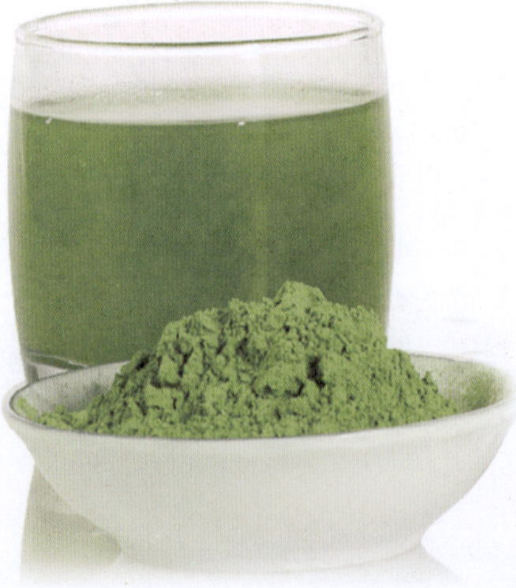

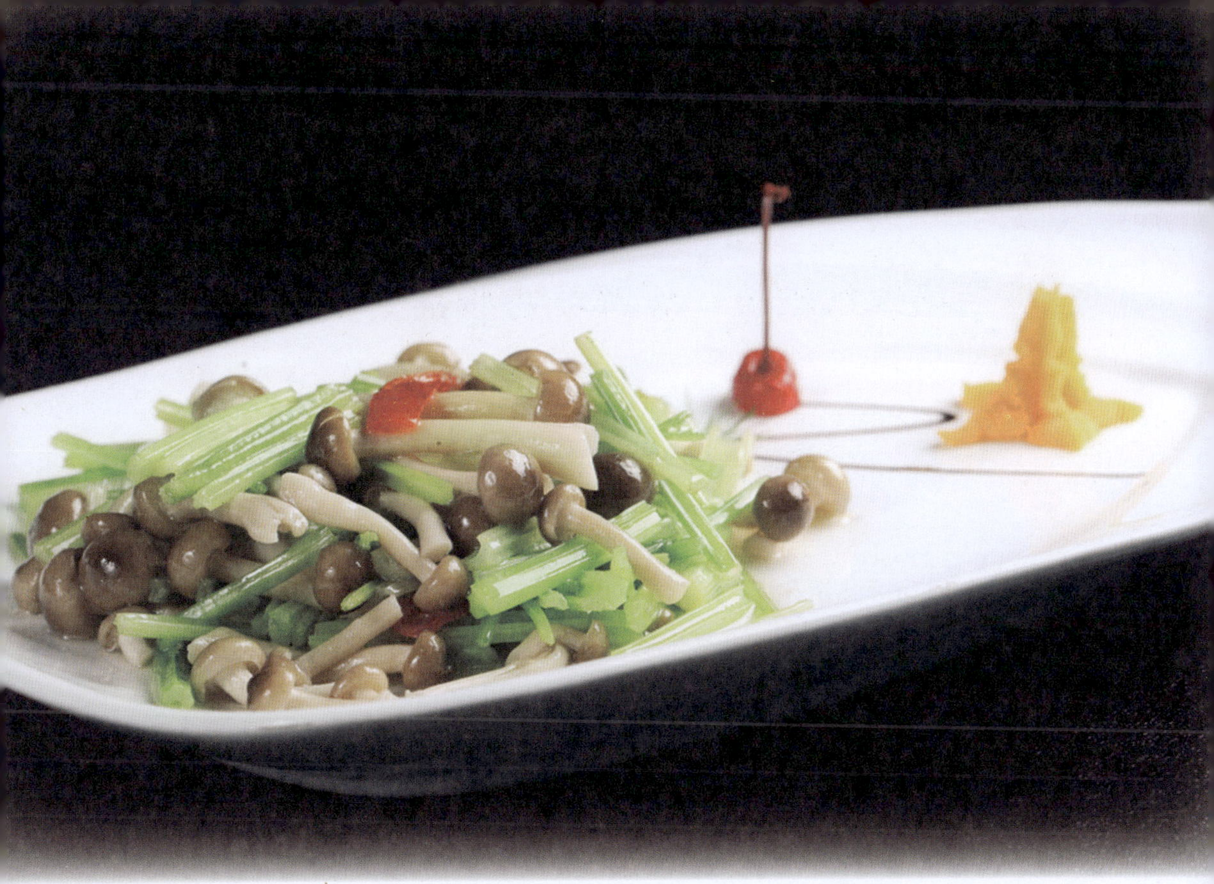

清炒蔬菜　滋阴润肺，强身健体

推荐容器：不锈钢锅

材料：蘑菇、芹菜、红甜椒、盐、酱油、植物油各适量。

做法：

1. 将蘑菇、芹菜、红甜椒分别洗净。
2. 芹菜、红甜椒切碎。
3. 油锅热，下入蘑菇、芹菜、红甜椒，加适量的盐、酱油，炒熟即可。

功效：滋阴养肺，滋补健胃，利水消肿，提高免疫力。

小提示

新妈妈哺乳期间常食蘑菇能促进婴儿的发育，并能使其提高免疫力。

月子第27天

花椒红糖饮　缓解乳房胀痛

推荐容器：不锈钢锅

材料：花椒10克，红糖30克。

做法：

1. 将花椒清洗干净，沥干水分。
2. 中火加热小煮锅中的400毫升水，将花椒放入，待水烧开后，转小火继续加热25分钟，直至水量减少至250毫升，在花椒水中加入红糖，搅拌均匀即可。

功效：帮助新妈妈回乳，减轻乳房胀痛。

专家点评：花椒：在烹调绿豆芽、白萝卜、冬瓜、莴苣、菠菜等凉性或寒性的蔬菜或肉类时，加点儿温性的花椒能起到中和属性的作用，对新妈妈温补身体有益。

红糖：在月子里，新妈妈怕受寒着凉，红糖可以祛风散寒；新妈妈失血过多，红糖可以补血；产后瘀血导致的腰酸、小腹痛、恶露不净，红糖具有活血化瘀和镇痛的作用；产妇活动少，容易影响食欲和消化，红糖有健脾暖胃化食之功效；红糖还具有利尿作用，可使新妈妈排尿通畅。

小提示

花椒受潮后会生白膜、变味，因而保管时要放在干燥的地方，注意防潮。

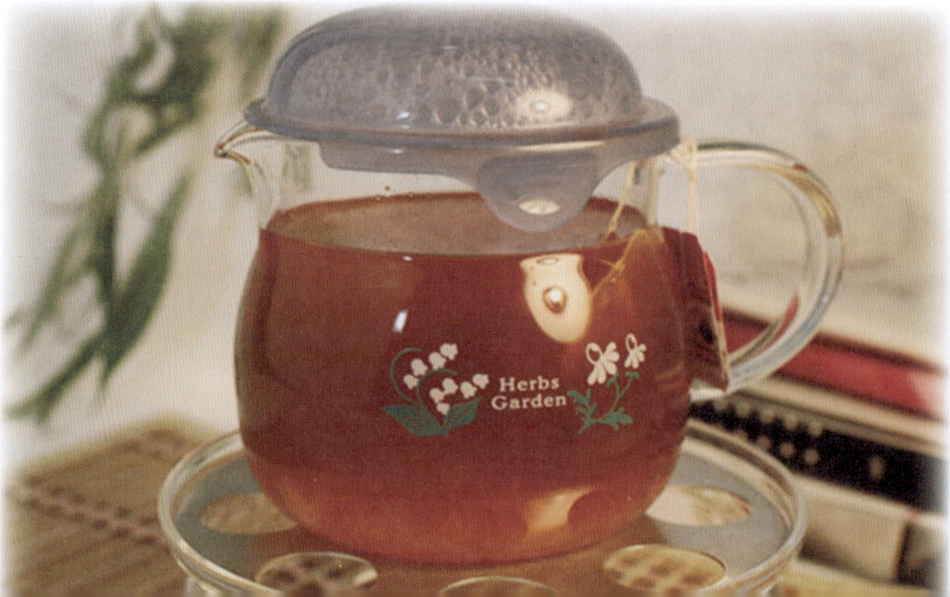

清蒸茄段　恢复体能

推荐容器：铁锅

材料：茄子200克，食用油、食盐、蒜泥、酱油、白醋各适量。

做法：

1. 茄子对剖切长段；食盐、蒜泥、酱油、白醋混合均匀成酱料。
2. 将油及水放入大碗中，将茄子放入碗内拌匀。
3. 将茄子取出摆盘，覆上耐热胶膜入电锅或微波炉蒸软。
4. 沥干水分，蘸酱料食用即可。

功效：促进血液循环，预防乳腺疾病。

小提示

秋后的老茄子含有较多的茄碱，对人体有害，应慎吃。

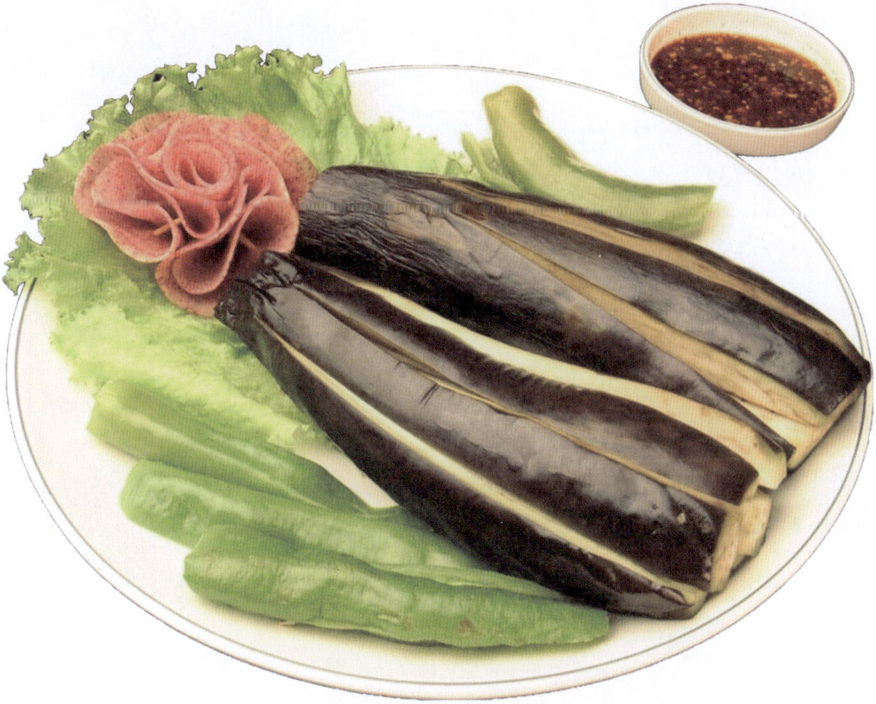

月子第28天

豆芽炒三丝　清热去火，消肿利水

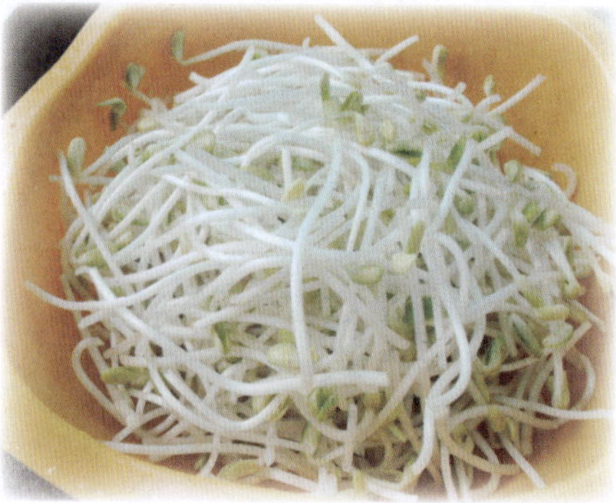

推荐容器：铁锅

材料：绿豆芽100克，瘦肉丝50克，豆干100克，红椒半个，植物油、盐、酱油、糖各适量。

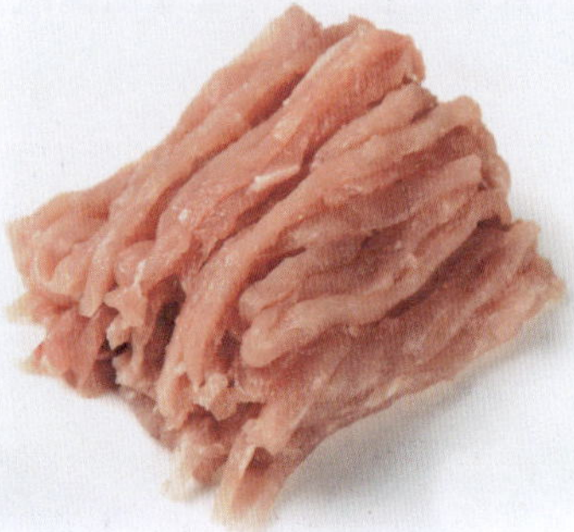

做法：

1. 绿豆芽掐掉头和尾，冲洗干净；红椒洗干净、切丝，待用。
2. 瘦肉丝用油、盐、糖及酱油腌入味，待用。
3. 将豆干切丝后，放入煮锅中焯水，捞出沥干水分待用。
4. 倒入少许油，待油七成热后，倒入绿豆芽并将其稍微炒软。
5. 接着放入瘦肉丝、豆干及红椒丝，用筷子翻炒均匀，并用盐及酱油调味后即可。

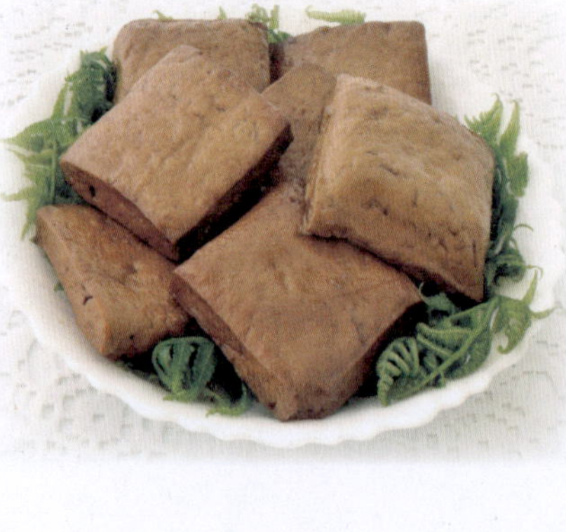

功效：清热祛火，利水消肿。

小提示

烹调时油盐不宜过多，要尽量保持其清淡的性味和爽口的特点。

三鲜烩豆腐　生津开胃

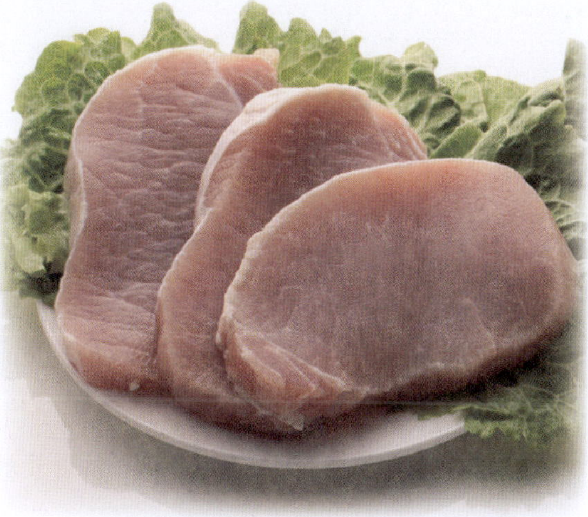

推荐容器：不锈钢锅

材料：豆腐200克，猪里脊肉100克，胡萝卜2根，鸡蛋1个，木耳50克，水淀粉、香菜、鸡精、胡椒粉、香油、葱花、盐、植物油、生姜末、白糖各适量。

做法：

1. 豆腐切丁后放入加了盐的水中煮至水开后浸泡10分钟，捞出后过凉水，再加盐浸泡10分钟。

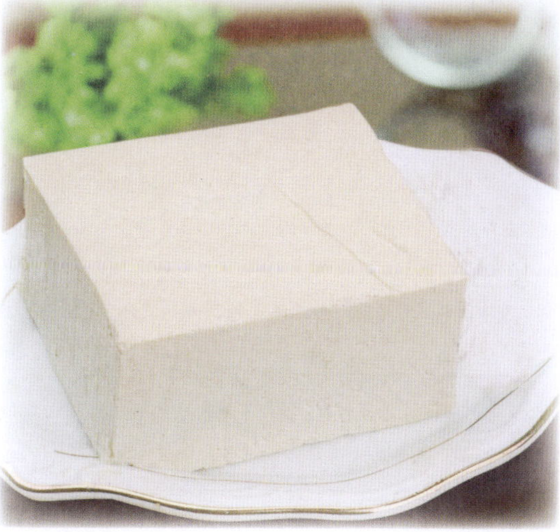

2. 猪里脊肉切小丁，胡萝卜洗净后切末，鸡蛋打散摊成蛋皮后切丁，木耳切小丁。
3. 炒锅热油，下入葱花和生姜末爆香后，放入猪里脊肉滑散，加入胡萝卜末、蛋皮丁、木耳丁翻炒，加入适量的水，下入豆腐丁。
4. 大火煮开后转小火慢炖10～15分钟，用水淀粉勾芡，加入盐、鸡精、胡椒粉、白糖调味，淋几滴香油，撒上香菜。

功效：生津开胃，补充营养，消除不良情绪。

小提示

鸡蛋必须煮熟，不要生吃，打蛋时也须提防沾染到蛋壳上的杂菌。

新鲜水果挑着吃

市面上的水果琳琅满目，但催熟剂等的使用会让新妈妈们望而生畏。那么，怎样挑选最为优质的水果呢？

催熟水果分量比较重

催熟的水果有个比较明显的特征，那就是分量比较重。同一品种、大小相同的水果，催熟的同自然成熟的相比要重许多，往往比较容易识别。

闻气味识别

自然成熟的水果，大多在表皮上能闻到一种果香味，催熟的水果不仅没有果香味，甚至还有异味，催得过熟的水果往往还能闻出发酵的气味。

自然成熟和催熟的区别

尽管经过催熟的果实呈现出成熟的性状，但是果实的皮或其他方面还是会有不成熟的感觉。例如，自然成熟的西瓜，由于光照充足，因此瓜皮花色深亮、条纹清晰、瓜蒂老结；催熟的西瓜瓜皮颜色鲜嫩、条纹浅淡、瓜蒂发青。

不买未到成熟期的水果

不买未到成熟期的水果，是新妈妈的明智选择。如果在成熟期前半个月到一个月上市的水果，颜色又好看，很可能就是使用过催熟剂，即使没有用催熟剂，水果也不好吃，既浪费钱，营养价值又低。

月子小讲坛

1 樱桃

上市时间：4月中旬。樱桃要选个大、颜色深、有光泽、皮薄、外表干燥、樱桃梗保持青绿色的。避免买到裂开、枯萎或有碰伤的樱桃。

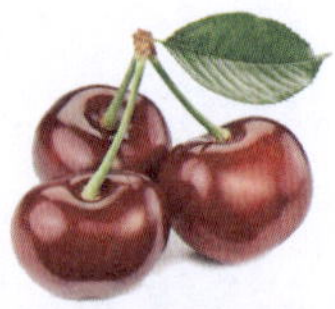

2 荔枝

上市时间：6月上旬。新鲜荔枝的颜色不会很鲜艳，那种色泽艳丽不见一点杂色的荔枝，很可能是经过人为处理的。

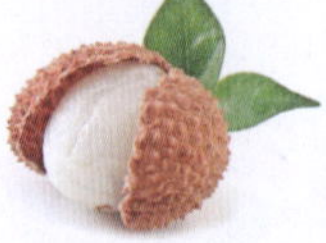

3 葡萄

上市时间：7月中旬。要挑选那种整串且比较稀疏的葡萄，过紧的葡萄往往甜度差，比较酸。单看一粒葡萄，如果果粒比较饱满，呈椭圆形，这样的葡萄比较甜；在葡萄果粒上轻捏一下，硬实有弹性的，这样的葡萄是最新鲜、最甜美的。此外，新鲜葡萄的果梗新鲜翠绿，葡萄皮上有一层保护果皮的白色蜡质。

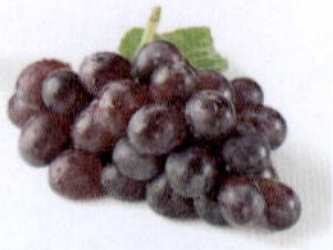

产后5～6周

产后5～6周，是新妈妈恢复怀孕前身体状况的修养期，这个时期的饮食目的以健体修身、美容养颜为主。

饮食调理重点

本阶段饮食调理重点在于健体修身、美容养颜，即进一步调整产后的健康状况，排毒、增强免疫力。

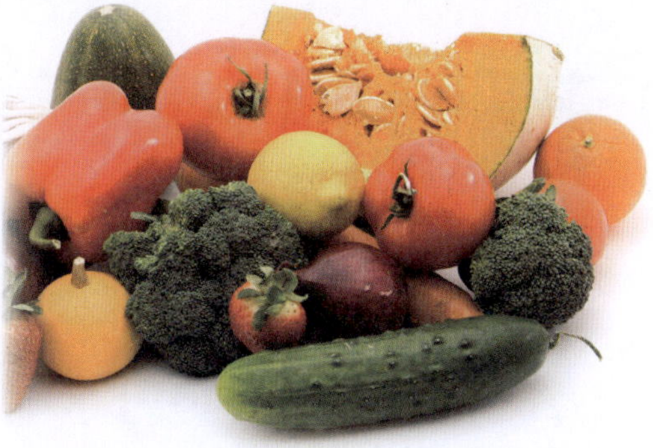

新妈妈想恢复怀孕前的身材，不是靠节食恢复，而是要健康地苗条起来。新妈妈在哺乳期每天摄入的总能量应比怀孕前增加2 093千焦（中等身材、标准体重的女性，每天需摄入10 465千焦左右的能量），保证各种营养素的充足供给，三餐能量分配适当，两餐之间适当加餐。但是要注意少吃甜食、高油脂食物。可以吃一些富含维生素C、维生素E、叶酸、胶原蛋白、铁的食物，如番茄、芝麻、核桃、绿叶蔬菜、牛肉、猪肝、猪蹄等食物。

吃对营养，靓丽更胜孕前

调理气血，找回肤色之美

女性的好气色离不开气血旺盛和内分泌的平衡。传统的中药一方面调理气血津液，使身体气血充盈，为皮肤提供充足的养分和水分；另一方面充分发挥中药良好的防衰抗衰作用，通过滋阴补肾、调节内分泌，维持皮肤的光滑弹性。阿胶、枸杞子、燕窝、桂圆肉、黑芝麻等传统养颜食材含有氨基酸、维生素、微量元素、胶原蛋白、亚油酸等多种增加肌肤活力的活性物质，同时还可调节内分泌，延缓衰老，有明显的祛斑、防皱、抗衰老作用。

调理内分泌，找回曲线之美

乳房的丰满弹性与营养素的摄入及雌激素的刺激密切相关。如果营养不足和体内激素水平下降，时间久了必然会造成乳房松弛、下垂和萎缩。中药配方可以通过改善乳房局部血液循环，滋补肝肾，调理气血，来增加乳房营养供给，使乳房有旺盛的肾气和充足的气血滋养，有效改善产后乳房变形，维持乳房圆润坚挺。

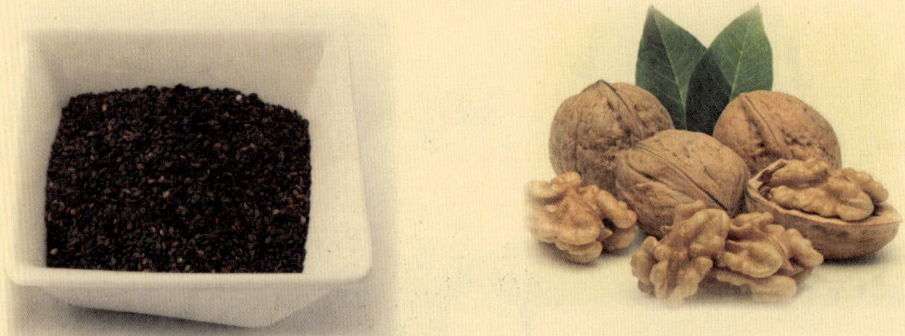

黑芝麻、核桃仁等食物是传统的丰胸食材，经常吃有丰满乳房的作用。

消除赘肉，找回形体之美

有减肥作用的何首乌等，可以调补气血、补肾抗衰、化痰祛湿、均衡饮食、调节内分泌，帮助人体建立新的脂肪代谢模式，从而避免脂肪在体内过量堆积，并逐步消除“赘肉”和“松弛”，尤其是脂肪堆积较厚的腹部和臀部，效果更为明显。不需节食，没有腹泻和乏力，赘肉不见了，美妙的身材又回来了，更不会轻易反弹，既安全健康又能取得良好效果。

月子第29天

五味补虚正气粥
固表止汗，减少产后气虚自汗

推荐容器：砂锅

材料：黄芪、浮小麦各15克，人参10克，五味子6克，粳米90克，红糖适量。

做法：

1. 将黄芪、人参切片，入冷水浸泡半小时，与五味子、浮小麦一起放入药锅中，加水煎沸；煎出浓汁后将汁取出。
2. 在药锅中再加入冷水如上法再煎，并取汁；将第一、二次煎的药汁合并后分成两份。
3. 早、晚各用1份同粳米加水煮粥，粥成后入红糖调味。

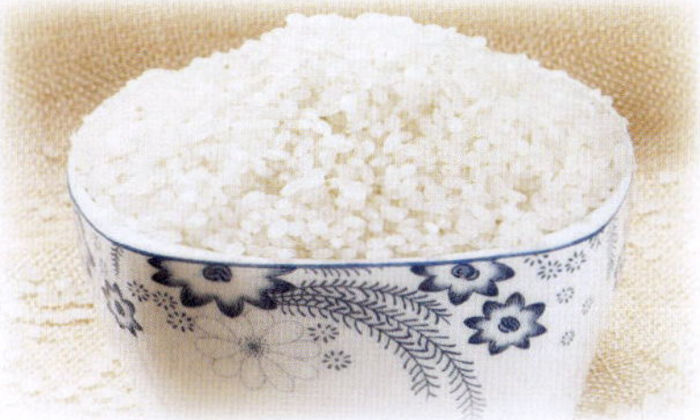

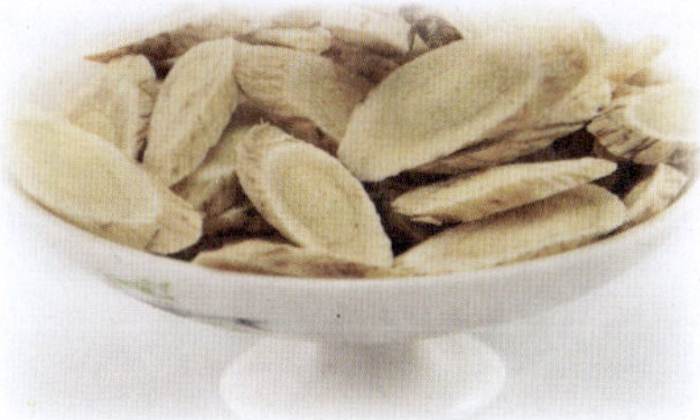

功效：大补元气，固表止汗，适用于产后气虚所致自汗、心慌气短。

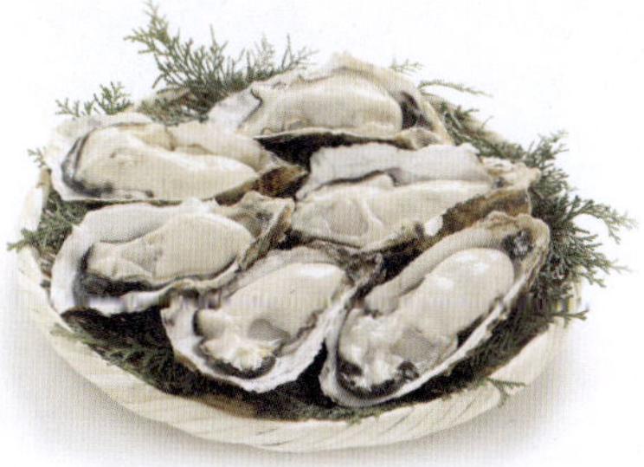

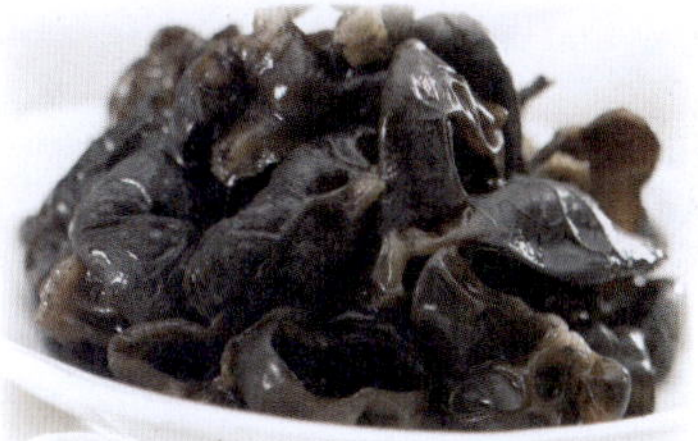

双耳牡蛎汤
宁心安神，提高乳汁中的锌含量

推荐容器：砂锅

材料：水发木耳、牡蛎各100克，水发银耳50克，料酒、葱姜汁、盐、鸡精、醋、高汤各适量。

做法：

1. 将木耳、银耳撕成小块。牡蛎入沸水锅中焯一下捞出。
2. 在锅内加高汤烧热，放入木耳、银耳、料酒、葱姜汁煮约15分钟。
3. 下入焯好的牡蛎，加入盐、醋煮熟，加入鸡精调匀即可。

功效：牡蛎是公认的含锌量最高的食物，产后可以多吃一些牡蛎等海产品来补锌，对提高母乳中的锌含量有重要作用。

清炖鸡参汤　培益脏腑，促进产后母体调养

推荐容器： 不锈钢锅

材料： 水发海参、小排骨各300克，童子鸡1 500克，火腿片、水发冬菇、笋花片各50克，鸡骨500克，盐6克，料酒35克，葱、姜各10克，高汤1 000克。

做法：

1. 水发海参洗净，下开水锅汆烫取出；鸡骨、小排骨斩成块，与童子鸡一起下开水锅汆一下取出；水发冬菇去蒂，洗净。
2. 海参、童子鸡、冬菇放在汤碗内，将笋花片放在海参与童子鸡间的空隙，火腿片放在中央，加入所有调料及鸡骨、小排骨，盖上盖子，上笼蒸烂取出即可。

功效： 补肾益精，养血润燥，健脾壮骨，对产后体虚有较好的滋补效果。

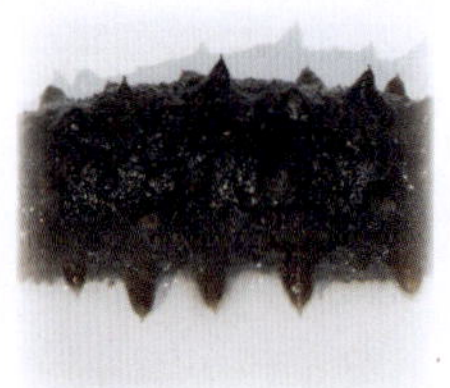
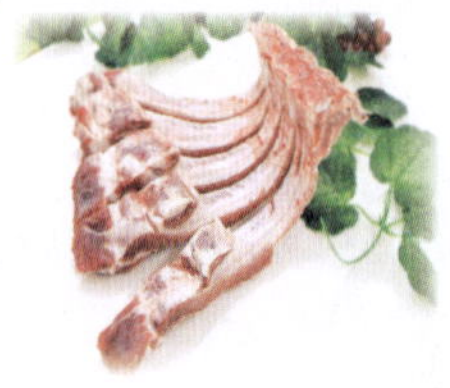
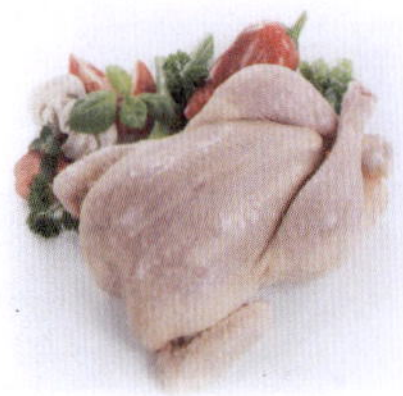
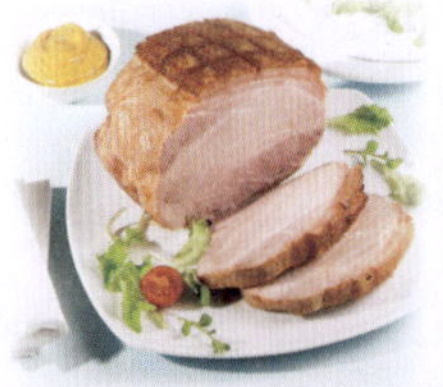
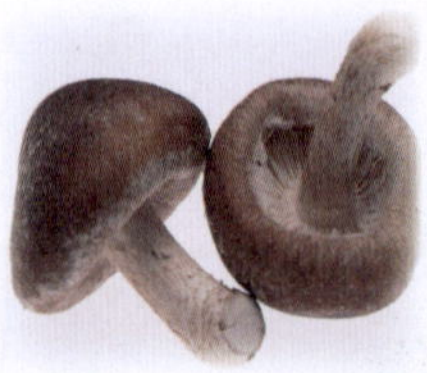
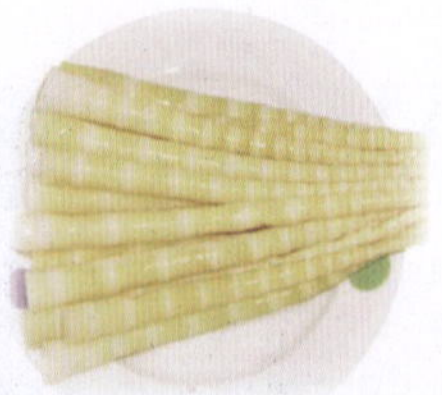

月子第30天

鲜菇龙须面　提高人体免疫力

推荐容器： 不锈钢锅

材料： 龙须面150克，香菇、口蘑、草菇、猴头菇、毛豆各20克，菌菇汤、盐、味精、料酒、葱花、姜末各适量。

做法：

1. 香菇泡发回软，洗净切片；口蘑、草菇、猴头菇分别洗净切片；上述材料和毛豆一起入沸水焯烫透，捞出。
2. 锅内烧水，沸后放入龙须面，煮熟，捞出装在碗里。
3. 油锅烧热，放入姜末炝锅，加入菌菇汤、料酒、盐、味精，汤沸后再放入做法1中的材料，略煮入味，撒上葱花，倒入面碗中即可。

功效： 能促进新妈妈身体新陈代谢，提高机体免疫力，增强抗病能力。

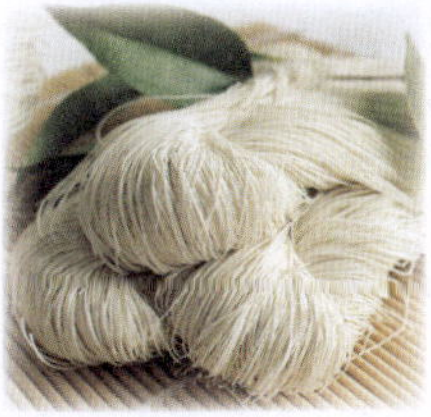
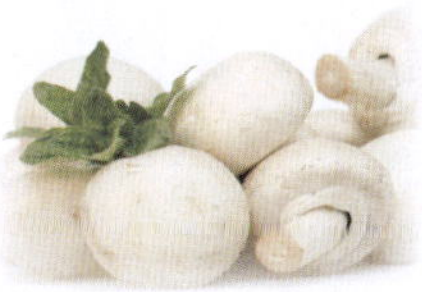
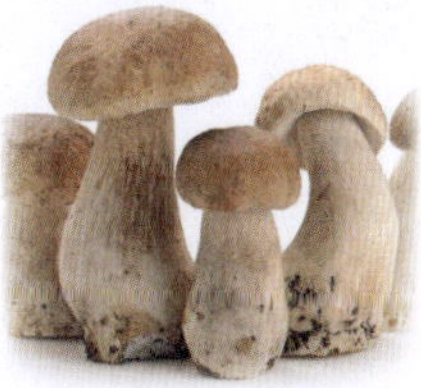
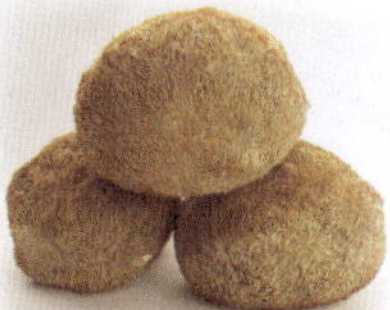
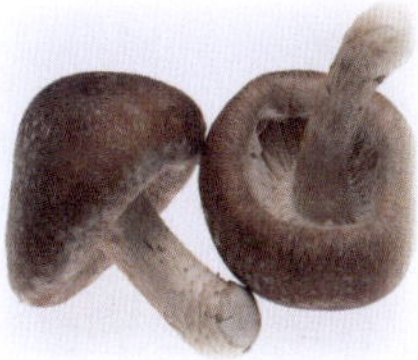
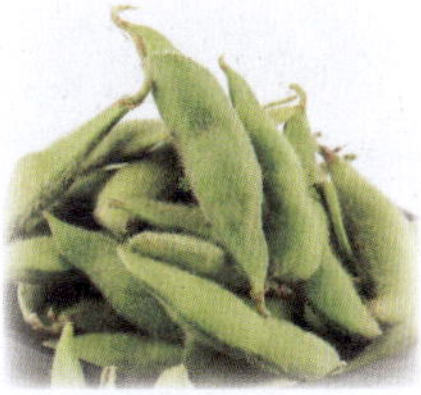

益母鱼腥苦瓜排骨汤　适合产后发热食用

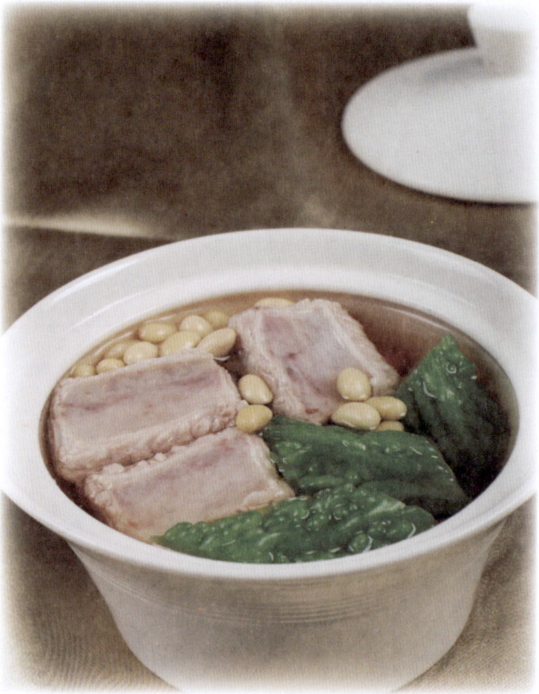

推荐容器：砂锅

材料：益母草、鱼腥草各15克，苦瓜、小排骨各600克，生姜、盐、黄豆各适量。

做法：

1. 将益母草、鱼腥草洗净放入纱布袋中，排骨洗净切块，生姜洗净切成片备用。
2. 苦瓜去核切块状，加盐腌渍片刻后洗净备用。
3. 将所有材料一起放入砂锅内滚开的水中，中火煲3小时左右煲熟，放入盐调味。

功效：对产后发热、小腹疼痛、恶露增多、小便黄赤、大便刺痛等症有疗效。身体虚弱者不宜多食。

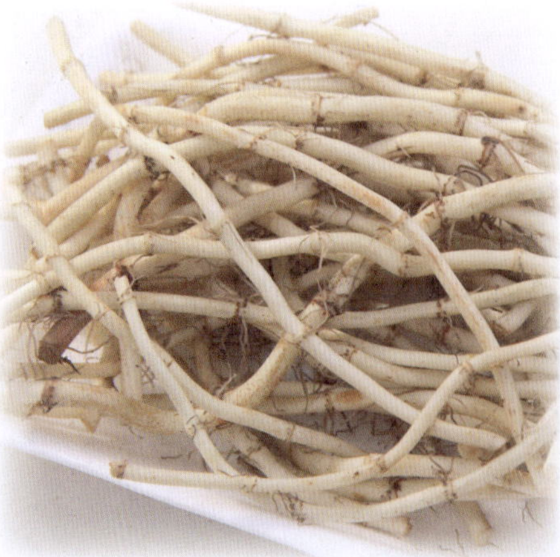

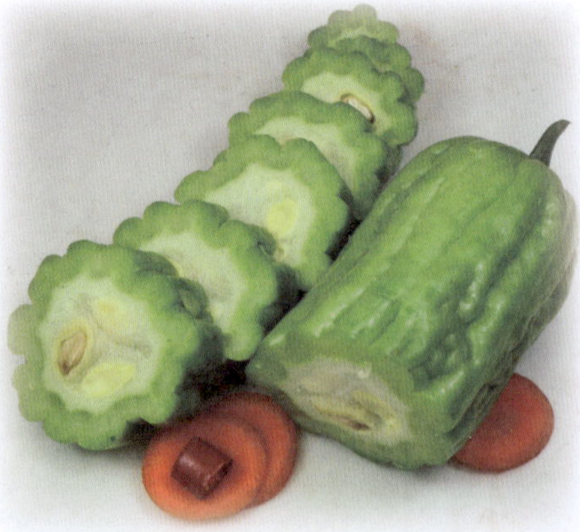

月子第31天

牛蹄筋花生羹
调理产后气血亏虚

推荐容器：砂锅

材料：牛蹄筋100克，连衣花生仁150克，盐、鸡精各适量。

做法：

1. 将牛蹄筋洗净，切片；花生仁洗净。
2. 将牛蹄筋和花生仁一同放入砂锅内，加入适量水，先用大火煮沸，改用小火炖至蹄筋熟烂时调入盐和鸡精即成。

功效：益气血，美容颜，适用于产后气血亏虚。常食此羹可延缓衰老，使皮肤润泽。

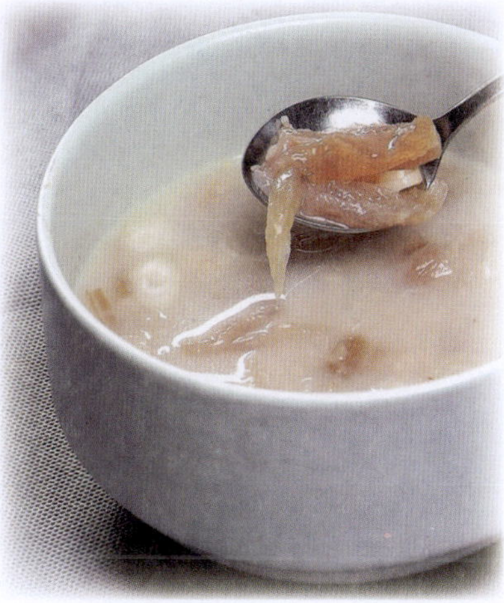

木瓜鲫鱼汤　清心润燥，呵护肌肤

推荐容器：汤煲

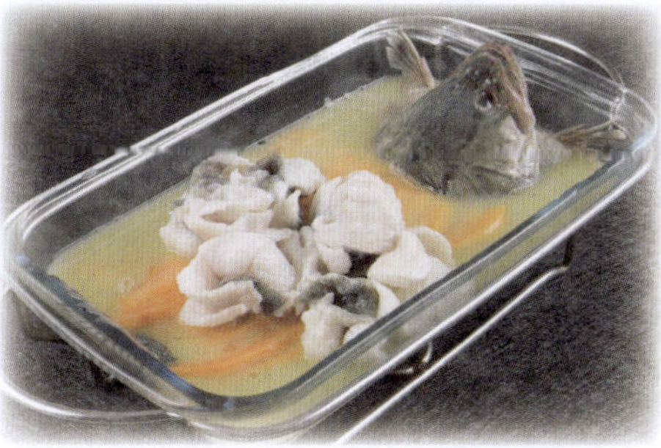

材料：木瓜250克，鲫鱼300克，盐4克，料酒10克，葱段、姜片各5克，植物油少许。

做法：

1. 将木瓜去皮除籽，洗净，切片；鲫鱼除去鳃、鳞、内脏，洗净、切片。
2. 锅置火上，倒油烧热，放入鲫鱼翻炒。
3. 将煎好的鲫鱼和木瓜一起放入汤煲内，加入葱段、料酒、姜片，倒入适量水，大火烧开，转小火煲40分钟，加入盐调味即可。

功效：为秋燥季节的清润汤品，同时亦适用于产后滋补。该食谱美味鲜甜，营养健康，有补虚、温中下气、利水消肿的功效。

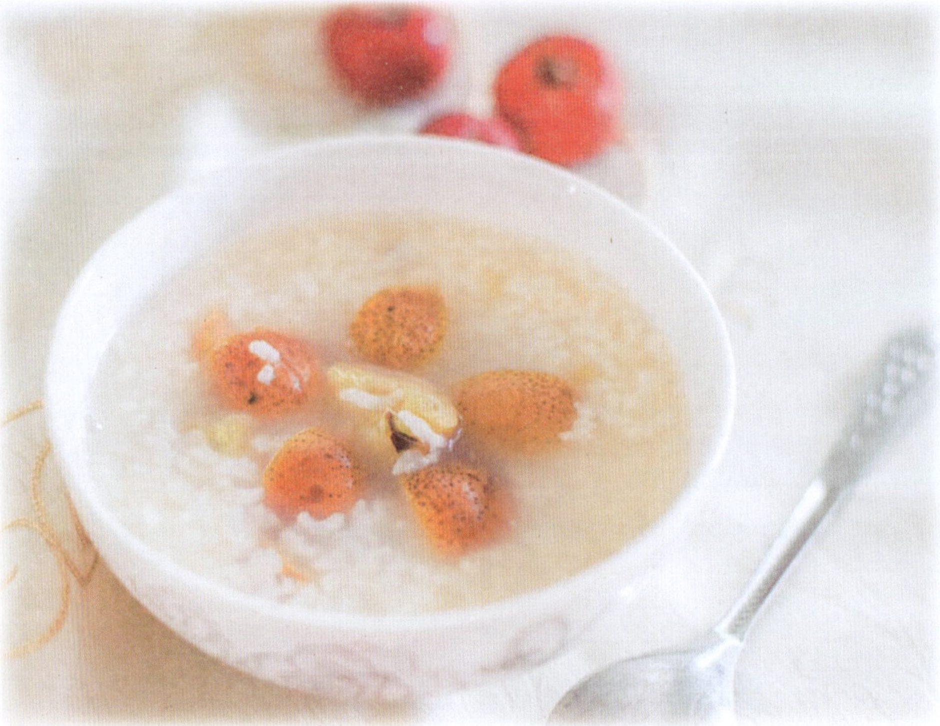

山楂粥 缓解疼痛

推荐容器： 电饭煲

材料： 山楂50克，粳米50克，砂糖10克。

做法：

1. 粳米洗净沥干，山楂略冲洗。

2. 锅中加水8杯煮开，放入山楂、粳米，煮至滚时稍微搅拌，改中小火熬煮30分钟，加入砂糖煮溶即成。

功效： 健脾胃，消食积，散瘀血，适用于高血压、冠心病、心绞痛、高脂血症及食积停滞、腹痛、腹泻、小儿乳食不消等。

小提示

吃完山楂粥要及时漱口，以免损坏牙齿。

月子第32天

芹菜炒猪心　理气通便

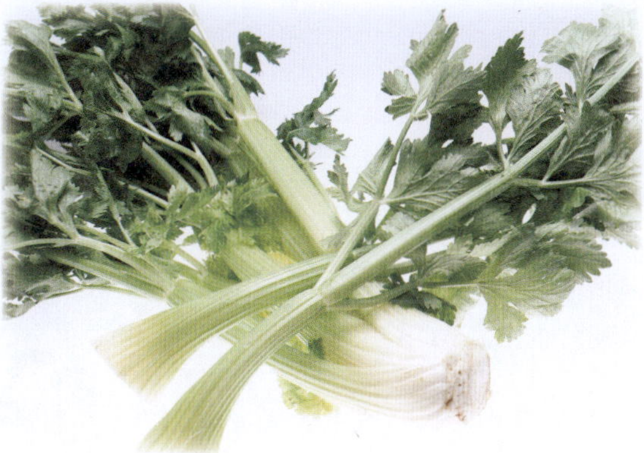

推荐容器：铁锅

材料：猪心300克，芹菜200克，植物油适量，酱油5克，醋3克，味精1克，白皮大蒜5克，盐3克，小葱5克，西红柿块少许。

做法：

1. 将猪心去脂膜，洗净，放至足量的清水中煮熬。
2. 猪心快煮熟时，加盐、味精、小葱等，以去腥味。
3. 取出熟猪心，凉后剖开切成薄片，放在盘中。
4. 芹菜去叶留茎，切成小段，用开水焯透。
5. 将大蒜剥去蒜衣，洗净，拍碎剁成泥备用。
6. 将植物油烧热，下入西红柿块，之后下入芹菜茎和猪心片，放入酱油、醋、味精、盐、蒜泥再翻炒一下即成。

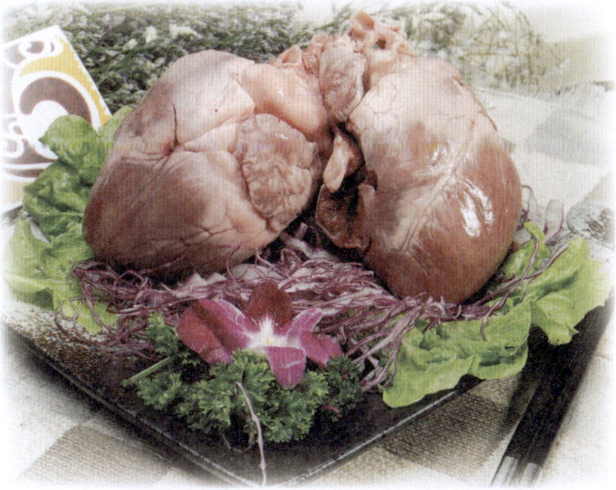

功效：利尿通便，保证肛门健康。

小提示

大多数人食用芹菜都去其叶，其实芹菜叶的营养价值比芹菜茎高。

青豆玉米羹 增强肠胃蠕动

推荐容器：铁锅

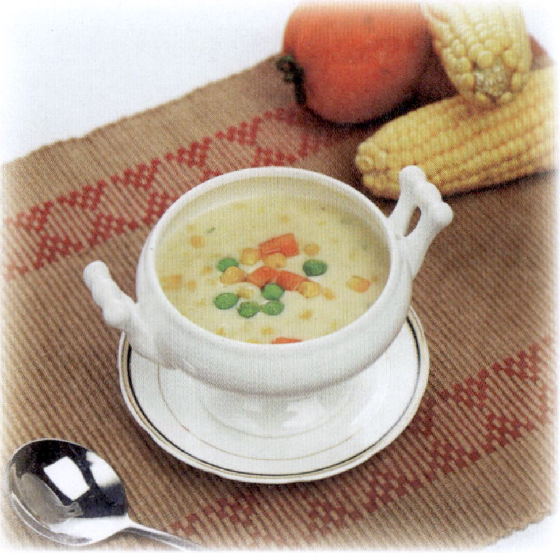

材料：嫩玉米400克，菠萝25克，青豆25克，西红柿丁、水淀粉、冰糖各适量。

做法：

1 将嫩玉米的玉米粒剥下，将玉米粒洗净，放入适量的水，上笼蒸1小时取出。

2 菠萝切成小颗粒。

3 锅内放入适量的水和冰糖，烧开，待糖溶化后，放入玉米粒、菠萝粒、青豆、西红柿丁烧开，用水淀粉勾芡，装入汤碗内即可。

功效：汁浓香甜，营养丰富。

专家点评：菠萝：菠萝中丰富的B族维生素，能有效地滋养肌肤，防止皮肤干裂，滋润头发的光亮，同时也可以消除身体的紧张感和增强机体的免疫力。

青豆：青豆中富含儿茶素及表儿茶素两种类黄酮抗氧化剂，这两种物质能够有效去除体内的自由基，预防由自由基引起的疾病，延缓身体衰老速度。青豆还有消炎抗菌、健脾宽中、润燥消肿的作用。

小提示

玉米粒饱满，手按时有弹性表明玉米成熟度适中，凹下去表明玉米已经老化。

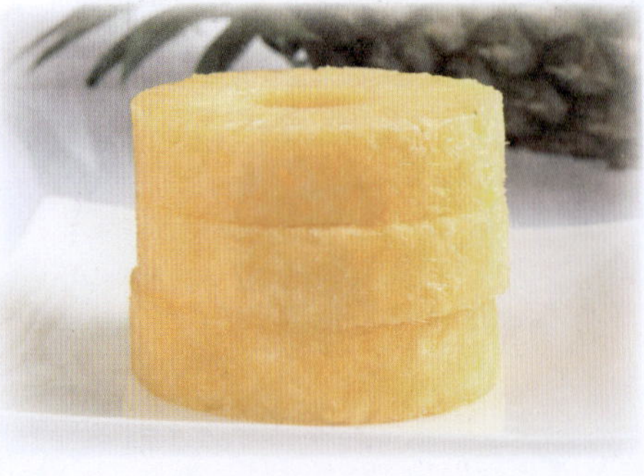

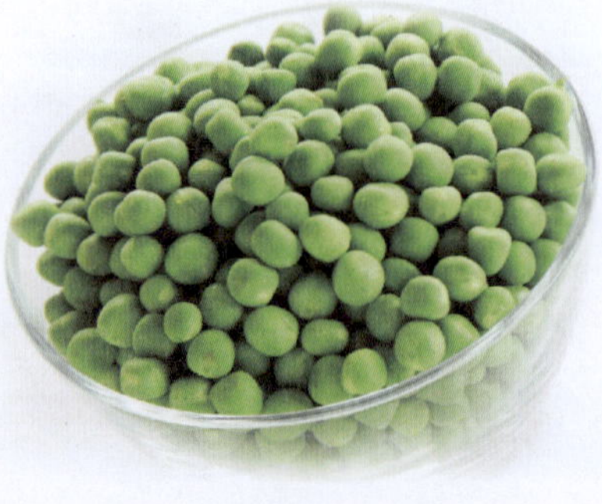

月子第33天

豆芽炒韭菜　顺气通便

推荐容器：铁锅

材料：绿豆芽250克，韭菜50克，油、糖、白醋、盐各适量。

做法：

1. 豆芽摘除老叶，洗净备用。
2. 韭菜洗净，切成一指长的小段，备用。
3. 起油锅，放入豆芽快速翻炒。
4. 待豆芽炒出水分，调入适量盐、少量的糖和几滴白醋提味。
5. 下入韭菜大火快速翻炒，待韭菜变色即可。

功效：清热解毒，消肿利尿。

小提示

在购买豆芽时一定要仔细挑选，要挑选豆芽茎粗壮、有弹性、闻着没有异味的，这样的豆芽才是正常长出来的。这道菜最好选用细韭菜。

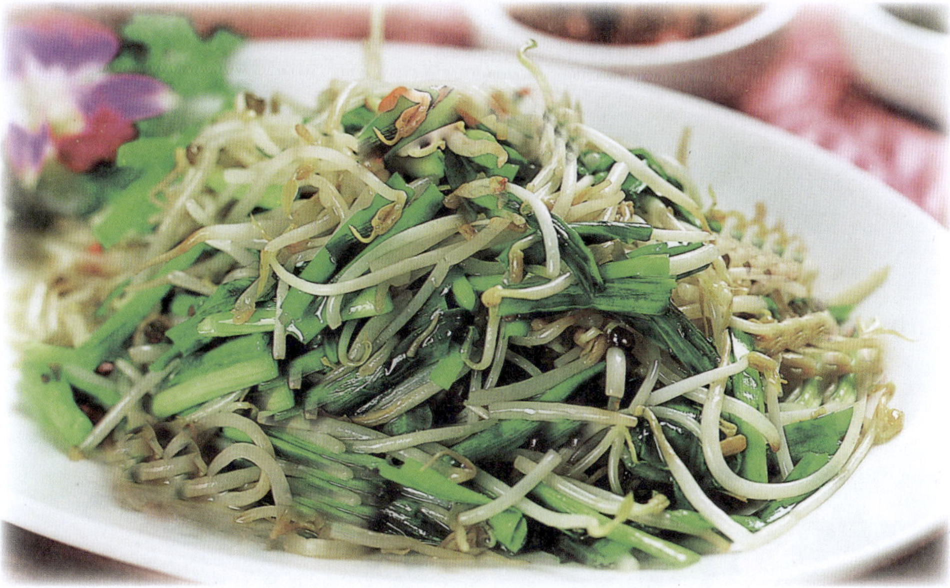

鱼香肉丝　补养气血

推荐容器：铁锅

材料：瘦猪肉200克，青椒、红椒各15克，水发木耳15克，胡萝卜15克，生姜、葱、蒜、白糖、酱油、醋、油、淀粉、盐各适量。

做法：

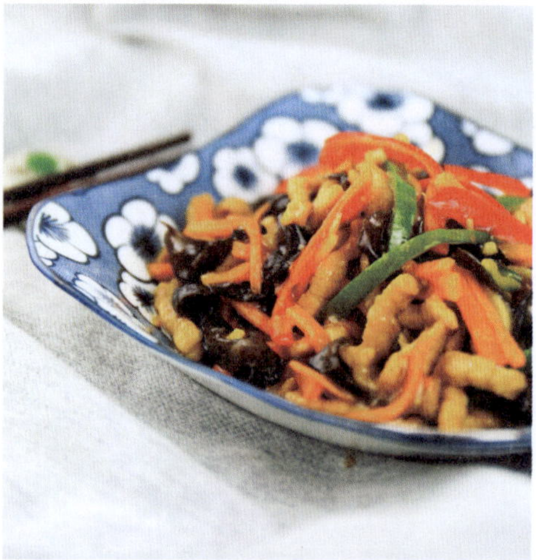

1. 胡萝卜、水发木耳洗净、切丝，青椒、红椒分别洗净、切丝。
2. 生姜、葱、蒜切末，淀粉加水调成湿粉备用。
3. 瘦猪肉切成细肉丝，加入盐和调好的水淀粉，抓匀。
4. 再以水淀粉和白糖、酱油、醋，调成调味汁，备用。
5. 锅中放油，开大火烧热，下入肉丝翻炒片刻，再加入青椒丝、红椒丝、木耳丝、胡萝卜丝、生姜、葱、蒜等，以大火快炒。
6. 等肉丝炒熟后，兑入刚才调好的调味汁勾芡，炒匀即可。

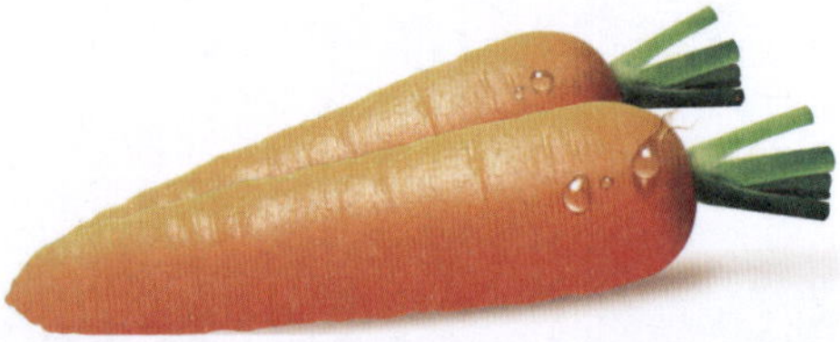

功效：养血益气，增进食欲及预防乳腺疾病。

专家点评：胡萝卜：胡萝卜素能增强人体免疫力，有抗癌作用，并可减轻癌症病人的化疗反应，对多种脏器有保护作用。妇女食用胡萝卜可以降低卵巢癌的发病率。胡萝卜中的木质素也能提高机体免疫机制，起到预防乳腺炎的功效。

盐：盐有发汗的作用，它可以排出体内的废物和多余的水分，促进皮肤的新陈代谢，还可以补充盐分和矿物质。

小提示

猪肉最好用里脊肉，斜着切丝。炒肉丝时火要旺，让肉丝在短时间内煸熟。

月子第34天

红豆炖鹌鹑　利水除湿，利尿减肥

推荐容器：砂锅

材料：鹌鹑2只，红豆50克，生姜片、葱段各10克，盐5克，味精、胡椒粉各3克，料酒30毫升，清汤1 500毫升，桂皮、枸杞各适量。

做法：

1. 将红豆洗净；鹌鹑杀后去毛、内脏，剁去脚爪，入沸水锅内焯去血水，洗净备用。

2. 将锅置火上，注入清汤，放入红豆、料酒、桂皮、枸杞、葱段、姜片、胡椒粉，烧沸后小火慢炖90分钟，放入鹌鹑再炖烂，放入味精、盐调味，拣去姜、葱即可。佐餐食。

功效：红豆利尿减肥。鹌鹑补五脏，益精血，温肾助阳。二者同食可利水除湿、益气补虚，常食有助减肥瘦身。

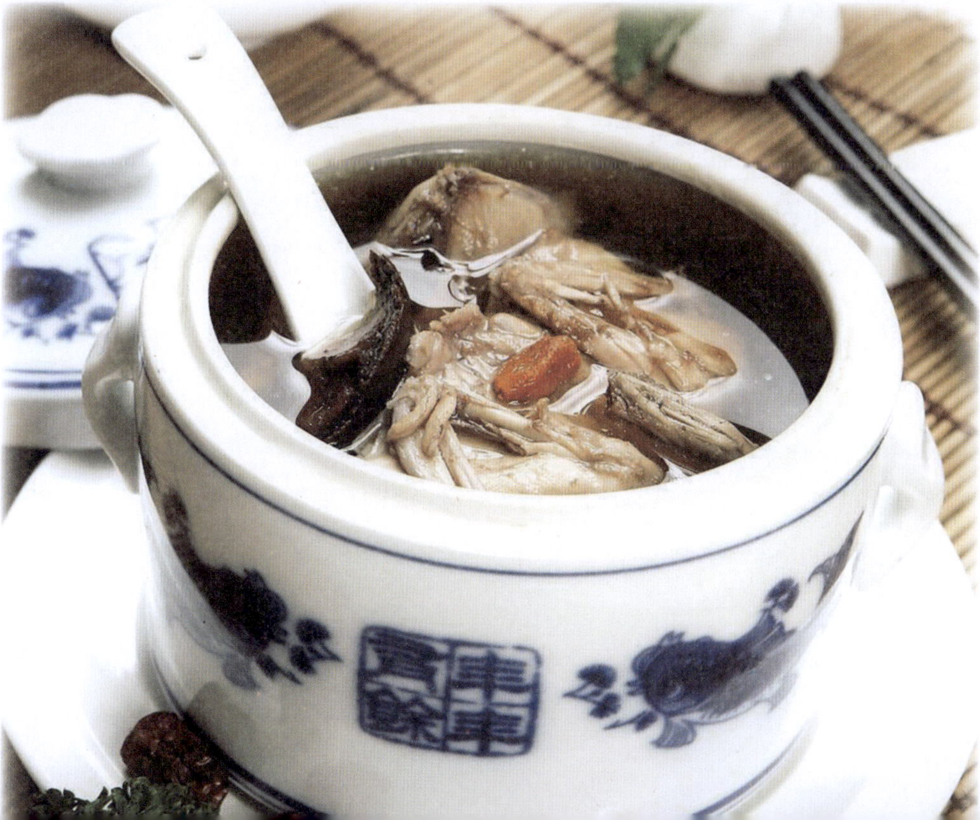

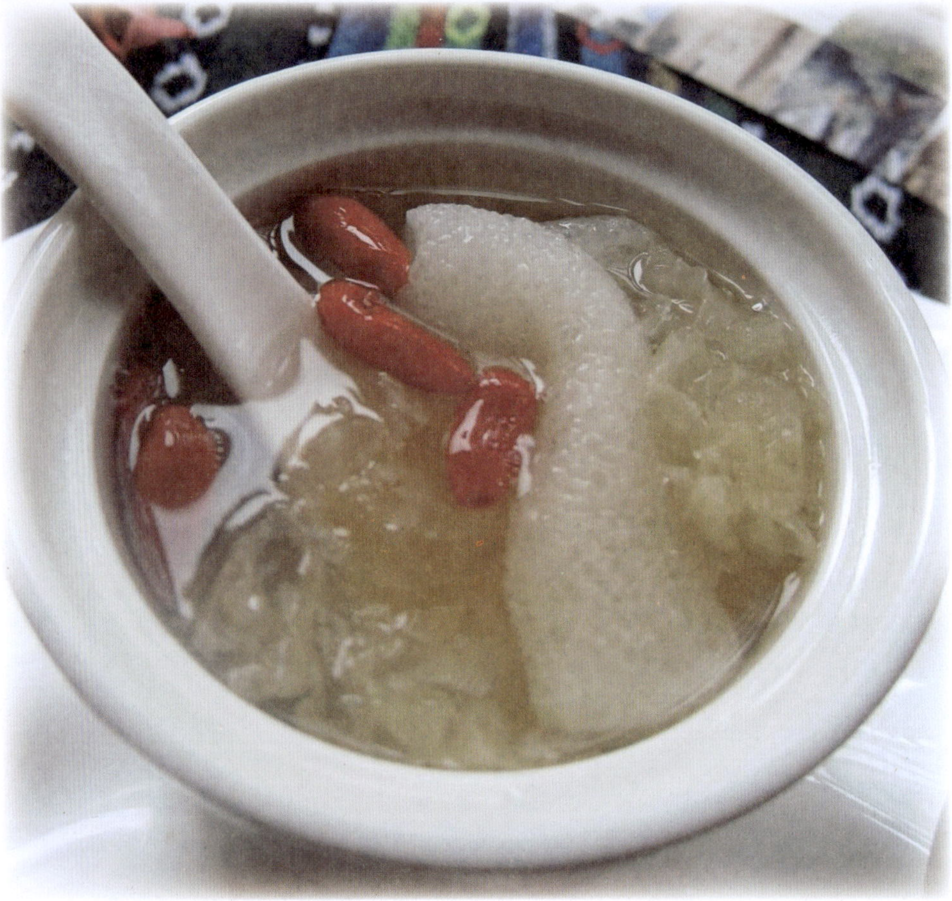

竹荪汤　消除腹部脂肪，重塑产后苗条身材

推荐容器： 不锈钢锅

材料： 竹荪5克，银耳10克，枸杞子少许，盐、鸡精各适量。

做法：

1. 竹荪用清水泡发，洗净；银耳用水泡发，洗净，去蒂。
2. 锅中加水煮沸，加入竹荪、银耳、枸杞子，用小火烧10分钟，加盐和鸡精调味，佐餐食用即可。

功效： 消除腹壁脂肪，减肥、美容。

月子第35天

山药乌鸡汤　美容养颜，提高免疫力

推荐容器：煲锅

材料：乌鸡1只，山药100克，枸杞子5克，盐3克，葱段、姜片各适量。

做法：

1. 山药去皮洗净，切片；乌鸡宰杀去内脏，洗净，焯烫后捞出，冲洗干净；枸杞子泡洗干净。

2. 煲锅内加适量清水煮沸，放入乌鸡、姜片、葱段，大火煮沸后改小火煲约1小时，加山药煮20分钟，加枸杞子煲10分钟，加盐调味即可。

功效：在这道汤中，山药具有健脾强胃、补肾益精的作用；乌鸡则具滋养肝肾、养血益精的作用。

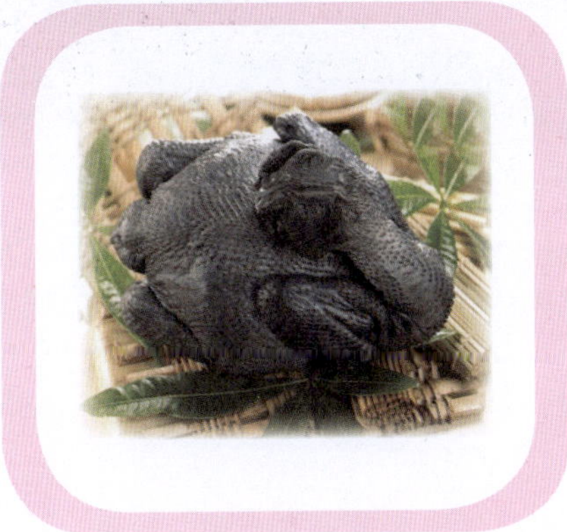

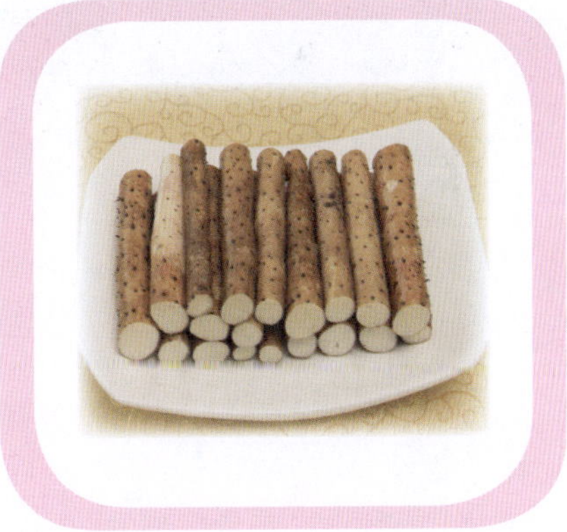

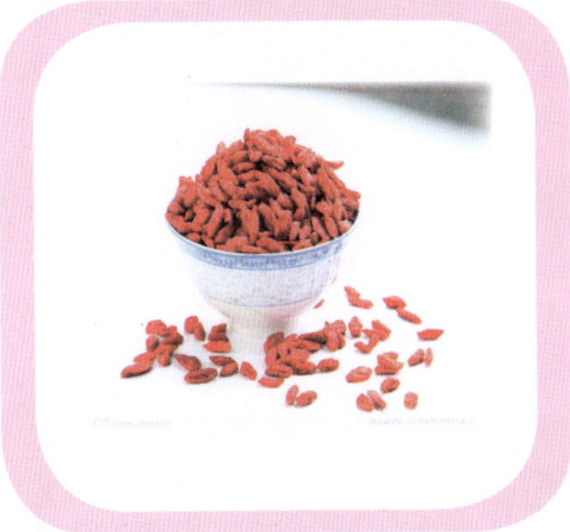

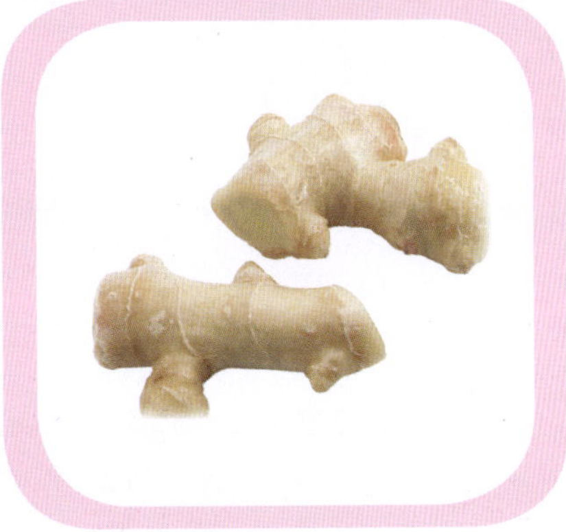

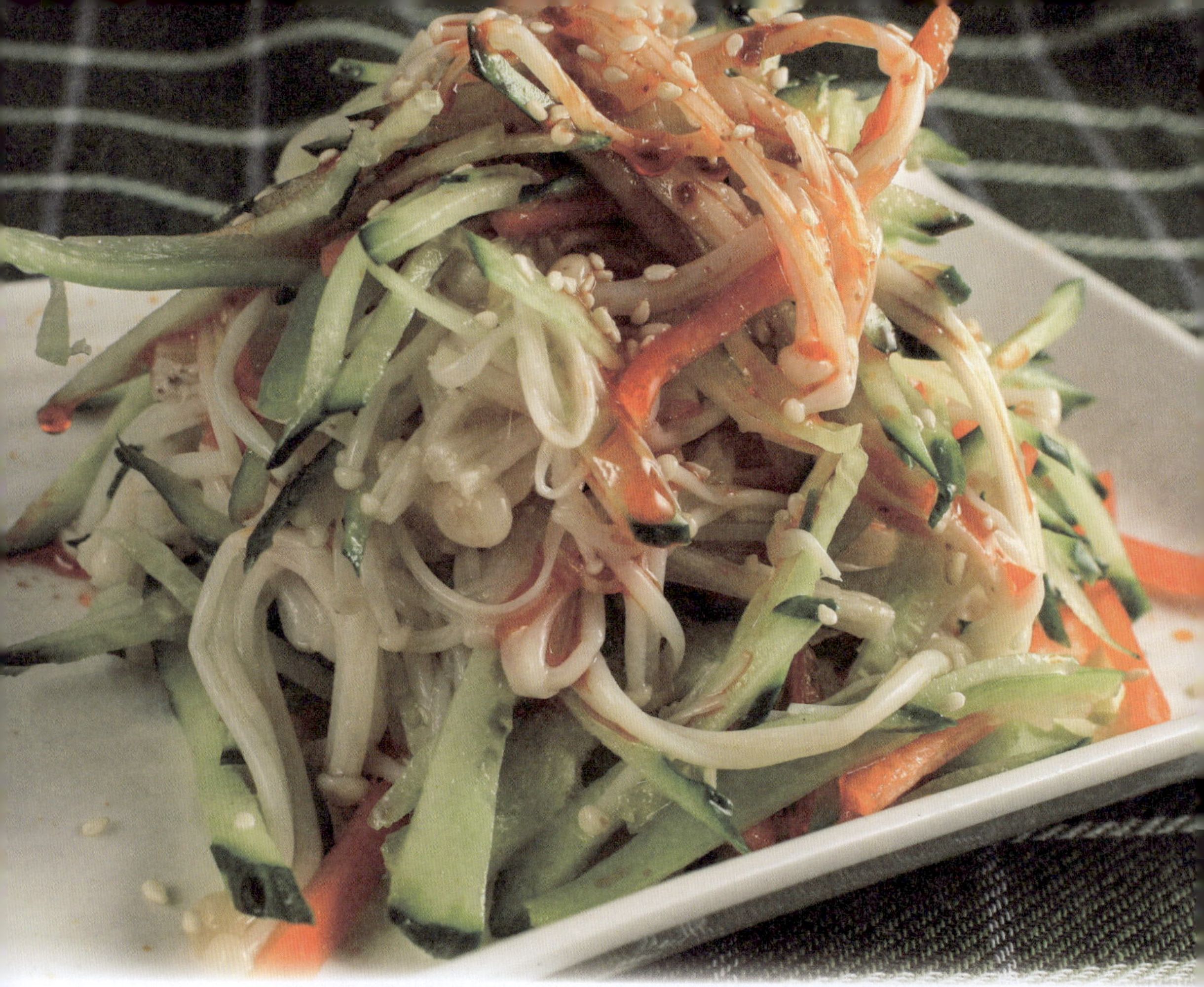

金针菇拌黄瓜　补脾益气，润燥化痰

推荐容器：小碗

材料：金针菇、黄瓜各150克，葱丝、辣椒丝、蒜末、酱油、白糖、陈醋、盐、鸡精、香油、香菜各适量。

做法：

1. 金针菇去根，洗净，入沸水中焯透，捞出，晾凉，沥干水分；黄瓜洗净，去蒂，切丝。

2. 取小碗将上述材料拌在一起，加调味料调味即可。

功效：金针菇能促进体内新陈代谢，有利于食物中各种营养素的吸收和利用。此菜尤其适合气血不足、营养不良的月子妈妈。

月子第36天

糖醋藕片　润肠通便

推荐容器：铁锅

材料：藕250克，植物油、生姜末、醋、糖、水淀粉各适量，土豆丝、小葱叶段、干椒丝各少许。

做法：

1. 藕洗净，切片，在热水中焯一下。
2. 热锅放油，用少许生姜末炝锅，倒入藕片翻炒，加糖、醋，继续翻炒，加水淀粉勾芡，出锅，用土豆丝、小葱叶段、干椒丝装饰菜品。

功效：莲藕含有丰富的糖类、维生素C及钙、磷、铁等多种营养素，能够通乳补血。此菜能生津开胃，帮助肠胃蠕动。

小提示

食用莲藕有镇静的作用，可抑制神经兴奋，还可强化血管弹性。新妈妈常吃莲藕，可安定身心，预防抑郁症或烦躁情绪。

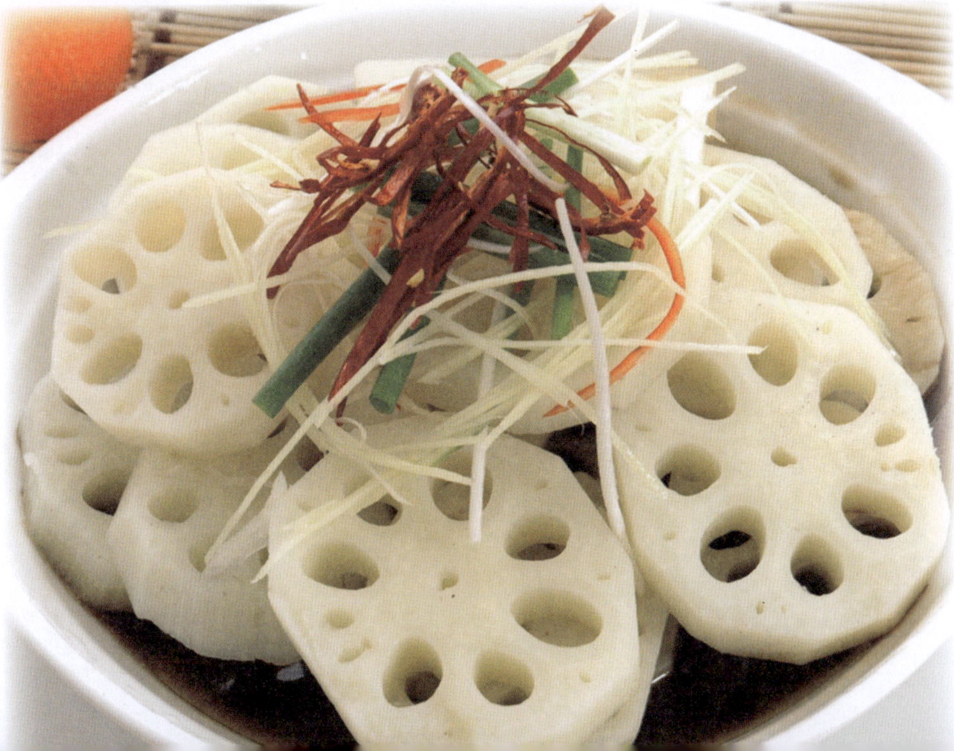

香菇豆腐　激发机体活性

推荐容器：铁锅

材料：豆腐300克，香菇3个，植物油、油菜200克、盐、酱油、糖、香油、水淀粉、葱花各适量。

做法：

1. 豆腐切成四方小块；香菇洗净，切块，用沸水焯一下；油菜去根，洗净。
2. 锅烧热加入植物油，放入葱花爆香，下入豆腐块煎至发黄，再放入香菇块、酱油、糖、盐翻炒至熟。
3. 用水淀粉勾芡，淋上香油调味，最后用油菜铺盘，出锅即可。

功效：香菇可降低胆固醇，豆腐有利减肥并且能消除不良情绪。

小提示

优质豆腐呈均匀的乳白色或淡黄色，稍有光泽，具有香味且口感细腻鲜嫩，味道纯正。

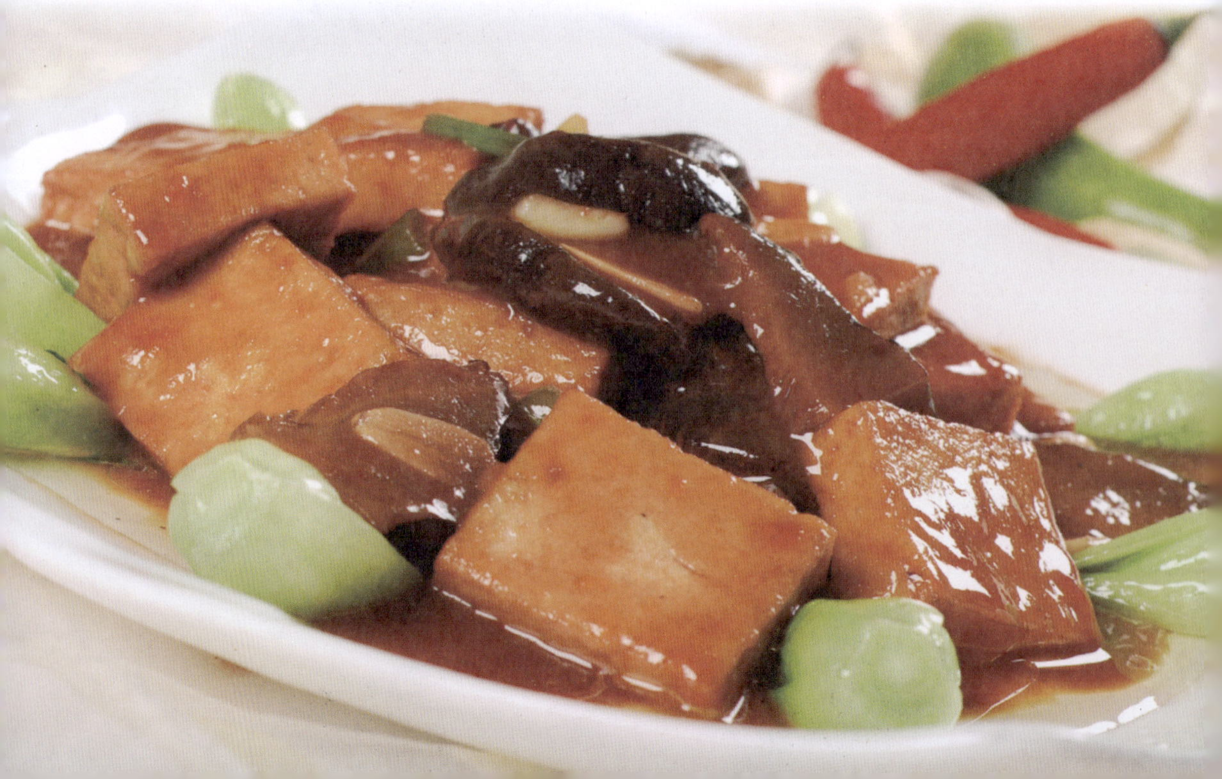

月子第37天

红豆汤饮　促进乳汁分泌

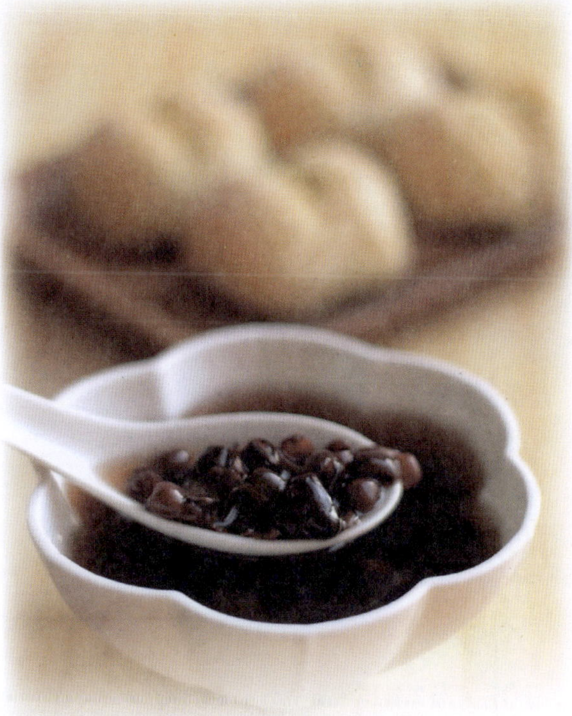

推荐容器：铁锅

材料：红豆100克，白砂糖60克。

做法：

1. 挑出完好的红豆洗净，以冷水浸泡约半小时至微软。
2. 取一炒锅，放入约可淹过红豆的水煮至滚沸时，放入红豆汆烫约30秒去涩味，再捞起沥干水分。
3. 取炒锅，倒入适量饮用水并放入红豆。转中火，烹煮15分钟后熄火，锅盖先不要打开，闷约10分钟，使红豆更为松软可口。
4. 打开锅盖，再以中火继续煮至红豆外观看起来松软绵密，加入白砂糖。
5. 再倒入一些水，以中火煮至再度滚沸时即可。

功效：促进乳汁分泌。

小提示

红豆又名饭赤豆，以粒紧、色紫、赤者为佳。红豆煮汁食之通利力强，消肿通乳作用甚效。

鲫鱼奶汤 改善缺乳

推荐容器：砂锅

材料：鲫鱼1条，黄豆50克，生姜片、八角、精盐、味精、胡椒粉、豆油各适量。

做法：

1. 鲫鱼去鳞、内脏，刮去腹内黑膜，洗净改刀。
2. 锅加豆油烧热，下入鲫鱼、生姜片略煎，倒入清水烧开，加入黄豆、八角，倒入高压锅内压15分钟，以精盐、味精、胡椒粉调味即可。

功效：鲫鱼有健脾利湿、和中开胃、活血通络、温中下气之功效，炖食鲫鱼汤，可补虚通乳。

专家点评：黄豆：黄豆富含大豆异黄酮，这种植物雌激素能改善皮肤衰老，还能缓解更年期综合征。此外，研究发现，黄豆中含有的亚油酸可以有效阻止皮肤细胞中黑色素的合成。

八角：八角在烹饪中应用广泛，主要用于煮、炸、卤、酱及烧等烹调加工中，常在制作牛肉、兔肉的菜肴中加入，可除腥膻等异味，增添芳香气味，并可调剂口味，增进食欲。

小提示

将鱼去鳞剖腹洗净后放入盆中，倒入黄酒就能除去鱼的腥味，并能使鱼滋味鲜美。

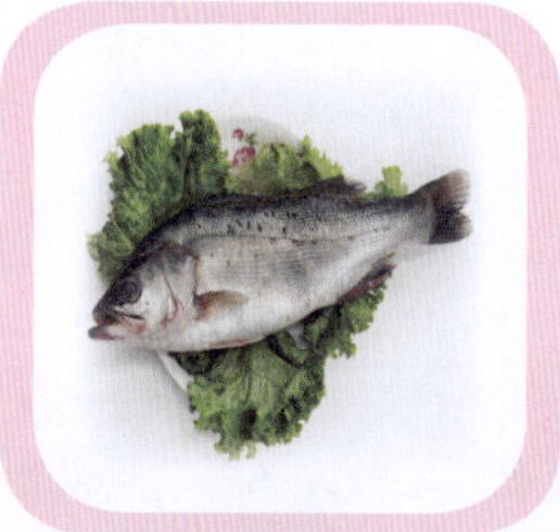

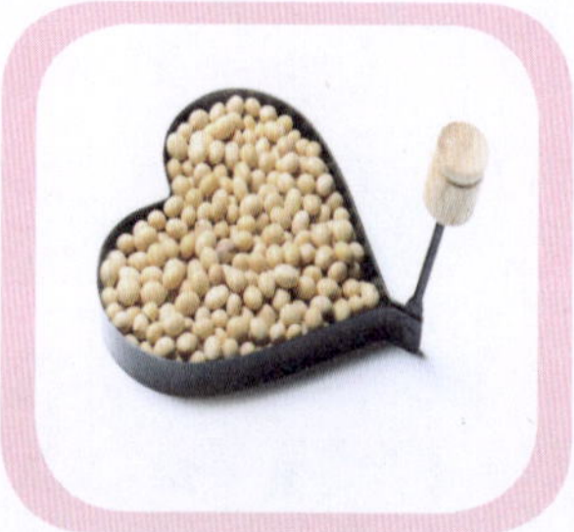

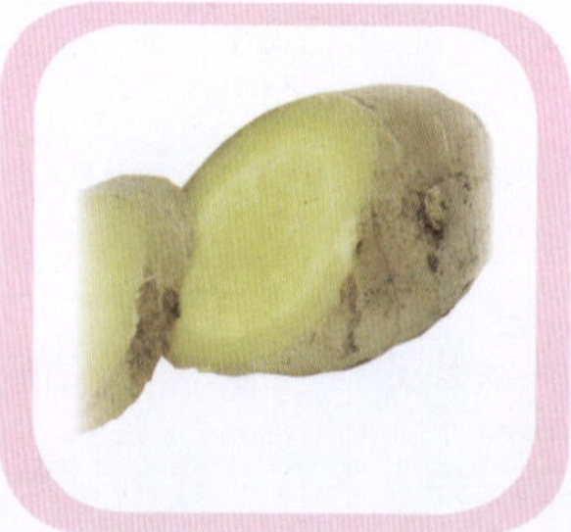

月子第38天

鱼豆腐粉丝菠菜汤　促进造血功能

推荐容器： 不锈钢锅

材料： 菠菜100克，鱼豆腐丸子100克，粉丝30克，葱花、盐、鸡精各适量。

做法：

1. 菠菜洗干净后，用沸水焯一下，然后切成段备用。
2. 锅中加入适量的水，放入鱼豆腐丸子，丸子煮熟后，再放入菠菜、葱花和粉丝。
3. 加入少量的盐、鸡精调味即可。

功效： 增强免疫力，增强机体造血功能。

小提示

菠菜不宜与黄瓜同食，因为菠菜中的维生素C会被黄瓜中的分解酶破坏。

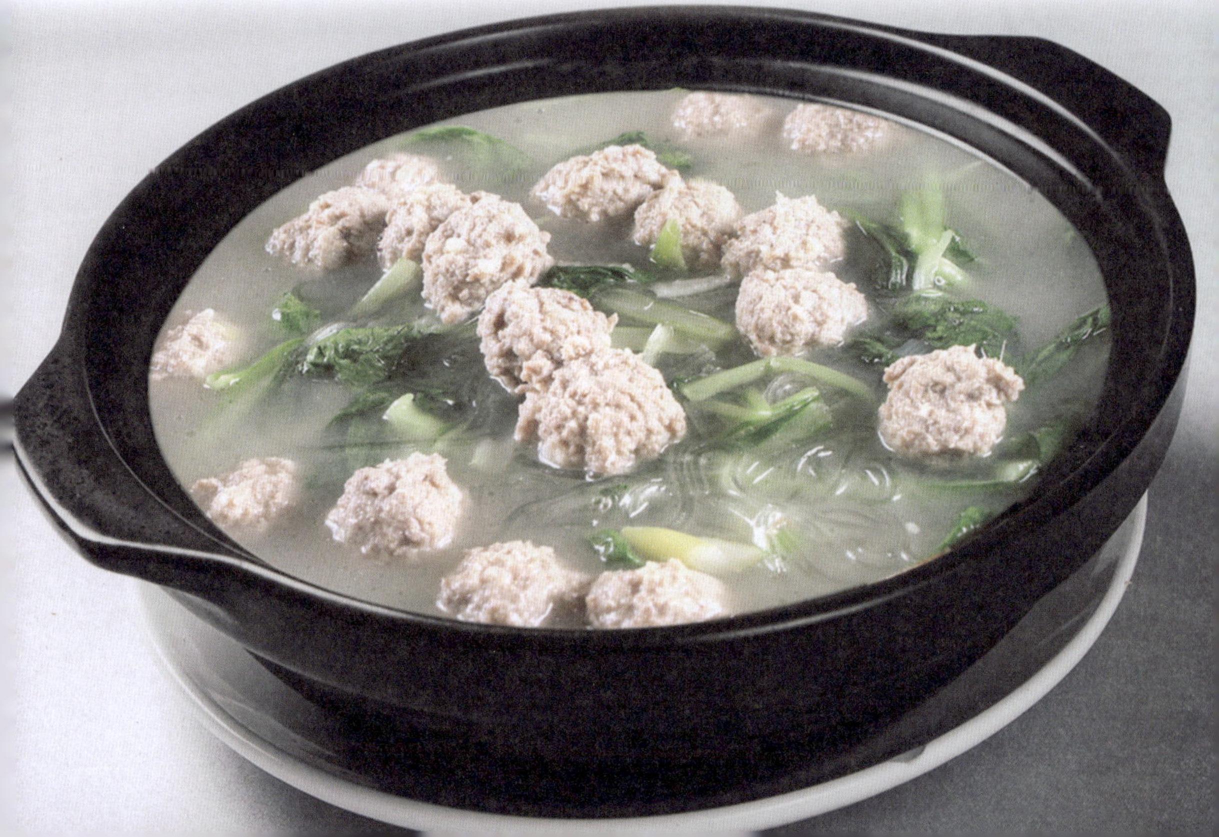

芝麻核桃花生粥　益气养血

推荐容器：砂锅

材料：核桃仁150克，黑芝麻50克，花生100克，大米200克，枸杞、冰糖适量。

做法：

1. 将大米洗净，水浸1小时。
2. 将花生加适量水，用搅拌机打碎备用。
3. 将大米、核桃仁、黑芝麻、枸杞及花生糊放入电砂锅中，加入水，煲1.5小时后加入冰糖继续煲半小时即可。

功效：补益气血，增强抵抗力。

小提示

吃鲜核桃时有的人喜欢将核桃仁表面的褐色薄皮剥掉，这样会损失掉一部分营养，所以最好不要剥掉这层薄皮。

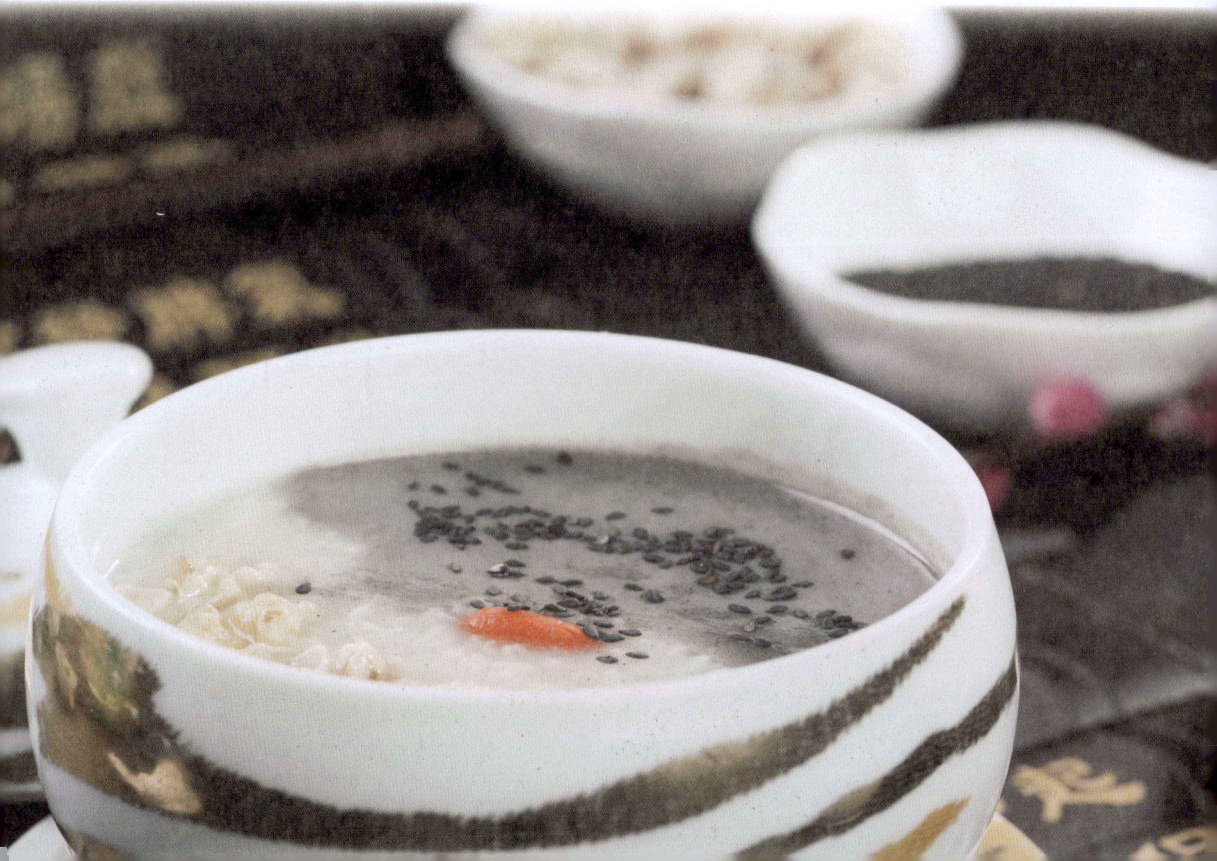

月子第39天

桂圆红枣猪心汤　安神益智

推荐容器： 砂锅

材料： 猪心半个，桂圆20克，盐、生姜片、红枣、料酒各适量。

做法：

1. 锅里放水烧开，放生姜片、料酒，猪心切薄片放进锅中焯水，洗干净。
2. 把红枣、桂圆、生姜片和猪心放进炖盅，放水，隔水炖2.5个小时，吃前放盐调味。

功效： 益气补血，安神益智。

小提示

猪心通常有股异味，如果处理不好，菜肴的味道就会大打折扣。可在买回猪心后，立即在少量面粉中“滚”一下，放置1小时左右，然后用清水洗净，这样烹炒出来的猪心味美纯正。

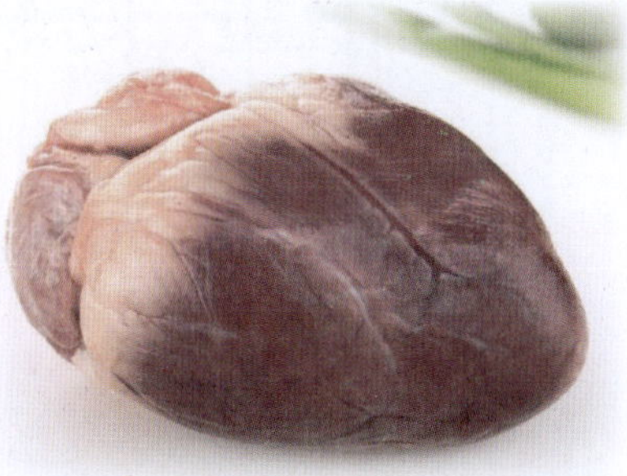

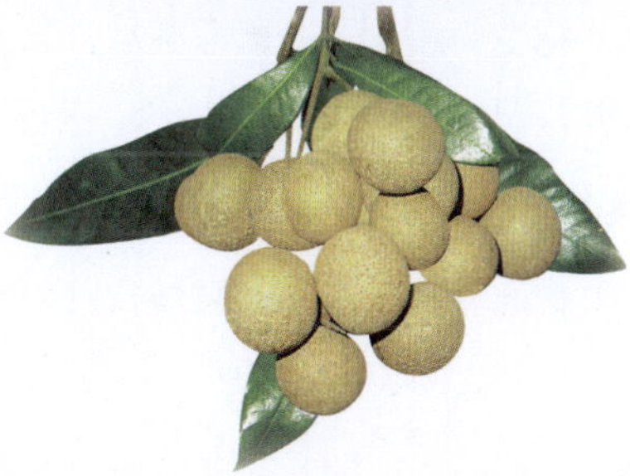

海米拌油菜
促进食欲，预防产后抑郁

推荐容器： 砂锅

材料： 油菜250克，海米15克，盐15克，酱油10克，醋10克，葱花10克，生姜末5克，香油1汤匙。

做法：

1. 先将油菜择洗干净，直刀切成1.5厘米长的段，下开水锅焯熟，捞出控去水分，用盐调拌均匀，装入盘子里。
2. 将海米泡开，直刀切成小块，与油菜段拌在一起。最后将酱油、醋、香油、葱花、生姜末调成汁，浇在菜里，调拌均匀即可。

功效： 补充维生素，赶走不良情绪。

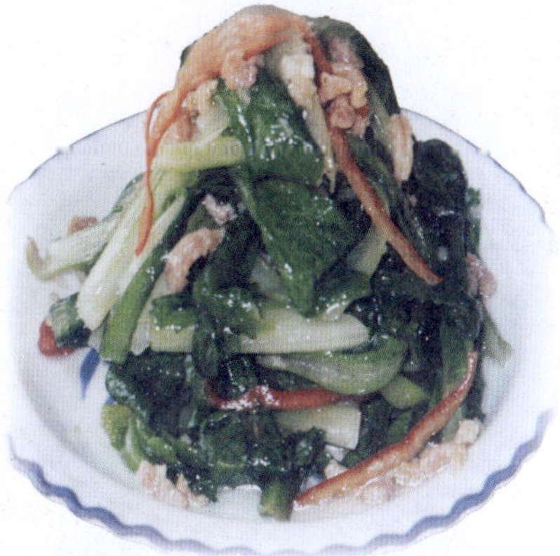

小提示

吃剩的熟油菜过夜后就不要再吃，以免造成亚硝酸盐沉积，易引发癌症。

月子第40天

可乐鸡翅　赶走不良情绪

推荐容器：铁锅

材料：鸡翅6个，大葱、生姜、植物油、丁香、八角、花椒、桂皮、老抽、可乐、白糖、盐各适量。

做法：

1. 锅中倒入水，大火煮沸后，放入鸡翅焯烫2分钟后捞出，用清水洗净鸡翅表面的浮沫后，沥干备用。大葱切段，生姜去皮、切片。
2. 锅中倒入油，大火加热至四成热时，放入丁香、八角、花椒、桂皮等。
3. 把鸡翅倒入锅中，翻炒1分钟后，倒入可乐和清水，再倒入老抽搅匀后，盖上盖子改成中火，焖煮20分钟。
4. 打开盖子，调入盐和白糖，改成大火，煮约3分钟，待汤汁黏稠即可。

功效：开胃提神，赶走不良情绪。

小提示

烹调鸡翅时，应以慢火烧煮，才能发出香浓的味道，而鸡翅中胶原蛋白等成分，也必须以长时间烧煮才可溶化。

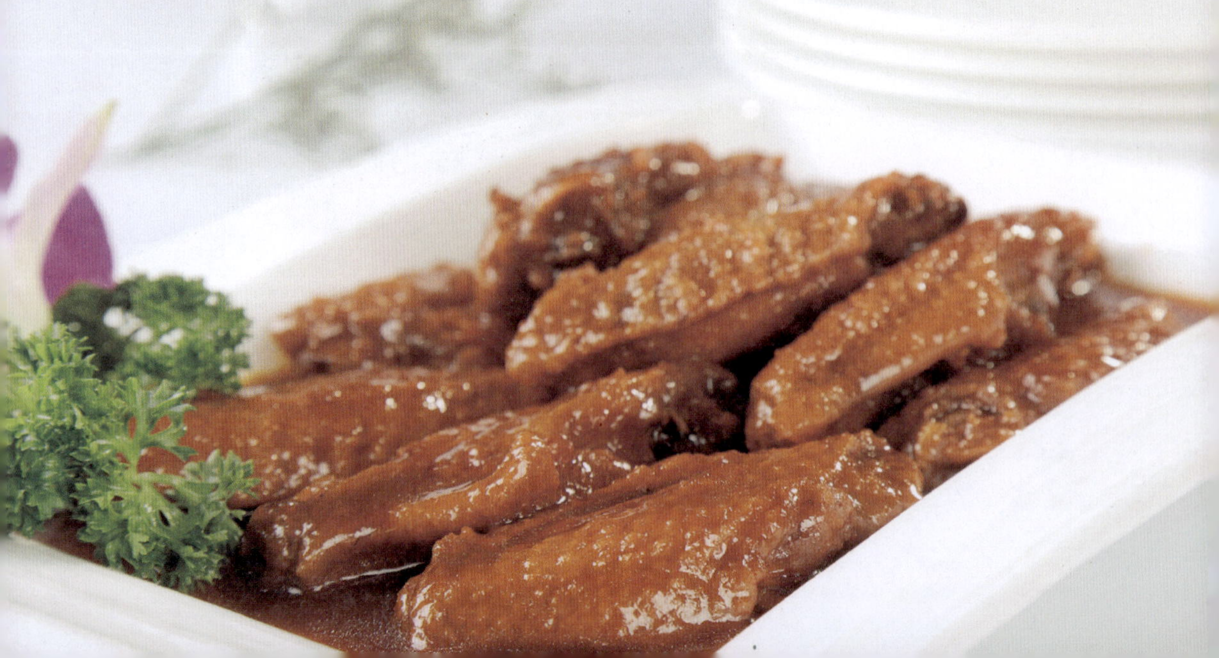

白菜萝卜汤　预防产后抑郁

推荐容器：不锈钢锅

材料：大白菜叶子5片，白萝卜、胡萝卜各80克，豆腐20克，植物油、香菜末、清汤、盐、味精、黄豆酱各适量。

做法：

1. 将大白菜洗净、切块，将白萝卜、胡萝卜与豆腐洗净，切成大小相仿的长条，在沸水中焯一下捞出待用。
2. 锅置火上，放入适量油烧至五成热，炒香黄豆酱后倒入清汤；把白萝卜、胡萝卜、豆腐一起放入锅中；大火煮开后加入大白菜，再次煮开，用盐、味精调味，最后撒上香菜末盛出即可。

功效：本汤具有解渴利尿、清热明目、通利二便、收敛清肿、解毒止痢、抗炎止血等功效。

专家点评：大白菜：大白菜适宜脾胃气虚、大小便不利，尤其是大便燥结的新妈妈食用。用大白菜叶贴脸可减少脸部粉刺的生长。

白萝卜：白萝卜搭配豆腐能够健脾养胃、下食除胀；搭配牛肉健脾消食；搭配鸡肉有利于营养素的消化吸收。

小提示

也可在此汤内加入面条，做成一道营养美味的主食。

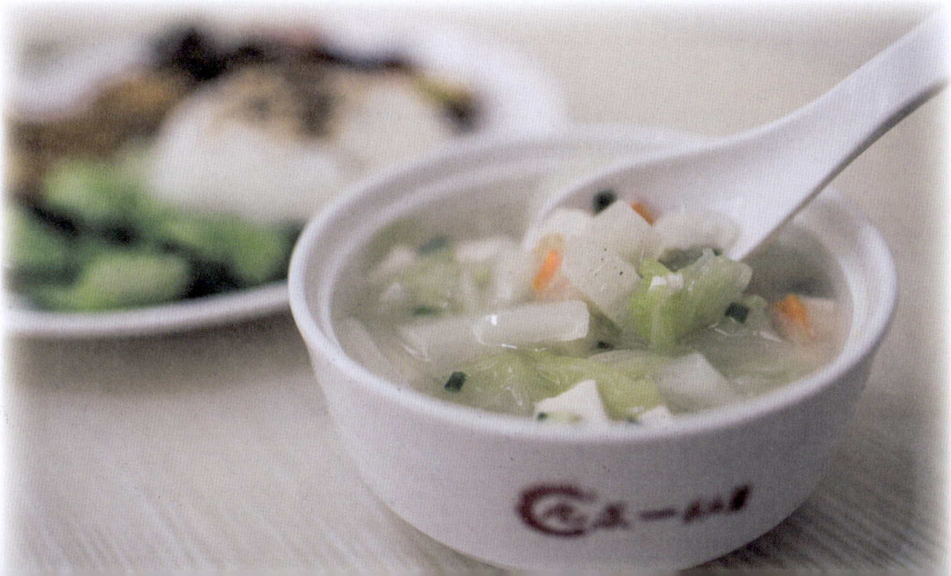

月子第41天

虾仁炒韭菜　补血养血，清新开胃

推荐容器：铁锅

材料：韭菜250克，鲜虾150克，葱、生姜、植物油、料酒、盐、香油各适量。

做法：

1. 将韭菜洗净，切成3厘米长的段；鲜虾剥去壳，洗净；葱切成段；生姜切成片。
2. 锅里放油烧热后，先将葱段、生姜片下锅煸香，再放虾和韭菜，烹料酒，连续翻炒至虾熟透，放盐，起锅装盘淋入香油即可。

功效：清香味美，补血养血，清新开胃。

小提示

韭菜忌多食，多食会上火。隔夜的熟韭菜不宜再吃。韭菜不宜与蜂蜜、牛肉同食。

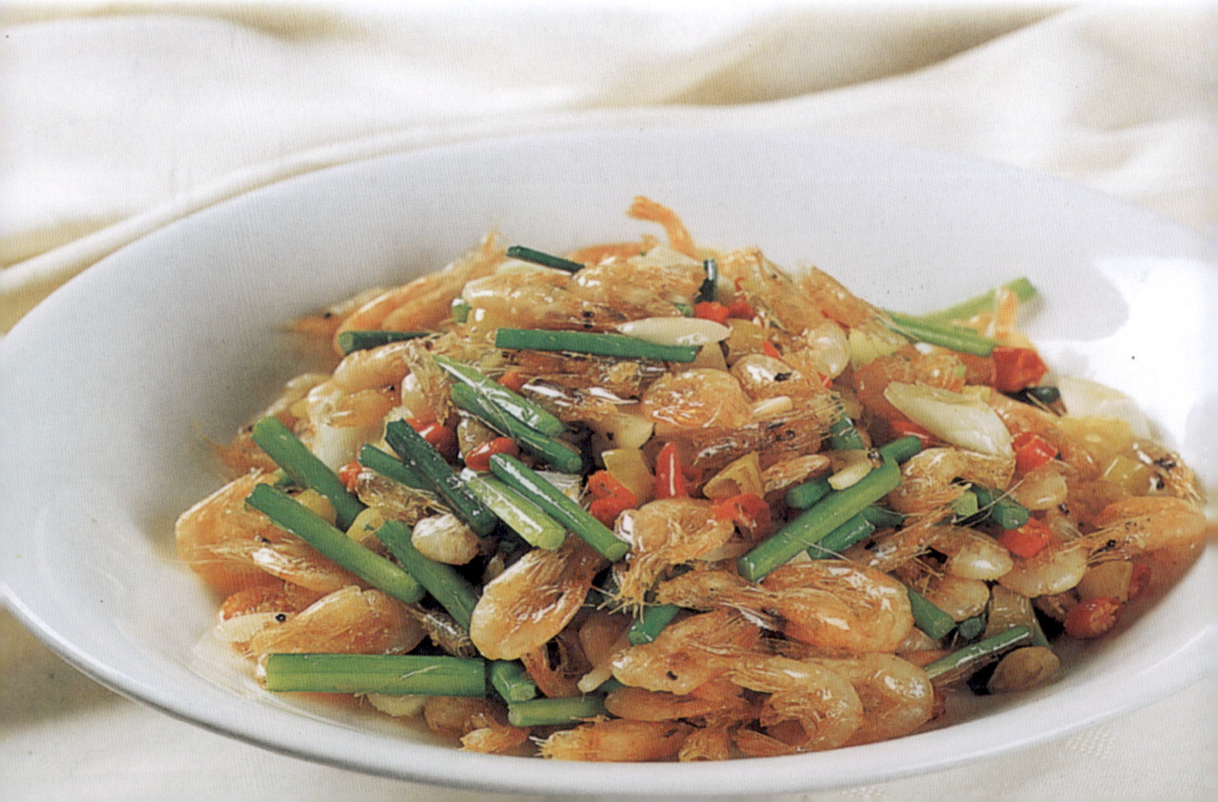

缤纷酸奶水果沙拉　预防乳腺增生

推荐容器：玻璃碗

材料：梨、苹果、杧果各1个，圣女果6个，香瓜、黄瓜、酸奶、沙拉酱各适量。

做法：

1. 将梨、苹果、杧果、圣女果、香瓜、黄瓜洗净，香瓜、杧果去皮。
2. 将梨、苹果、杧果、香瓜切丁；圣女果对半切开；黄瓜切片。
3. 将所有切好的果蔬放入玻璃碗中，再加入酸奶和沙拉酱，轻轻搅拌均匀即可。

功效：清爽可口，消除不良情绪，预防乳腺增生。

小提示

如果想更多地补充水分，可再加入些西瓜。

梨

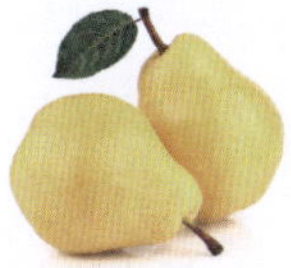

苹果

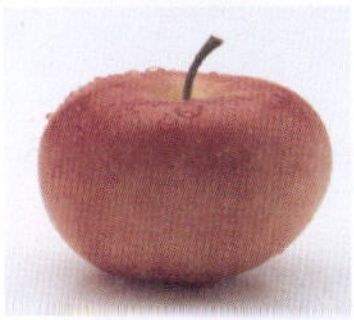

杧果

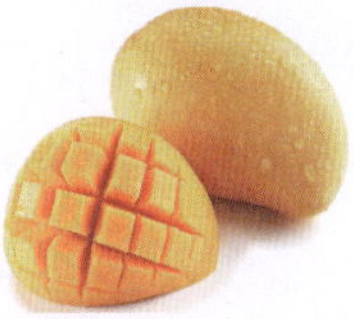

香瓜

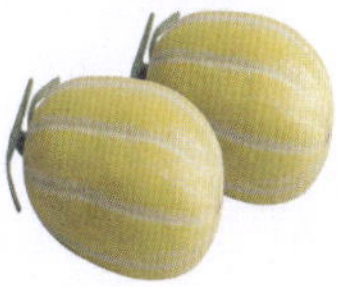

黄瓜

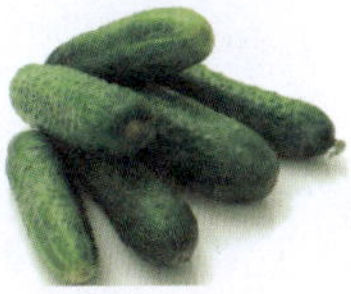

酸奶

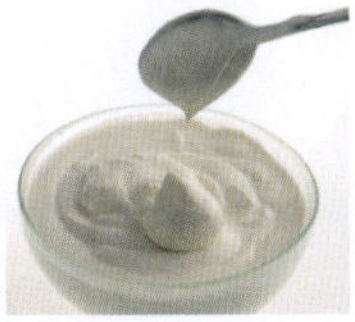

月子第42天

番茄卷心菜牛肉　预防炎症

推荐容器： 铁锅

材料： 牛肉250克，番茄、卷心菜各150克，料酒3克，精盐4克，味精1克，猪油10克。

做法：

1. 番茄洗净，切成方块；卷心菜择洗干净，切成薄片；牛肉洗净，切成小块。
2. 锅置火上，放入牛肉，加清水至没过牛肉，旺火烧开，将浮沫撇去，然后放入猪油、料酒，烧至牛肉快熟时，再将番茄、卷心菜倒入锅中，炖至菜熟，加入精盐、味精再略炖片刻，即可食用。

功效： 补充维生素和矿物质，增强体内抗氧化物质。

专家点评： 卷心菜：卷心菜是一种天然的保健食品，能抑制体内致癌物的形成，还能清除体内产生的过氧化物。

小提示

优质卷心菜相当坚硬结实，拿在手上很有分量，外面的叶片为绿色并且有光泽。

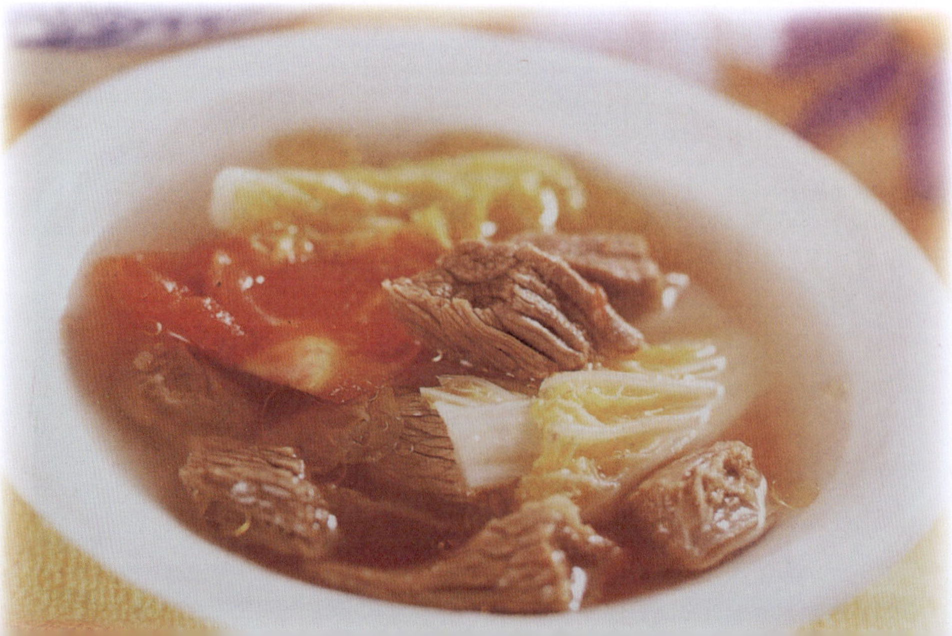

海带猪蹄汤　预防乳腺疾病

推荐容器： 砂锅

材料： 猪蹄2只，干海带300克，大葱、生姜、枸杞、色拉油、花雕酒各适量。

做法：

1. 将猪蹄从中间一分为二，然后再斩成大块。
2. 大葱切葱段，生姜切片。
3. 将猪蹄冷水下锅，水开后大约5分钟，关火捞出控水。
4. 炒锅上火烧热，倒入色拉油，油温六成热时把葱段和生姜片放入爆香，立即将猪蹄放入，翻炒几下，烹入适量的花雕酒。
5. 此时将炒锅中的猪蹄倒入已经准备好的汤煲中，加入热水，水量以没过猪蹄为宜。
6. 大火煲40分钟，随时撇去浮沫。随后将海带和枸杞放入，开大火继续煲30分钟。

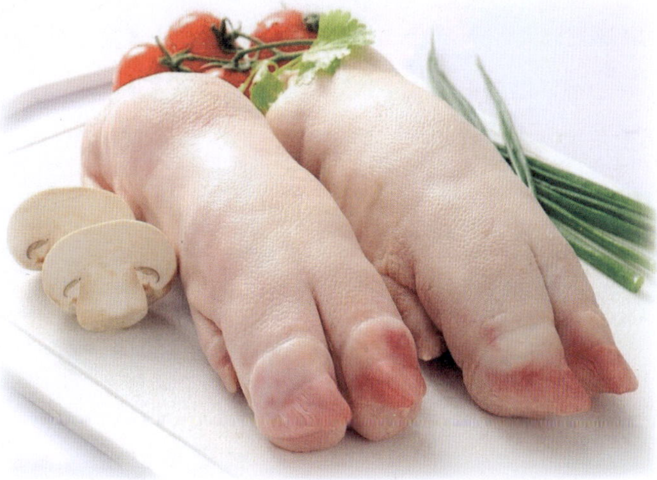

功效： 补充胶原蛋白，预防乳腺疾病。

专家点评： 海带：海带中所含的碘能够刺激垂体，使新妈妈体内雌激素水平降低，恢复卵巢正常机能，改善内分泌失调，预防乳腺增生和乳腺炎的发生。

小提示

海带性寒，脾胃虚寒的新妈妈忌食。

奶油蘑菇汤　补充营养，增进食欲

推荐容器：汤锅、炒锅

材料：口蘑片150克，面包粒、洋葱末各50克，鸡蛋1个，面粉30克，鸡汤500毫升，黄油10克，鲜奶油50克，葱末、盐各适量。

做法：

1. 汤锅磕入鸡蛋，加鲜奶油搅匀。
2. 炒锅置火上，放入黄油烧至融化，加洋葱末和口蘑片翻炒至变软，撒入面粉翻炒均匀，倒入鸡汤中火煮15分钟。
3. 倒入料理机中，把汤中的食材搅打成蓉，倒入装有鸡蛋和奶油的汤锅中搅匀后，把汤锅置火上，待汤烧至温热，加盐调味，撒上葱末和面包粒即可。

功效：冬季坐月子的新妈妈，喝一碗热乎乎的浓汤，既美味营养，又不会给身体带来负担。

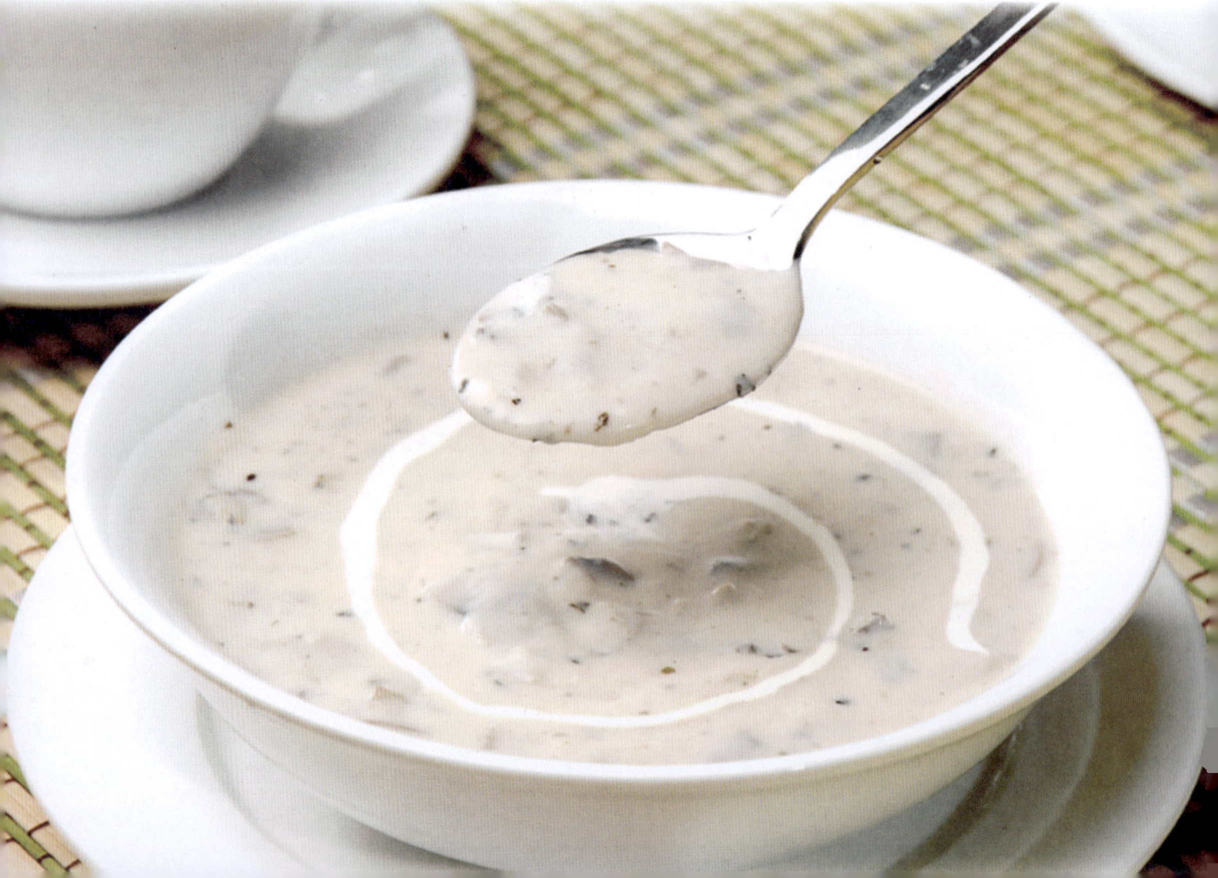

新妈妈推荐的彩虹食物图谱

食物的色素对营养起着重要作用，不同的色素让食物呈现出不同的颜色。从最基本的意义上来说，食物的颜色决定了它的营养成分，而营养成分决定了它的营养价值。

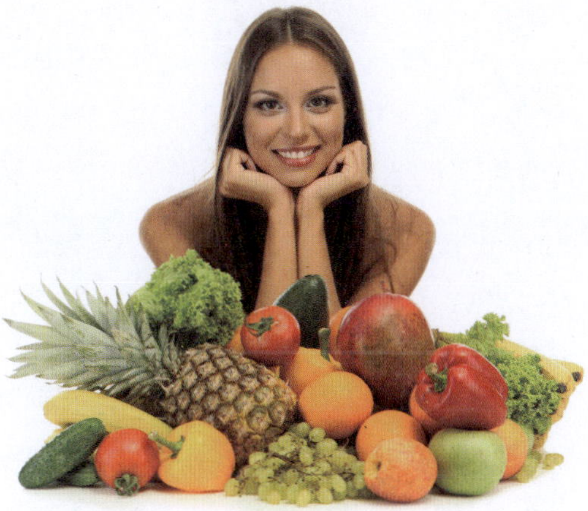

红色食物养心

红为火，入心，补气养血，因此，红色食物和“心”联系在一起。

红色食物中的红色源于番茄红素、铁元素等。红色食物有助于减轻新妈妈的疲劳感，并有驱寒作用，常食红色食物可提高人体对主食中营养的利用率。

红色食物代表：红豆、红薯、番茄、樱桃、红苹果、枸杞子、红枣。

番茄

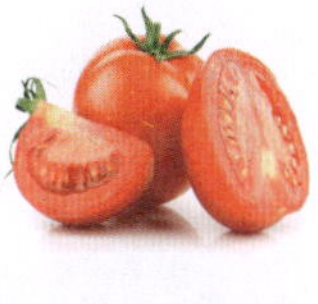

樱桃

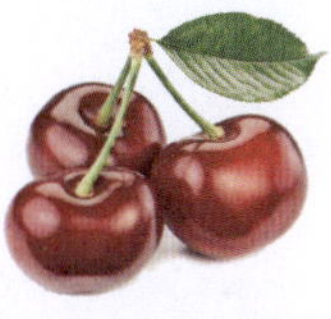

红枣

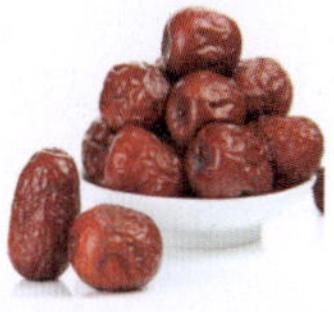

黄色食物养脾

黄色食物性微寒，能活血通便、解毒祛风热、益气补脾，入脾经。因此，平时护脾养颜时应多吃一些黄色食物。

黄色食物代表：一系列由橙到黄的食物，如玉米、黄豆、韭黄、南瓜、蛋黄、粟米及柑橘类水果。

玉米

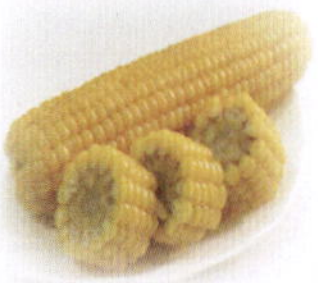

南瓜

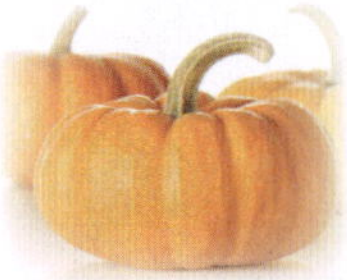

蛋黄

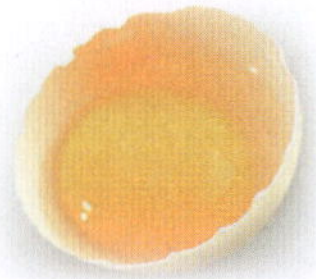

黄色食物源于丰富的胡萝卜素，胡萝卜素是一种强力的抗氧化物质，能清除人体的氧自由基和有毒物质，在预防疾病、防辐射和抗老化方面功效显著。

绿色食物养肝

绿色属木，对应人体的肝脏和胆。肝脏是人体最大的解毒器官，主要功能为藏血和解毒，具有调理全身气血、维持视力、改善运动机能、调节情志的作用。

绿色食物代表：四季豆、菠菜、芹菜、小白菜、空心菜、西蓝花、猕猴桃等。

食物的绿色是由叶绿素产生的，叶绿素在酶的制造、维持其活性中有重要作用。

菠菜

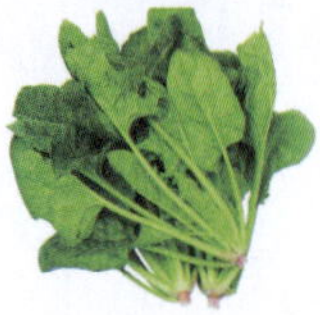

芹菜

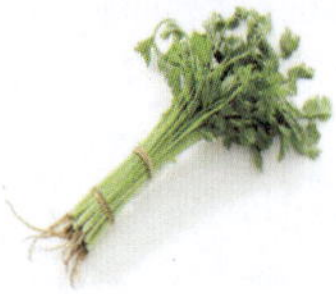

猕猴桃

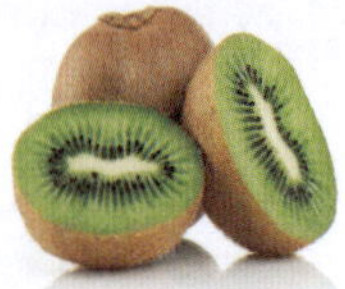

黑色食物养肾

黑色食品是指含有天然黑色素的动植物食品。中医认为，黑色食品有强肾作用。

黑色食物代表：黑芝麻、黑豆、黑米、黑木耳等。

黑芝麻

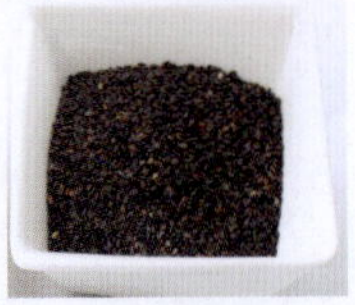

黑豆

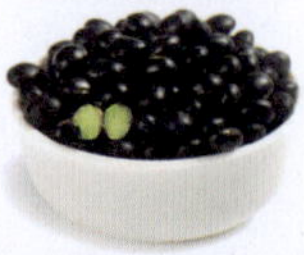

黑米

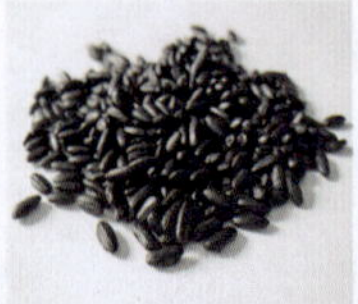

黑米是黑色食品中的佼佼者，对腰膝酸软、贫血白发等很有疗效；黑芝麻有补肝肾、润五脏的作用，对肝肾骨髓血不足引起的眩晕、白发、肠燥便秘等有较好的食疗作用。

白色食物养肺

中医说，肺与白色对应，故吃白色食物可以起到养肺效果。

白色食物代表：山药、燕麦、大米、面粉、茭白、冬瓜、竹笋、白萝卜、花菜等。

山药

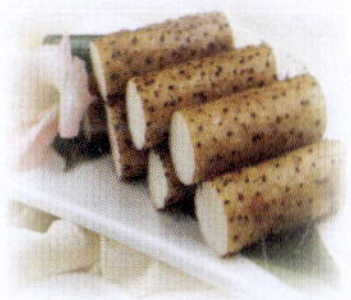

大米

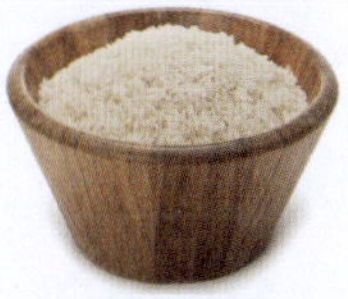

冬瓜

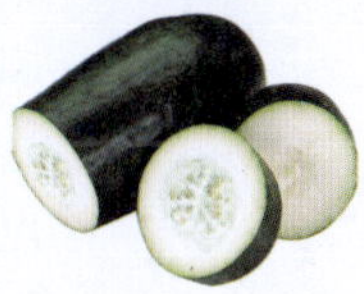

白色食物含纤维素及一些抗氧化物质，具有提高免疫功能、预防溃疡病和胃癌、保护心脏的作用。除海鲜、禽类、蛋类外，蔬菜类的百合、藕、大蒜等，菌类中的猴头菇、银耳、鲜蘑等，果品中的荔枝、白果、莲子、杏仁等都是重要的白色食品。

银耳

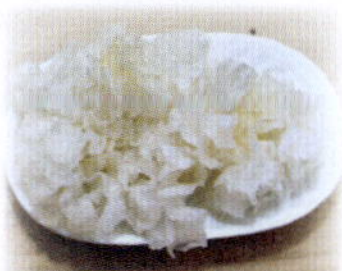

鲜蘑

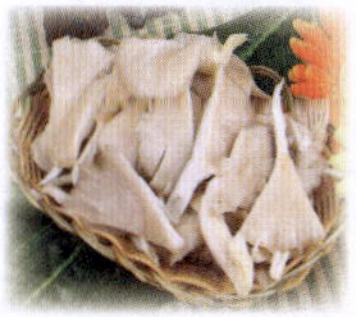

荔枝

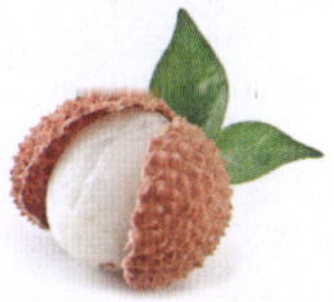

白果

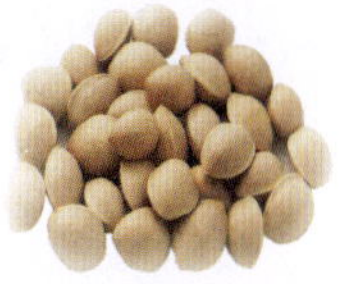

莲子

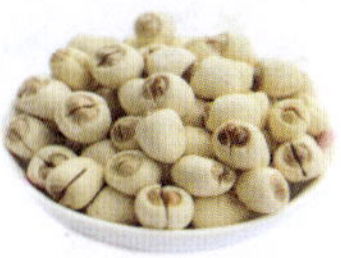

杏仁

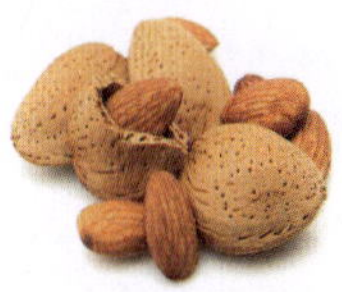

产后瘦身

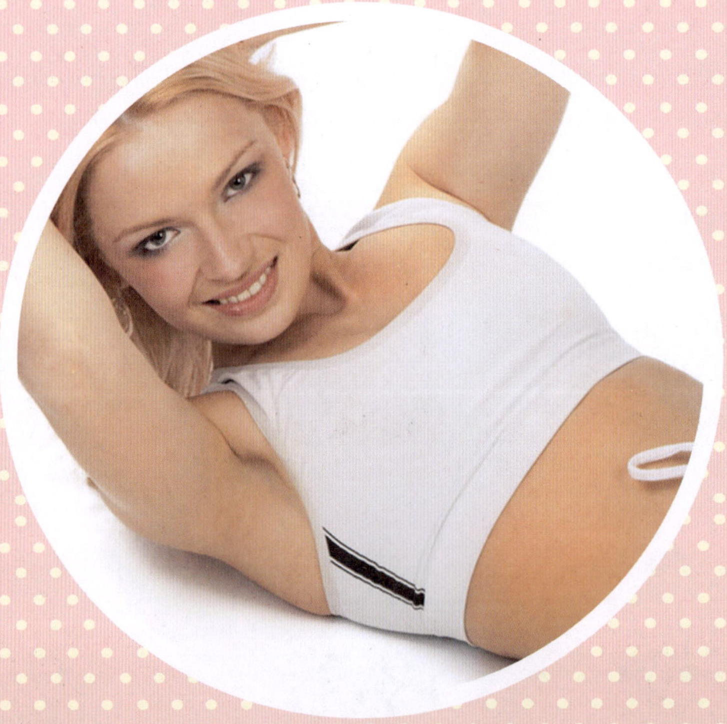

产后瘦身好时机

产后，大多数新妈妈面对自己发胖、臃肿的身材苦恼不已，以前那个苗条、纤瘦、拥有傲人曲线的自己真的一去不复返了吗？答案当然是否定的。产后6个月内，新妈妈体内激素分泌会迅速恢复到原有的状态，新陈代谢速率也会恢复正常。在这段时间里，新妈妈只要抓住机会，掌握科学的饮食、睡眠和运动方式，照样能恢复孕前的完美身材。

月子期恢复越好，瘦得越快

产后减肥不能操之过急，新妈妈，尤其是哺乳的新妈妈必须格外注意。产后最需要调养身体，实际上，你的身体恢复得越好，自然也就瘦得越快。所以，月子里新妈妈要以身体恢复为主要任务，兼顾哺乳，饮食上要注意营养均衡，运动方面则要根据身体恢复情况适度活动，不可操之过急。

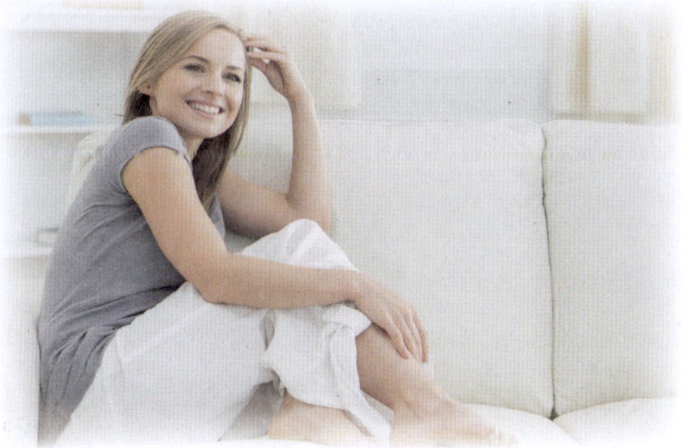

心急的新妈妈想着在月子期内就瘦身成功，这一点都不科学，因为产后6周是新妈妈身体恢复的重要时期，也是宝宝成长非常迅速的时期，哺乳的妈妈需要充足的营养来保证身体恢复，并为宝宝提供最好的照顾。这段时间恢复是第一位的，饮食特点最好是营养丰富、好消化，同时，荤素搭配、主食充足，并摄入足够的汤汁、水分。

当然，新妈妈可以通过合理安排饮食，做到既保证自己和宝宝的营养需求，又避免营养过剩。饮食中注意蛋白质、糖类和脂肪类食物的搭配，不要只偏好鸡鸭鱼肉等荤菜，也要尽量不吃或少吃甜食、油炸食物、动物油等高脂肪食物。

哺乳等于瘦身

我是哺乳妈妈，怎么在月子期间为瘦身打好基础呢？

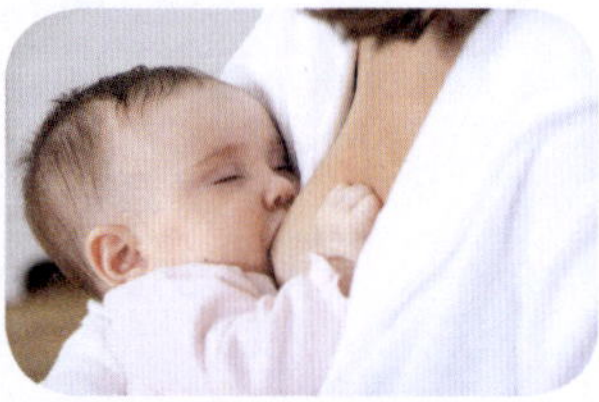

哺乳妈妈在身体恢复得不错的情况下，可以从饮食和运动两方面达到瘦身的效果。饮食要清淡，在滋补的同时多摄取一些蔬菜、水果和各类谷物。此外，可适当进行瘦身锻炼，但是，锻炼的时间不可过长，运动量也不能过大，要注意循序渐进，逐渐增加运动量。需要特别强调的是，哺乳妈妈刻意瘦身会影响乳汁的品质，所以千万不能节食。新妈妈如果能够利用月子期瘦身，是很聪明的方式，因为刚刚生完宝宝，新妈妈在内分泌的作用下，会让身体处于高代谢的状态，所以这个时候饮食摄取正确，再加上适当的活动，就很容易在1个月内减掉两三千克。

月子期瘦身五大妙招

有人说宝宝是妈妈的身材“杀手”，甚至更多的爱美女性为了保持好身材而放弃哺乳。其实新妈妈大可不必担心，产后肥胖是常见的现象，只需要在生完宝宝之后合理饮食，多运动，孕前性感好身材一样可以“找”回来。

养成“早吃好、午吃饱、晚吃少”的饮食习惯，其中“晚吃少”是减肥的关键。晚餐不要吃肉食、甜食、油炸食物，晚上九点以后不要进食。有的新妈妈说，那要是晚上饿了怎么办？那就吃苹果吧。苹果可以调理肠胃，能止泻、通便、消食化积，可以治疗高血压，降低血中胆固醇。苹果是低热量食物，以苹果充饥能使人体摄入的热量减少。

不吃甜食。糖类会使人发胖，所以新妈妈要拒绝甜食。

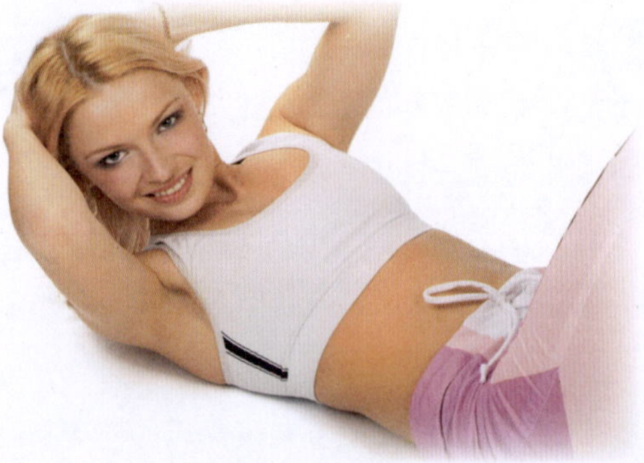

保持充足的睡眠。充足、优质的睡眠会加速体内新陈代谢，有益于瘦身。

适当运动。哺乳期妈妈尽量从简单而又低强度的运动开始，比如在室内适当走动、舒展筋骨等。最重要的是学会建立规律的运动习惯。

月子里睡出来的易瘦体质

对产后瘦身来说，除了瘦身运动之外，好睡眠也起着很重要的作用。因为睡眠的质量直接影响着激素的分泌量，长时间、优质的睡眠可以让激素的分泌增加，这样就可以促进身体的新陈代谢，让脂肪快速地被分解和消耗。

所以说，睡眠对产后瘦身和养成易瘦体质有一定的功效。因此，新妈妈要保证充足的睡眠，这样既可以保证有充沛的精力照顾宝宝，又有助于易瘦体质的养成，早日恢复苗条身材。不过，很多新妈妈都抱怨整天喂奶、带宝宝，没有时间睡觉，尤其是晚上更是不能睡一个整觉。这就需要新妈妈自己调节，白天在宝宝睡觉的时候自己也要睡一会儿。家人也要多体谅新妈妈，让新妈妈每天有足够的休息时间。

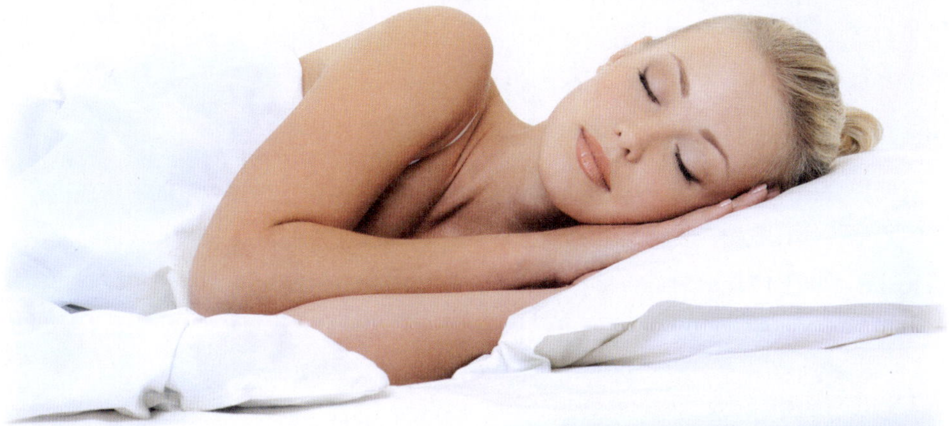

要想瘦得快，别盲目节食

产后42天内，新妈妈不要盲目地通过控制饮食来减肥。刚刚分娩完的新妈妈，身体还未恢复到孕前的状态，加上哺乳的重任，正是需要新妈妈补充营养的时候。新妈妈此时不宜节食，以免影响产后恢复，引发产后并发症。此外，盲目节食也会导致宝宝营养跟不上。

吃得巧，恢复快

坐月子期间，吃得好，新妈妈身体恢复才快，日后也能更好地瘦身、减肥。在传统观念中，月子里总是吃大鱼大肉，让产后新妈妈胖起来才是吃得好；事实上，月子里吃得巧，才能恢复得快。有经验的妈妈整理了月子饮食的要点，新妈妈不妨学习一下。

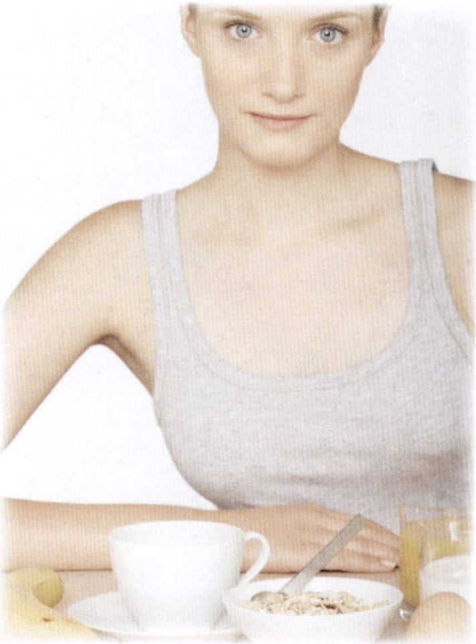

早餐坚持吃粗粮。粗粮中含有丰富的矿物质、B族维生素，对产后恢复有很大好处，而且它所含的膳食纤维能促进肠胃的吸收和蠕动，加快新陈代谢的速度，对瘦身是有效的。月子里新妈妈的早餐可以轮换食用小米粥、玉米粥、黑米粥、五谷粥等，产后两周后，还可以加上红枣粥、核桃仁粥、桂圆粥等。

月子里喝热汤有助于排汗。产后容易出汗，月子里可适当喝点热汤，促进新妈妈排汗，这不但有助于产后水肿的恢复，还有助于体内毒素的排出。孕前喜欢喝米酒的新妈妈，此时不妨在加餐时试试米酒煮蛋。

喝汤要清淡。月子里要喝汤，而且大多要喝营养丰富的鸡汤、鱼汤、猪蹄汤等。新妈妈要注意，先把汤上面的油去掉，然后再喝，这样既能保证汤品的营养，又不会猛长肚子。而且喝汤的时间也要控制好，在吃饭时喝汤，既补充营养，饱腹感强，还不长胖。

神奇腹带，引无数妈妈惊叹

产后妥善控制饮食和适当的运动，是产后瘦身的不二法门，如果此时能在穿着上辅助，想要恢复到孕前身材则更简单、更快。腹带，就是这样一个帮助新妈妈产后恢复的工具。

事实上，腹带的真正作用是促进骨盆恢复，而且也使产后妈妈起床、翻身更省力，在这个过程中会起到帮助瘦身的作用。

产后新妈妈绑不绑腹带因人而异。肌肉很有力量的新妈妈、年轻的新妈妈可不绑，平常不爱运动的新妈妈及高龄新妈妈可以选择绑腹带。如果新妈妈有轻微的内脏器官下垂症状，最好绑上腹带，对内脏有举托的功效。

腹带宜选择长约3米，宽30～40厘米，有弹性、透气性好的。可以准备两三条以便替换。绑束腹带可分如下两步。

第一步：仰卧，屈膝，脚底平放在床上，臀部抬高，双手放至下腹部，手心向前往心脏处推、按摩。

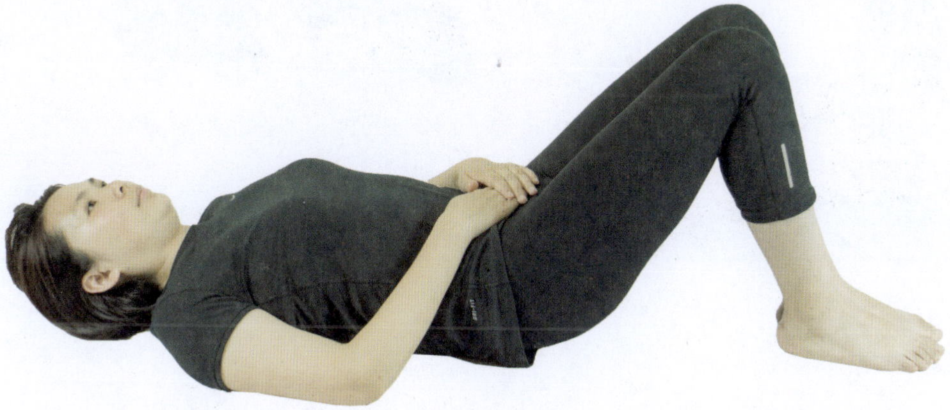

第二步：推完，拿起腹带从髋部耻骨处开始缠绕，前5～7圈重点在下腹部重复缠绕，每绕一圈半，斜折一次。每圈挪高大约2厘米，由下往上环绕，直到盖过肚脐，再用回形针固定。拆下时边拆边将腹带卷成圆筒状，方便下次使用。

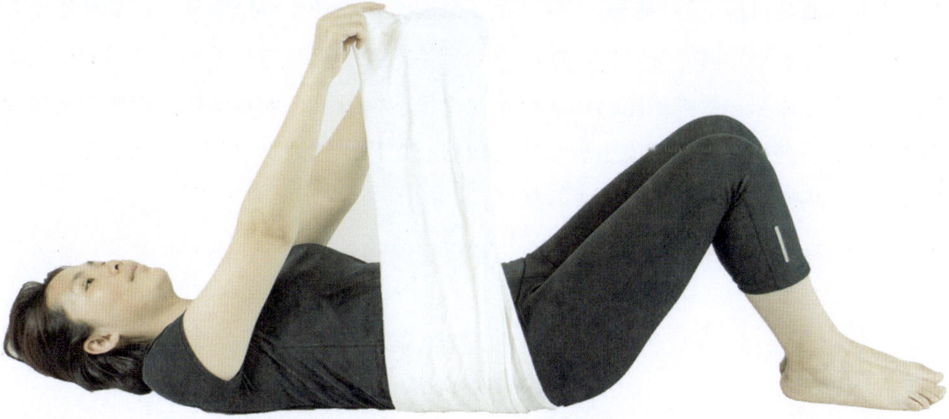

温馨提示

腹带不宜24小时戴，在进餐前宜松开，饭后再重新绑好。从产后第3周后，可白天绑，晚上拆下。

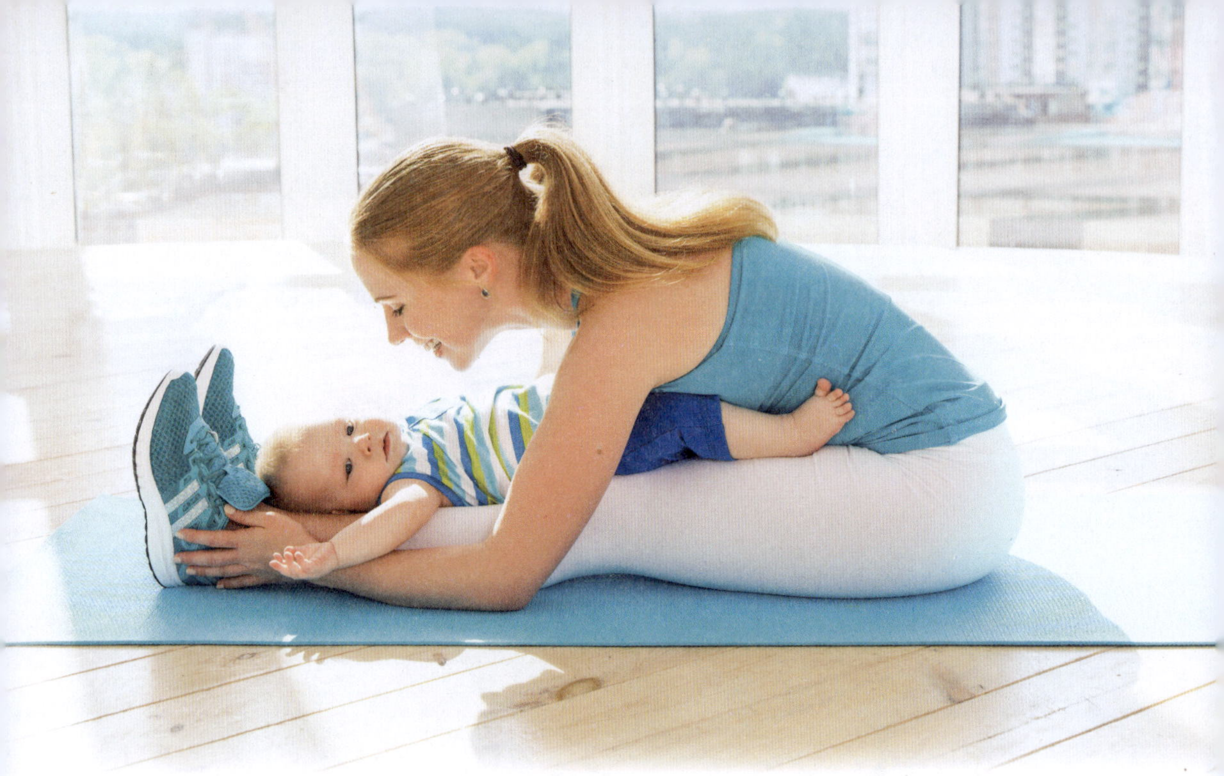

产后半年，瘦身“黄金期”

从产后两三个月起至产后6个月，是新妈妈瘦身的“黄金期”。新妈妈如能抓住这段时间，科学的饮食调养加合理的运动锻炼，会让新妈妈快速恢复到孕前好身材。

产后两三个月后，新妈妈的子宫、盆底肌肉、胃肠功能都已恢复，而且身体还处于变化中，是修复身材的好时机。在产后的半年内，新妈妈体内各种孕激素分泌会迅速恢复至原有状态，新陈代谢的速度也正处于快速恢复期，而且因怀孕而增加的体内脂肪还处于游离状态，未形成包裹状的难减脂肪，科学饮食加有效运动能更快地燃烧脂肪，增加减肥的速度，降低反弹的概率。

这个时候选择科学的减肥方法，不但不会影响哺乳，还会让奶水更充沛、通畅。

产后4个月，加大减肥力度

产后4个月，正常情况下，新妈妈的身体已经完全恢复，能够承载新妈妈运动、饮食控制等各项减肥措施了，但考虑到喂奶问题，新妈妈减肥可能还有顾虑。

其实，非哺乳新妈妈在产后满4个月后就可以像产前一样减肥了，不过对仍然进行母乳喂养的新妈妈来说，还是要坚持产后哺乳的减肥原则，即适量减少食量和适度增加运动。但不管是哺乳妈妈，还是非哺乳妈妈，都可以通过适当运动来增强腰腹部肌肉的力量了。腰腹部是新妈妈变化最大的部位，要瘦身宜先从此处开始。

新妈妈可以通过每天做10～15个深蹲，或者30个仰卧起坐，来加强腰腹部肌肉的力量，非哺乳新妈妈也可以加大强度，像未怀孕时一样开始瘦身计划了。

坚持有氧运动。新妈妈刚开始系统运动，运动量不宜太大，可以把以往的有氧运动分割成20分钟一段，每天坚持三四次，这样保证每天有氧运动的时间在1小时左右，对瘦身也非常有利。在运动方式上，新妈妈可以采取散步、慢跑、游泳、骑自行车等，尽量使运动方式多样化，这样不仅能增加运动的趣味性，锻炼的部位也更加全面。

哺乳仍是减肥的最佳方式

坚持母乳喂养是新妈妈瘦身的最好方式，因为喂母乳时，宝宝长时间吸吮乳头，可以帮助新妈妈子宫收缩，而且母乳的分泌会消耗新妈妈的脂肪，对瘦身也很有利。

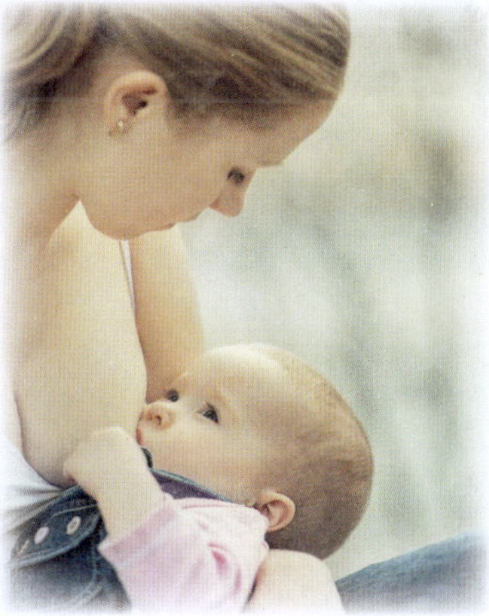

新妈妈需要注意的是，正常哺乳的同时，需要注意营养均衡，不可节食减肥，最好也不要放纵进食，在保证身体需要的基础上，满足宝宝的母乳需求即可。

饮食上，在保证糖类、蛋白质、脂肪等各类营养摄入的同时，宜适当增加蔬菜、水果的摄入，减少糖类的摄入，尽量不吃蛋糕、糖果、饼干等含糖量较高的食物。喝汤时，也尽量选择蔬菜汤；喝鸡汤、肉汤时，宜先撇去上面的浮油再喝。

空腹温开水，午后苹果，一个都不能少

★ 坚持每天起床后，先空腹喝一杯温开水。这会大大促进机体排毒，有助于改善产后便秘，对产后保持良好身材非常重要。

★ 坚持每天午后吃个苹果。苹果含有丰富的果胶，其促进胃肠蠕动的作用要比香蕉厉害多了。如果担心月子里吃苹果凉，可以先将苹果用热水泡热了再吃。

★ 早餐粗粮粥，搭配下午苹果，改善便秘效果更好。早餐可以喝一碗粗粮粥，放一小把葡萄干，15：00以后再吃一个苹果，不仅可以饱腹，对缓解产后便秘也非常有效。

★ 每天早上空腹喝杯酸奶。酸奶中含有丰富的乳酸菌，对促进胃肠蠕动、保持肠内菌群平衡有非常好的作用。早上喝完酸奶10分钟左右再进食，对便秘有一定的缓解作用。

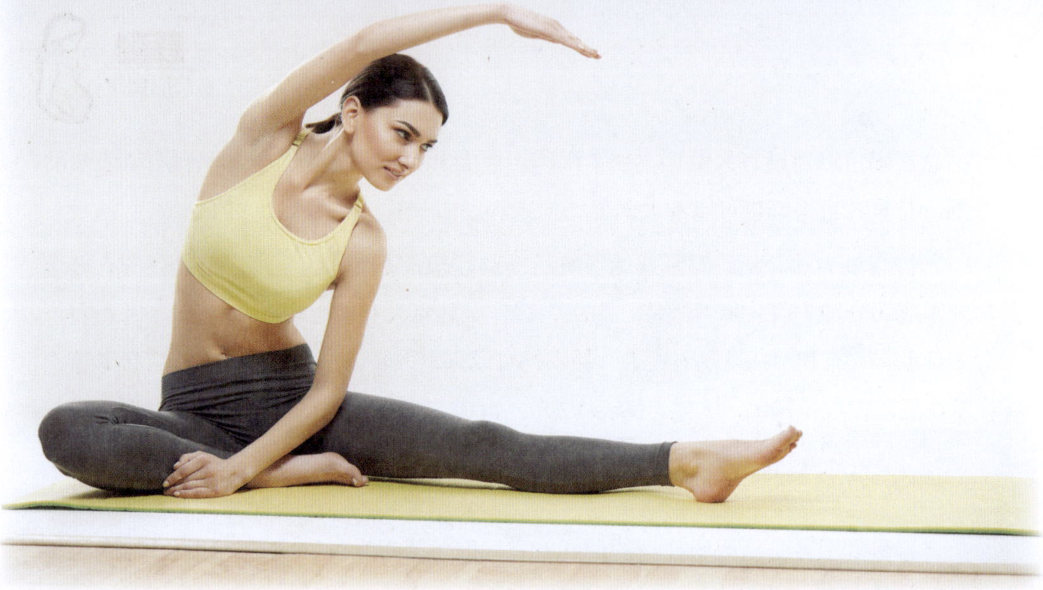

产后及时活动，帮助小腹平坦

很多新妈妈都会发现，分娩后小肚子再也不能恢复到怀孕前那么平坦了，不仅松弛了，而且还变得凹凸不平了。导致此现象出现的原因有两个：一是体内脂肪组织扩展，压迫了皮肤中胶原纤维，使得皮层向上挤压；二是由于孕期子宫膨胀，肌纤维增生，弹性纤维断裂，产后弹性纤维无法恢复到以前，就形成了高高低低的妊娠纹，使腹部看起来凹凸不平了。

要想改善此种情况需要科学运动加皮肤护理双管齐下。产后科学的运动会促进子宫恢复，改变脂肪细胞，使其变成肌肉细胞，而细致的皮肤护理会激活纤维细胞活性，修复、淡化妊娠纹。

不过，产后系统的恢复运动需要在出月子后再进行，而且宜遵循循序渐进、适度运动的原则。

正常自然分娩的新妈妈，在生产后两三天，可适当下床走动；产后3～5天可做一些呼吸运动、收缩骨盆运动及轻微的拉伸运动；产后14天，可以适当做柔软体操或伸展运动，并渐渐增加运动量。

剖宫产的新妈妈运动则要视伤口愈合情况而定，一般需要到产后1个月后才可以做伸展运动，到产后6～8周才适合做锻炼腹肌的运动。

需要注意的是，哺乳的新妈妈最好在运动前先喂奶，因为运动后体内的乳酸会影响乳汁质量，运动后3小时再喂奶比较好。

在运动的同时，新妈妈在每次洗澡后，在腹部、臀部、大腿等出现妊娠纹的部位多涂一些润肤乳，并进行适当按摩，也有助于改善腹部凹凸不平的现象。

从备孕时期就开始勤护理容易出现妊娠纹的部位，涂预防妊娠纹的甘油，并进行按摩等，产后改善的效果会更好。

看曲线，不看体重指数

体重减少和减肥是两回事。如果想要完美的身材，就不能仅盯着体重指数。人体的体重是由大约30%的骨头、内脏、肌肉、脂肪及70%的水分构成的，通常所说的减肥是指减掉身体内多余的脂肪，同样重的脂肪和肌肉，看起来脂肪可比肌肉多多了。所以减重的过程中，要保证自己减下来的是脂肪，而不是水分或者肌肉。

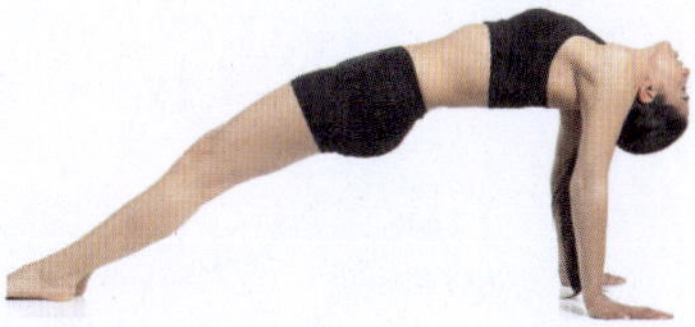

因此，减重时不要一味关注体重下降，不科学的减肥方式让我们减掉的只是蛋白质、水分和肌肉，体重确实下降了，但饮食一旦恢复，再吸收的营养又会使体重反弹。减肥应以减脂肪为目的，只有脂肪下降才表示减肥成功。

新妈妈进行锻炼时，可以关注身体曲线，并结合带有测脂肪的体重秤来测量体重，确保自己每周减掉脂肪量小于体脂总量的1%，这是最健康的减肥方式。新妈妈可以尝试通过做产后恢复操、适当增加有氧运动的方式，来提升体内肌肉量。

新妈妈分娩后，身上的肌肤会有点松弛，适当增加一些肌肉量，肌肤会更紧致，有助于撑大的腹部恢复紧实状态，重现原本傲人的身姿。

循序渐进有目标

★ **产后第1周：**此时的运动并不是单纯为了瘦身，而是使气血畅通，让新妈妈尽快恢复元气。新妈妈可下床活动，轻微活动手腕、手指、脚踝等末梢部位，以促进血液循环。

★ **产后第2周：**开始建立体重管理计划，按摩腹部，按排恶露。顺产的新妈妈可做一些产后恢复操，锻炼子宫、会阴部等。

★ **产后第3周：**顺产的新妈妈可以继续上周的锻炼，并开始恢复骨盆、锻炼腰部肌肉的训练。剖宫产新妈妈的刀口还会隐隐作痛，所以还不适宜进行全面、系统的瘦身锻炼。

★ **产后第4周：**此时是顺应身体状况，进行产后运动和瘦身的好时候。可适当增加运动量，开始全身瘦身，并重点关注胸部、颈部、盆底、腰肌等部位的锻炼。

★ **产后2个月：**可以适当加大运动量，并采取适当减少饮食的量、提高食物的质来调整和改善饮食结构。不过进行母乳喂养的新妈妈，还是要注意保证营养摄取，只要不大量食用高热量、高脂肪的食物就可以了。

★ **产后4个月：**可加大减肥力度。非哺乳新妈妈在产后满4个月后就可以像产前一样减肥了，不过对于仍然进行母乳喂养的新妈妈来说，还是要坚持循序渐进的原则。

★ **产后6个月：**必须进行减重锻炼了，否则脂肪一旦真正形成，以后减肥会非常难。新妈妈可采取有效的运动瘦身方式，如游泳、产后瑜伽等。

母乳喂养就瘦身

新妈妈或许难以置信，母乳喂养是最好的产后瘦身方式，这不仅在于宝宝吸吮乳房，有利于新妈妈子宫、腹腔的恢复，还在于乳汁的分泌会帮助新妈妈消耗掉体内大量的脂肪。既能减重，又能陪伴可爱的小宝宝，还能促进身体恢复，这一举三得的好方法，新妈妈可不要放弃哦。

哺乳1天相当于快走2千米

母乳为小宝宝提供了所需的所有营养、能量，这些营养、能量都来自妈妈。新妈妈每哺乳一天，产生的乳汁所消耗的能量相当于快走2千米，这可是最省力的减重方法了。

研究发现，每喂乳1毫升母乳，妈妈平均就会消耗2.5～2.9焦的热量。满月宝宝每天需要600毫升左右的乳汁，妈妈分泌等量乳汁要消耗的热量相当于走路2小时，跑步1小时，或者做家务2小时的运动热量。随着宝宝的长大，所需乳汁量的增加，妈妈需要消耗更多的能量来分泌乳汁。有专家发现，母乳喂养的妈妈，只需要短短2周时间，就可以轻松减重1千克。这么省力、省心又健康的减肥方法，新妈妈快试试吧。

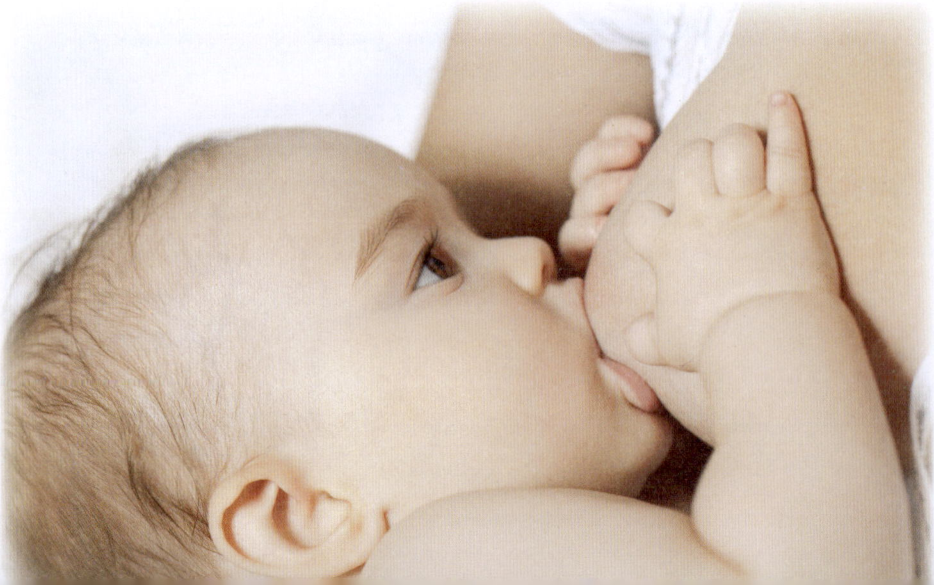

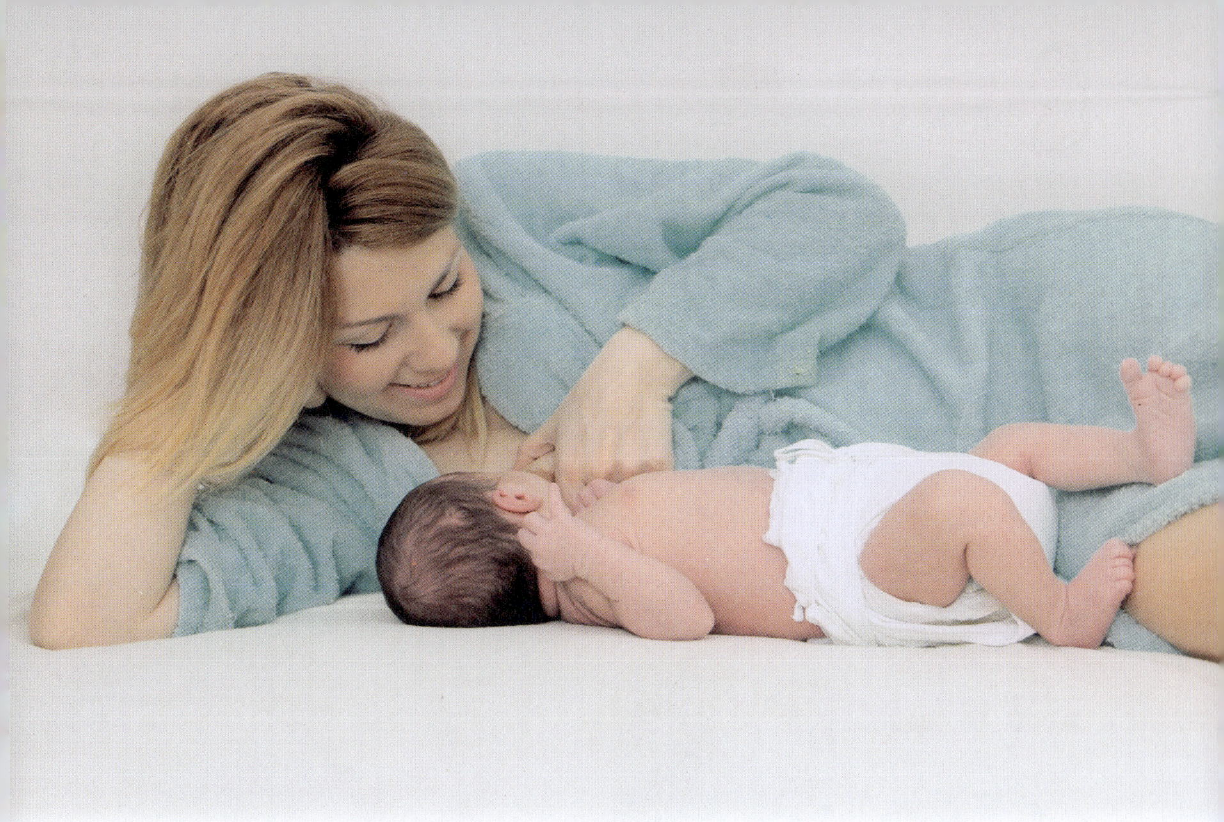

宝宝吃奶，可大大促进子宫收缩

母乳喂养有助于促进新妈妈身体的恢复。很多新妈妈都曾经历过，刚开始母乳喂养时，每次一喂奶，小肚子就变得硬硬的，还有一阵阵疼的感觉，这是产后哺乳引起的子宫收缩。

小宝宝吸吮乳头时，新妈妈神经系统接受刺激，大脑垂体会分泌催产素，在刺激乳汁分泌的同时，也会刺激子宫收缩，有利于子宫的回缩和腹壁的复原。

所以产后哺乳时，新妈妈小肚子出现一阵阵疼痛的情况是正常的。随着子宫、腹壁的恢复，这种情况会渐渐消失。

有的新妈妈以为，母乳喂养刺激子宫收缩后，会减小肚子，这种想法有一定的科学性。子宫规律性收缩有助于子宫恢复，之后子宫落入骨盆，小肚子自然就变小一些了。但是孕期脂肪增加引起的小肚子变大，可不会因为子宫恢复就变小了，还是需要适当的运动，才能减掉小肚腩。

母乳喂养会加快体内新陈代谢

最近一项研究表明，母乳喂养会加快妈妈的新陈代谢，让新妈妈能更快地恢复到原来的体重。这是因为母乳的不断分泌会消耗新妈妈体内额外的热量，而宝宝的吸吮会刺激新妈妈的大脑垂体分泌一些激素，进而促进新妈妈身体的康复。

有的新妈妈担心新陈代谢速度增快是否会令自己变老，其实这种担心是没有必要的。人体的衰老是由机体内多数细胞的衰老引起的，过快的新陈代谢速度长期积累，可能会导致机体衰老，但是对绝大多数人来说，过多的营养摄入及缺乏运动，导致的结果是新陈代谢变缓。新妈妈哺乳期间，运动少，新陈代谢也是缓慢的，即使加快新陈代谢速度，也达不到新陈代谢速度过快的地步，所以不用过于担心。

泌乳，让身体燃烧更多的热量

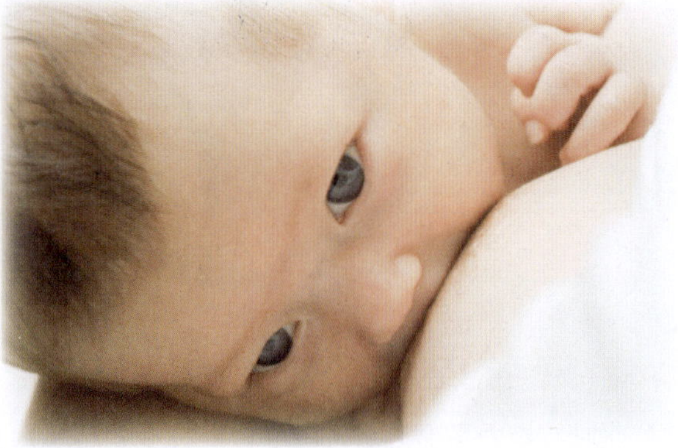

母乳中含有多种宝宝成长所必需的营养成分，如蛋白质、乳糖、脂肪、维生素、矿物质等。这些终将成为宝宝成长力量的乳汁，都是妈妈体内额外的热量变成的，即妈妈每天泌乳，就是在消耗热量，这也是母乳喂养能够瘦身的原因。

新生宝宝每次吃奶30～50毫升，按每3个小时就会吃一次计算，新妈妈每天需要泌乳300毫升左右，这需要消耗新妈妈大约750千焦热量，相当于有氧运动30分钟。随着宝宝长大，需要的乳汁量越来越多，母乳喂养的妈妈每天消耗的热量也越来越多，这是很好的瘦身方式。

哺乳有利于消耗大腿和臀部的脂肪

哺乳是减轻体重的好时机，而且最容易减臀部和大腿部分。在千百万年的进化中，人体演变了很多现在看似奇妙的机制，如孕妈妈肥胖时，会胖大腿、肚子和后背，这是身体在为分娩后哺乳积蓄力量。宝宝出生后，新妈妈正式进入哺乳期，乳汁的分泌最先消耗的就是孕期积蓄在这些部位的脂肪。当然，这是在新妈妈合理饮食的基础上。如果哺乳期摄入食物过多，营养过剩，身体就会先消耗从食物中摄入的热量和脂肪。

哺乳期减重，晚餐把米面换成杂粮

哺乳期调整饮食，但不宜控制饮食。可以在晚餐时将米面换成杂粮杂豆，煮成粥食用。月子里可以吃小米、红小豆、黑豆、花生等，出了月子可以加些红枣、桂圆、百合、红薯、南瓜等，断奶后可以吃薏米、燕麦、黑米等，煮得稍微浓稠一些，可以补充丰富的B族维生素和膳食纤维，对排肠毒、减小肚子有一定的作用。

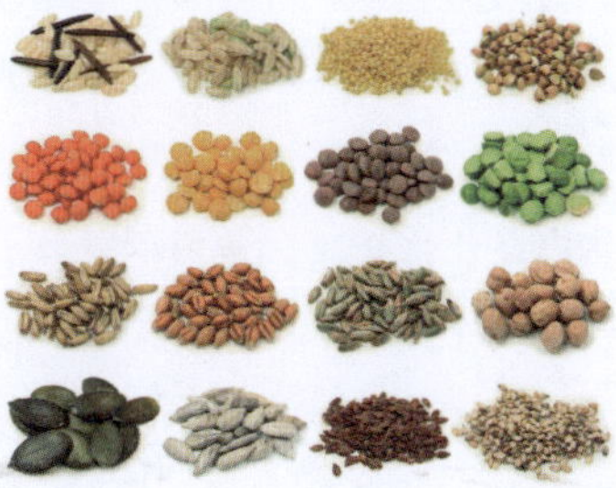

要想瘦，睡前4小时停止进食

尽管哺乳妈妈不能节食，但是在饮食上稍微注意一些小细节，会让哺乳妈妈的瘦身计划更容易达成，如睡前4小时停止进食。

睡前进食，所摄入的营养就不会被当成活动能量消耗掉，会直接转化成脂肪，而且最易囤积在腹部。此外，如果食物没有及时被消化，还会影响到哺乳妈妈的睡眠质量。睡眠期间是有效修复受损细胞、促进充足的脂肪代谢的最佳时期。要想有完美的身材，就必须保证高质量的睡眠，所以睡前三四小时最好停止进食，可将晚饭安排在19点左右。

如果哺乳妈妈因为饥饿无法入睡，也不要吃固体状的食物，可以适当选择流食，如温热的牛奶、豆浆、蔬菜汁等都是不错的选择。而且饮用时，也不建议一口气喝完，而是尽量慢慢喝。

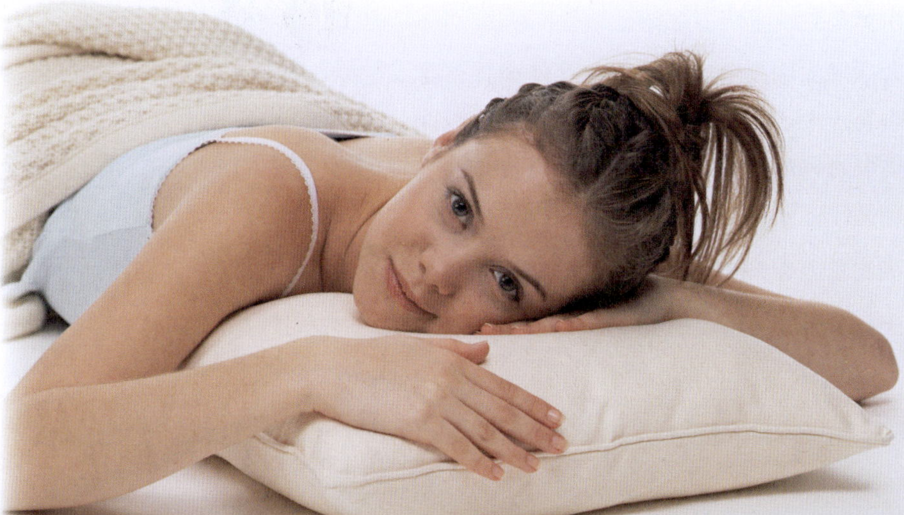

有氧运动瘦身

控制饮食和运动是瘦身的两大法宝，很多哺乳妈妈担心运动会影响乳汁的分泌量，所以一般不运动，但实际上哺乳期是可以运动的。运动后体内会产生乳酸，易影响乳汁，运动后3小时再喂奶比较好。所以哺乳妈妈运动时间宜安排在宝宝两次吃奶之间。运动项目宜选择有氧运动。可在每天晚饭后散步1小时左右，效果明显。吃过晚饭，休息半小时后，再进行快步走，有助于消耗一天中摄入的多余能量。

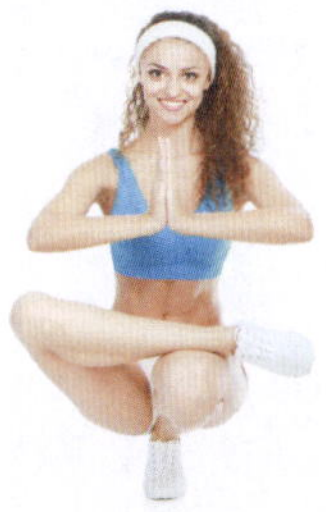
要想瘦，还得动。

需要注意的是，哺乳妈妈的身体想要动，或者运动后身体感觉很舒服，那么就继续，如果感觉不适，就停止，等到合适时再进行。

心情愉快，瘦得更快

很多人一直以为心情不好，吃不下东西，很容易瘦下来，其实心情不好的时候，很多毒素淤积在体内，脂肪代谢不顺畅，热量反而容易堆积。另外，情绪压抑的时候，有人反而喜欢吃甜食，更不利于减肥。

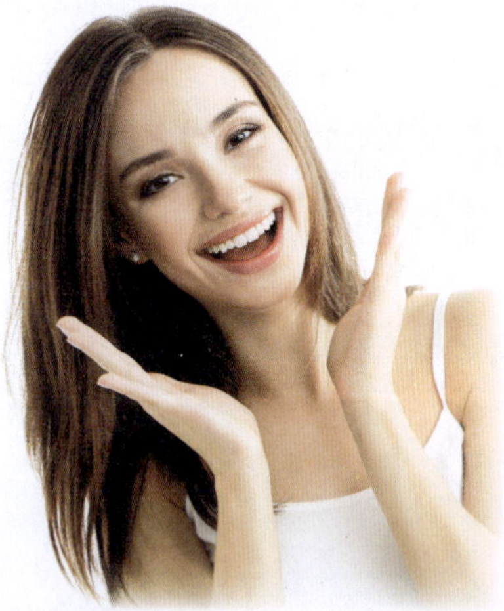

正在哺乳的妈妈要注意，保持愉悦的心情不仅有利于身体恢复、宝宝健康，对瘦身也非常有利。生活中，多想想宝宝长大后体贴的样子，从心中感受幸福。

每天晚上临睡前，都要找出几件令自己高兴的事儿，并记录下来。早上醒来后，先告诉自己，美好的一天又开始了。在一天中，多观察、多发现有趣儿的事。如果可以，每天读一些美好的文字，也会激发内心的幸福感。

微笑着运动。有研究发现，相对于进行剧烈运动，微笑着运动，一边运动，一边享受运动时光，能帮助人体更好地控制自身的饥饿感，消耗体内多余的热量。

这样吃，妈妈瘦宝宝壮

哺乳期里，妈妈要分泌足够多的乳汁，才能保证宝宝的营养，为此很多哺乳妈妈不得不大吃特吃，然而哺乳期一过，妈妈会被超重、肥胖的问题所困扰。其实，科学的饮食法，不仅能让宝宝吃得饱，还能让妈妈瘦下来。哺乳妈妈快来学一学吧！

营养又瘦身的明星食材

由于有哺乳需求，新妈妈不敢过度控制饮食，也不能长时间做有氧运动，这令哺乳妈妈的瘦身之路变得难上加难。俗语说“吃得好，不如吃得巧”，其实我们也能越吃越瘦。下面向哺乳妈妈介绍10种营养又瘦身的明星食材，快在你的菜单中加入它们吧！

哺乳妈妈的饮食要保证足够的营养，富含蛋白质的肉类、蛋类、牛奶及乳制品，以及油脂是必不可少的，所以普通的减肥饮食法并不适合哺乳妈妈。但即使了解到生活中鲫鱼、虾、南瓜、魔芋、芹菜、苹果等是营养又瘦身的明星食物，如果吃得不对，依然会长肉。那么下面就来一起看看，哺乳妈妈如何吃，才能既收获营养，又能瘦身。

鲫鱼

鲫鱼是生活中最常见的一种鱼类，它的营养极为丰富，含有大量的优质蛋白质，而且脂肪含量相对较低。其实，所有的鱼类食物脂肪含量都比较低，所以很适合哺乳妈妈食用，但鲫鱼中的蛋白质不仅质优，而且其组成非常齐全，容易被消化吸收。

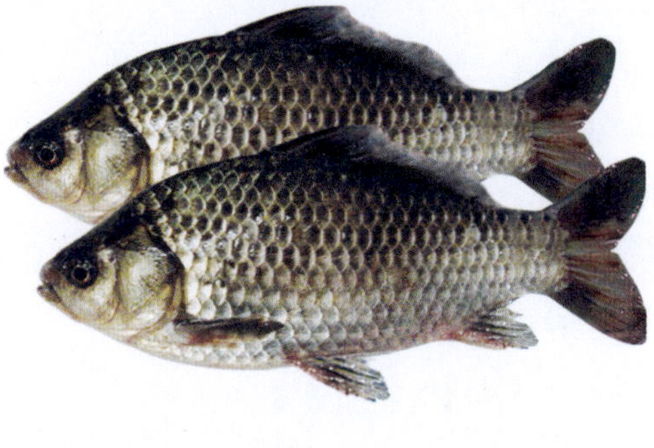

最重要的一点是，鲫鱼性平味甘，有开胃、活血、通络等作用，是非常好的通脉

下乳食物，这点可是其他鱼类食物比不上的。而且由于鲫鱼脂肪含量低，所以有着很好的瘦身效果，是真正的增奶不增重食物。

鲫鱼可清蒸、炖煮，也可红烧、煎炸、煮汤，清蒸或煮汤营养效果更佳，也最适合哺乳妈妈。鲜美的汤品能帮助补充哺乳妈妈体内水分，促使哺乳妈妈产生更多的乳汁。如果哺乳妈妈吃腻了鱼汤，也可以尝试清蒸或炖煮，但因为鲫鱼刺多，吃时要谨慎小心才好。

需要提醒哺乳妈妈的是，鲫鱼汤虽好，也不需要大量喝，每次喝一两碗就好，喝汤的同时也别忘了吃两块鱼肉，这样才能更好地吸收营养。

这样搭配最营养

★ “鲫鱼+豆腐”是最经典的搭配，能彼此弥补氨基酸种类的不足，而且含丰富的蛋白质，有清心润肺、健脾益胃的作用，尤其适合秋冬季节食用。

★ “鲫鱼+豆芽+通草”是最通乳的搭配，有轻微胀奶的哺乳妈妈可以食用，而且能减轻水肿。

★ “鲫鱼+白萝卜”是最美味的家常搭配，有促进乳汁分泌、通气的作用，很适合在月子里食用。

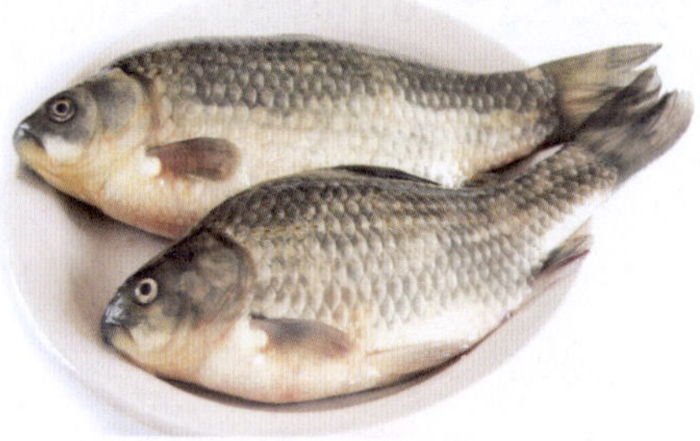

虾

哺乳妈妈瘦身时，可以适当多吃点虾。虾含有丰富的营养物质，而且肉质松软、易消化，非常适合哺乳妈妈食用。每次吃5～8只就能满足哺乳妈妈一天的蛋白质需求。虾肉中蛋白质和脂肪的比例也非常合适，有助于哺乳妈妈分泌乳汁。

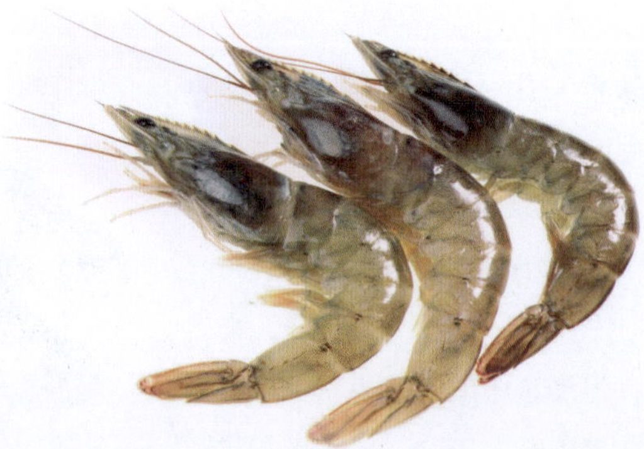

虾中含有丰富的虾青素，它是一种非维生素A原的类胡萝卜素，有超强的抗氧化性，不仅能增强哺乳妈妈的身体

免疫力，还能提高新陈代谢和抗氧化能力，有助于哺乳妈妈保持良好的体形。虾中有丰富的矿物质，尤其是钙，也有助于补充哺乳妈妈和宝宝身体中的钙质，是一种非常营养的食物。

虾肉细嫩，本身味道就很鲜美，所以简单蒸熟就很美味。虾肉也有很多其他做法，可以炒、炸、做汤，还可以做成各种馅料，口味清淡，营养丰富。适当食用虾有助于减肥，也可以增加饱腹感，可以减少饭量，但不能代替主食，需要适当进食米饭。

与猪肉、牛肉、羊肉等相比，虾中脂肪和胆固醇含量较低，所以哺乳妈妈可适当多吃，不过摄入虾肉过多也会产生大量热量，所以每次吃3～5只虾，搭配其他菜肴同吃就可以了。

这样搭配最营养

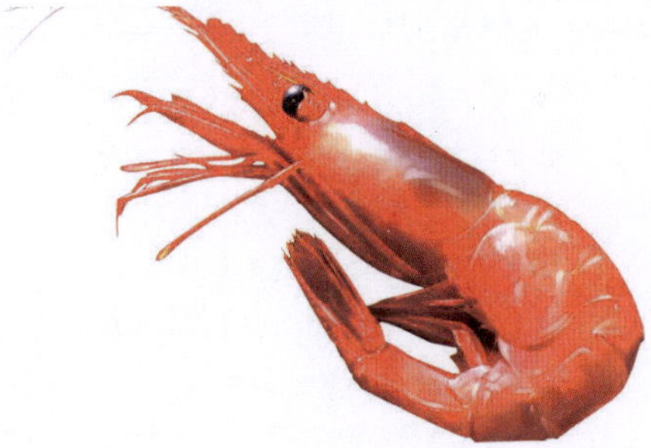

★“虾+青菜”是完美的蛋白质组合，也是丰富的矿物质和维生素组合，可健脾养胃，促进乳汁分泌，令宝宝有个强健的身体。

★“虾+芦笋”是一道清爽的下饭菜，优质的蛋白质和丰富的膳食纤维搭配，清爽又营养，非常适合哺乳妈妈瘦身食用。

★“虾+蘑菇”做汤喝，不用放调料就非常鲜美，而且清淡又营养，还能促进胃肠蠕动，很适合哺乳期妈妈瘦身喝。

★“虾+海带+豆腐”非常适合孕妈妈和哺乳妈妈吃，含有极为丰富的矿物质营养，适当食用可以改善哺乳妈妈记忆力减退的状况。

南瓜

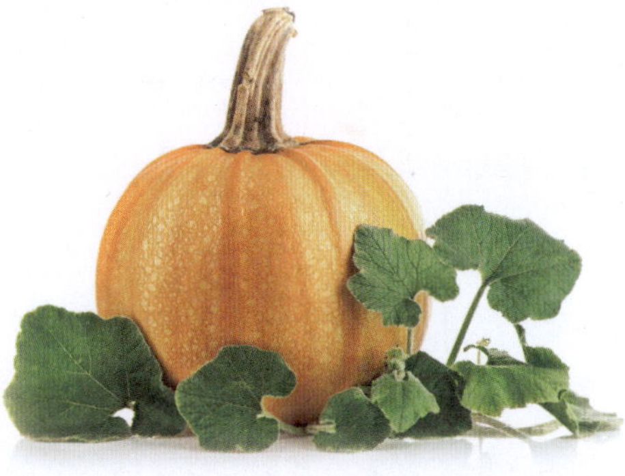

常吃南瓜可以瘦身，这是因为南瓜脂肪含量很低，是很好的低脂食物。南瓜含有钙、锌、铁元素，且是低钠食物，特别适合体虚的哺乳妈妈食用。南瓜适合哺乳妈妈的第二个原因是，其含有丰富的膳食纤维。膳食纤维有纤体排毒的功效，能促进胃肠蠕动，有助于排毒瘦身。

南瓜能瘦身还在于它含有丰富的果胶，果胶能调节胃内食物的吸收速率，减慢糖类吸收速率，并控制饭后血糖上升，这对想要瘦身的哺乳妈妈来说是很好的食物。

此外，南瓜的热量相对较低，丰富的膳食纤维能令哺乳妈妈有饱腹感，常吃南瓜可使哺乳妈妈大便通畅、肌肤光滑，减少脂肪堆积。

经常可以听到减肥的人抱怨，都说土豆、南瓜、红薯是减肥食物，可是我吃了体重并没有减轻，反而增加了是怎么回事？其实，这往往与食物的食用方法和量有关。很多减肥的人都犯了“饭前吃，还是饭后吃”的错误。

南瓜、土豆、红薯等减肥食物，除含有丰富的膳食纤维外，大部分都是糖类，吃了这些食物后，主食就要适当减少摄入量，而且吃南瓜时本身也要控制摄入量。因为南瓜中含有丰富的膳食纤维，所以最好与大米、面搭配食用，以免胀气。

这样搭配最营养

★“南瓜+肉片”是糖类、蛋白质和膳食纤维的最合理搭配，一碗南瓜肉片可以顶一碗米饭。

★“南瓜+糯米”是最健脾养胃的科学搭配，散发着自然的甜甜味道，既暖胃、养身，又能减重。

★“南瓜+牛奶”是最美味的瘦身搭配，既能满足哺乳妈妈营养的需要，又能减少热量的摄入，而且非常好喝。

★“南瓜+玉米”是维生素含量最为丰富的搭配，可以做成饮品，也可以做成泥，清淡、饱腹又营养。

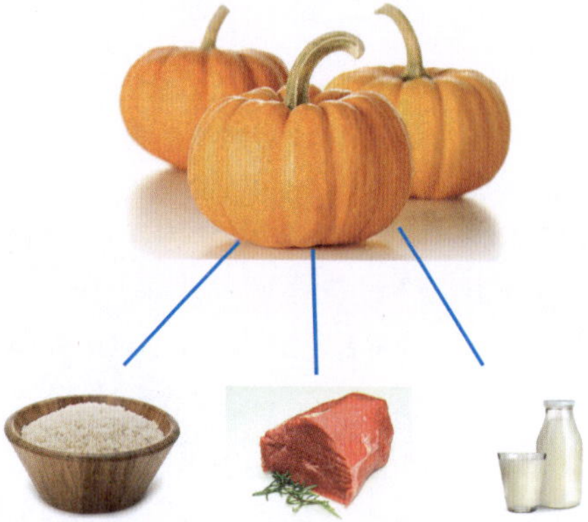

★南瓜除了与以上食物搭配外，还可以搭配鸡蛋、排骨等，同样营养又瘦身！

魔芋

魔芋在减肥饮食中可是一种非常著名的食物，因为它拥有独特的减肥功效，不仅热量低，而且能饱腹。很多哺乳妈妈都反映，喂奶期间吃了很多，总是感觉饿，而且体重一直上涨，这种情况就非常适合吃魔芋。

魔芋的主要成分是葡甘露聚糖，它是一种低脂、低糖、低热、无胆固醇的优质膳食纤维。进入人体后，这种成分不提供热量，但是可以增加饱腹感，并能稀释肠胃中的有害物质，提高肠道控制能力，加速食物消化，有排毒养颜的功效。

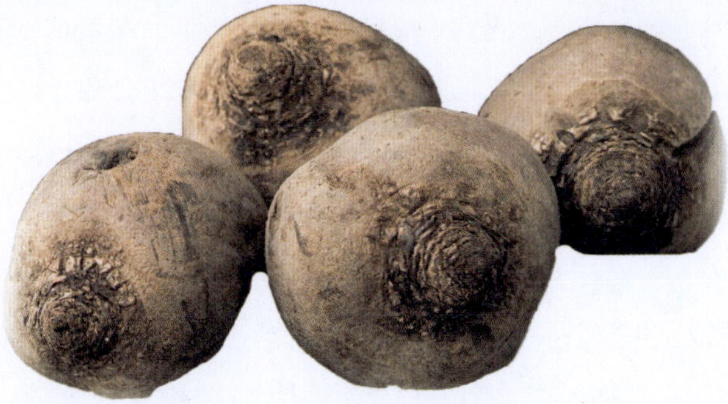

魔芋中还含有多种人体不能合成的氨基酸及钙、锌、铜等矿物质，哺乳妈妈食用后，可减少摄入食物的数量和能量，消耗多余脂肪，有利于控制体重，达到自然减肥的效果。魔芋是有益的碱性食物，如果酸性食物吃得过多，搭配吃些魔芋，可以达到酸碱平衡，对健康有利。

魔芋中的膳食纤维不能被身体吸收，而哺乳妈妈需要保证足够的营养摄入，所以魔芋最好与其他主食搭配食用，而且最好是先吃点饭，再吃魔芋，或者将魔芋粉混合米饭一起吃，这样既能增加饱腹感，又不至于吸收过多的营养。

此外，哺乳妈妈要注意，必须要摄入足够的营养才能保证乳汁的分泌，不要过于追求瘦身效果，尽量避免过量摄入魔芋。习惯性喜欢多吃主食的哺乳妈妈可以每顿吃100克左右魔芋，如果是魔芋粉则15克左右即可。

这样搭配最营养

☆“魔芋+鸭肉”是美味又减重的营养搭配，魔芋吸收了鸭肉的味道会更好吃。

☆“魔芋+牛肉”含有丰富的蛋白质，能为哺乳妈妈分泌乳汁提供助力，而且有助于哺乳妈妈控制过量脂肪的摄入。

☆“魔芋+芹菜”能为哺乳妈妈提供丰富的膳食纤维，改善便秘症状，有助于哺乳妈妈控制总热量的摄入。

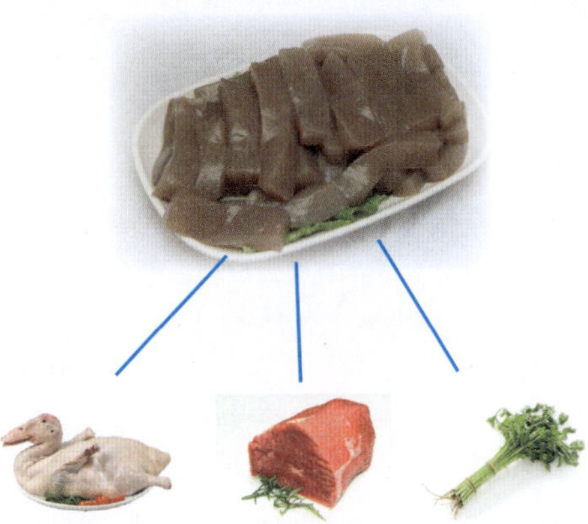

芹菜

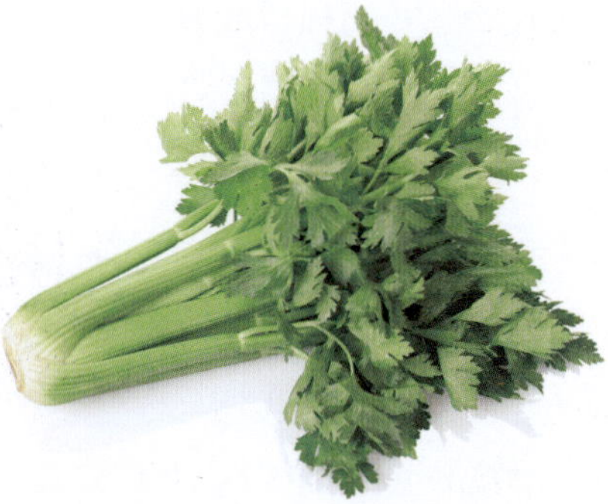

芹菜也是一种减肥蔬菜，它含有丰富的膳食纤维，有助于增加饱腹感，能控制热量的摄入，减少脂肪被小肠吸收。芹菜中的膳食纤维进入肠道后，会生成一种木质素，这是一种抗氧化成分，不仅可以清洁肠壁，还能清除肠道毒素，改善便秘，有美白肌肤的作用。

芹菜中含有挥发性芳香油，有增进食欲和促进血液循环的作用，还能健脑、保护心脏，非常适合孕妈妈、哺乳妈妈食用。芹菜含铁量较高，能补充哺乳妈妈大量铁的需求，可预防缺铁性贫血，经常食用还能避免皮肤苍白、干燥，可使目光有神，头发黑亮。芹菜还可以帮助哺乳妈妈抹平恼人的小腹，这对想要瘦身的哺乳妈妈来说可是非常大的诱惑！

芹菜多用来炒食，与肉类搭配食用，可解腻健胃；与豆制品同食，在保证饱腹感的同时，有助于蛋白质的摄入，也非常适合哺乳妈妈。不过，由于芹菜含有的膳食纤维过于丰富，而哺乳妈妈还需要保证足够营养的摄入，所以不宜吃得过多。

此外，烹制芹菜时，芹菜叶最好也不要扔掉，可以焯一下做馅或者凉拌食用，既美味又有助于哺乳妈妈血管健康。不爱芹菜味道的哺乳妈妈，也可以把芹菜和苹果等有芳香气味的水果放在一起打成汁喝，芹菜的味道会变淡很多。

这样搭配最营养

★ “芹菜+牛肉”是营养均衡的搭配，牛肉能弥补芹菜蛋白质缺乏的缺点，在瘦身的同时有助于保证足够乳汁的分泌。

★ “芹菜+花生”最适合哺乳妈妈食用，芹菜中丰富的膳食纤维有助于控制热量的摄入，而花生则有助于保证乳汁分泌。

★ “芹菜+豆干”是最经典的搭配，豆干能吸收芹菜的味道，而且含有黄酮类物质，能调节内分泌，很适合不喜欢芹菜味道的哺乳妈妈食用。

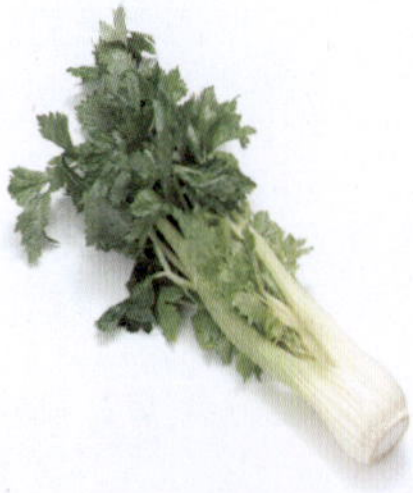

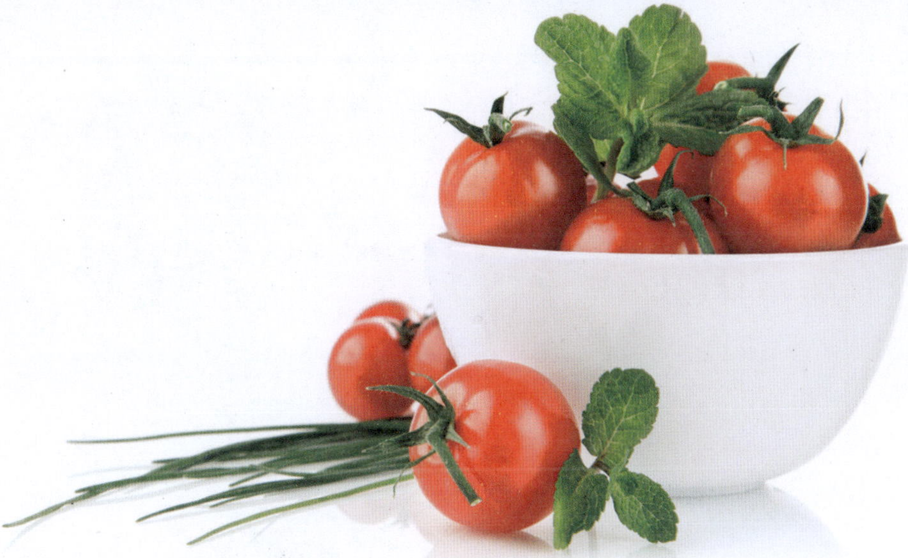

西红柿

哺乳妈妈瘦身时，可以适当选择多点西红柿。西红柿中丰富的维生素C和番茄红素，能帮助哺乳妈妈改善新陈代谢，增强细胞活力，并有抗氧化、美白的功效，可谓一举多得。而且西红柿中含有大量的维生素B_6和叶酸，可以对抗同型半胱氨酸对血管的伤害，保护哺乳妈妈的血管。

西红柿中含有丰富的果胶等膳食纤维，不但让人容易有饱腹感，还能吸附体内多余的脂肪，并排出体外。而且它所含的番茄红素，有助于降低热量摄入，减少脂肪累积。此外，西红柿独特的酸味和口感，能刺激胃液分泌，促进肠胃蠕动，有助于燃烧脂肪。

西红柿营养丰富，且与其他蔬菜、肉类搭配食用，能更好地均衡营养，保证哺乳妈妈的营养摄入。如果哺乳妈妈在饭前吃1个西红柿，或者喝1杯西红柿汁，瘦身效果会更好，而且可以减少主食及高热量菜肴的摄入，并能帮助身体减少吸收食物中较多的脂肪。

西红柿中的番茄红素加热后效果更好，所以哺乳妈妈可以尝试把西红柿烹制熟后食用，这样既有助于保护哺乳妈妈虚弱的肠胃，也有助于番茄红素的吸收。如果担心西红柿过凉，也可以将西红柿煮5分钟，或者蒸一下食用。

这样搭配最营养

★“西红柿+鸡蛋”是最经典的营养搭配，基本上涵盖了人体所需的各种营养，可以每天都吃。当然，西红柿不一定要炒制，也可以蒸熟，配一个煮鸡蛋，当早餐吃。

★“西红柿+牛肉+青豆”是好看、好吃又营养的搭配，能保证哺乳妈妈乳汁分泌，并有瘦身功效。

★“西红柿+苹果”是最清凉的搭配，可整理肠胃、增强体力，非常适合夏季食用，有预防贫血的效果。

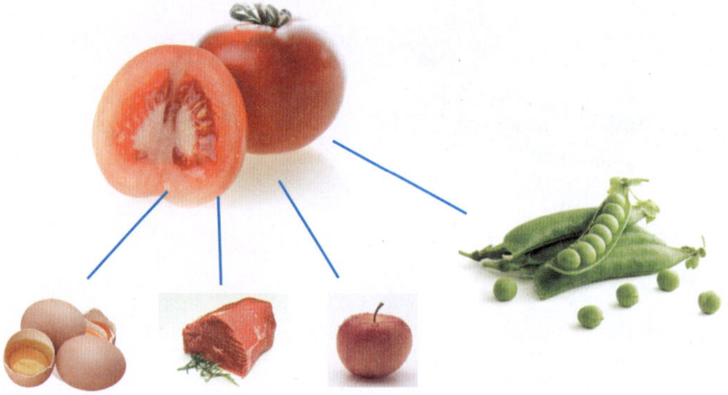

黄瓜

黄瓜肉嫩爽脆，汁多而且味道甘甜，有“厨房里的美容剂”之称，是方便、省事、经济的减肥食物，而且吃法很多，既可以当成蔬菜用来烹制，也可以当成水果，直接食用。

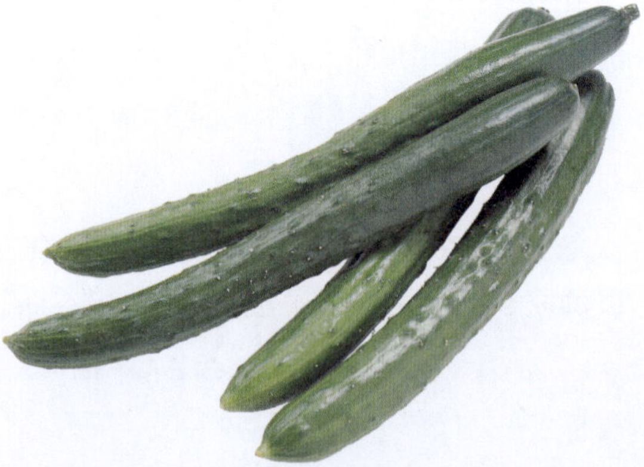

黄瓜是补水的佳蔬，其含水量很高，常食有助于改善新陈代谢。而且它还含有丰富的膳食纤维，对促进肠胃蠕动和加快排泄、降低胆固醇有很好的作用。黄瓜之所以能够瘦身，是因为它含有一种叫作“丙醇二酸”的物质，这种物质能有效抑制糖类物质转化为脂肪，所以每天吃饭时吃点黄瓜对瘦身是非常有益的。

黄瓜的热量很低，每100克黄瓜的热量只有67千焦，所以哺乳妈妈多吃两根也没事，但是由于黄瓜中维生素和营养素含量较少，因此不宜单独食用，最好与其他蔬菜、水果一起吃，才能满足机体所需的营养素，保证哺乳妈妈所需的营养。

黄瓜中含有丰富的维生素C，加热后维生素C会被破坏，所以生吃最能补充维生素C，而且生吃黄瓜最好带皮吃。黄瓜皮中含有苦味素，可以加快排毒。不过，黄瓜带皮吃时一定要用盐水洗净。

另外，黄瓜尾部含有较多的苦味素，所以吃黄瓜时“黄瓜头儿”可以多吃一点，抗氧化。最后需要记住的是，黄瓜最好吃新鲜的，烹制时也要大火快炒，或者最后放入，能最大限度地保留黄瓜的营养。

这样搭配最营养

★“黄瓜+木耳”是最爽口的搭配，而且对促进胃肠蠕动、排出肠毒有非常明显的效果。

★“黄瓜+虾仁”可以获得营养和清爽的双重享受，口味清爽，营养丰富，四季都可食用，有助于保证哺乳妈妈的乳汁分泌。

★“黄瓜+豆腐”是最家常的营养餐，有清热利尿、解毒消炎、养肺生津的作用，搭配食用可以减轻胃肠负担。

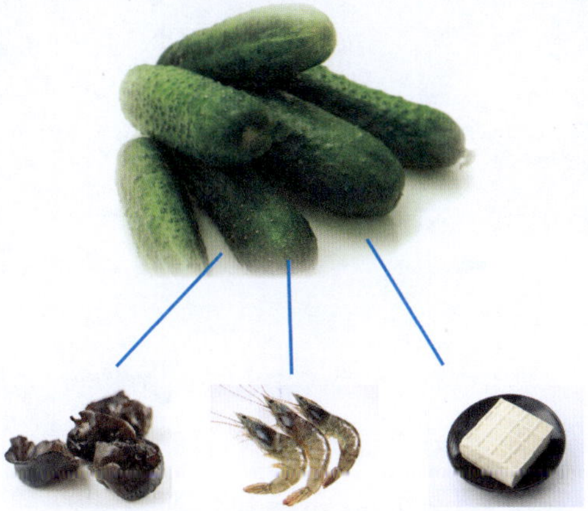

苹果

苹果也是减肥食物中“鼎鼎有名”的一员，还有专门的“三日苹果减肥法”，即在三天内只吃苹果的减肥方法，但这种方法并不适合哺乳妈妈，会影响哺乳妈妈乳汁的分泌。不过，哺乳妈妈可以利用苹果的营养特点，来创造适合自己的减肥方法。

苹果营养丰富，含有人体必不可少的蛋白质、维生素、矿物质及胡萝卜素等，基本上可以满足人体所必需的各种营养元素，而且非常容易吸收，极少有废弃物，也就

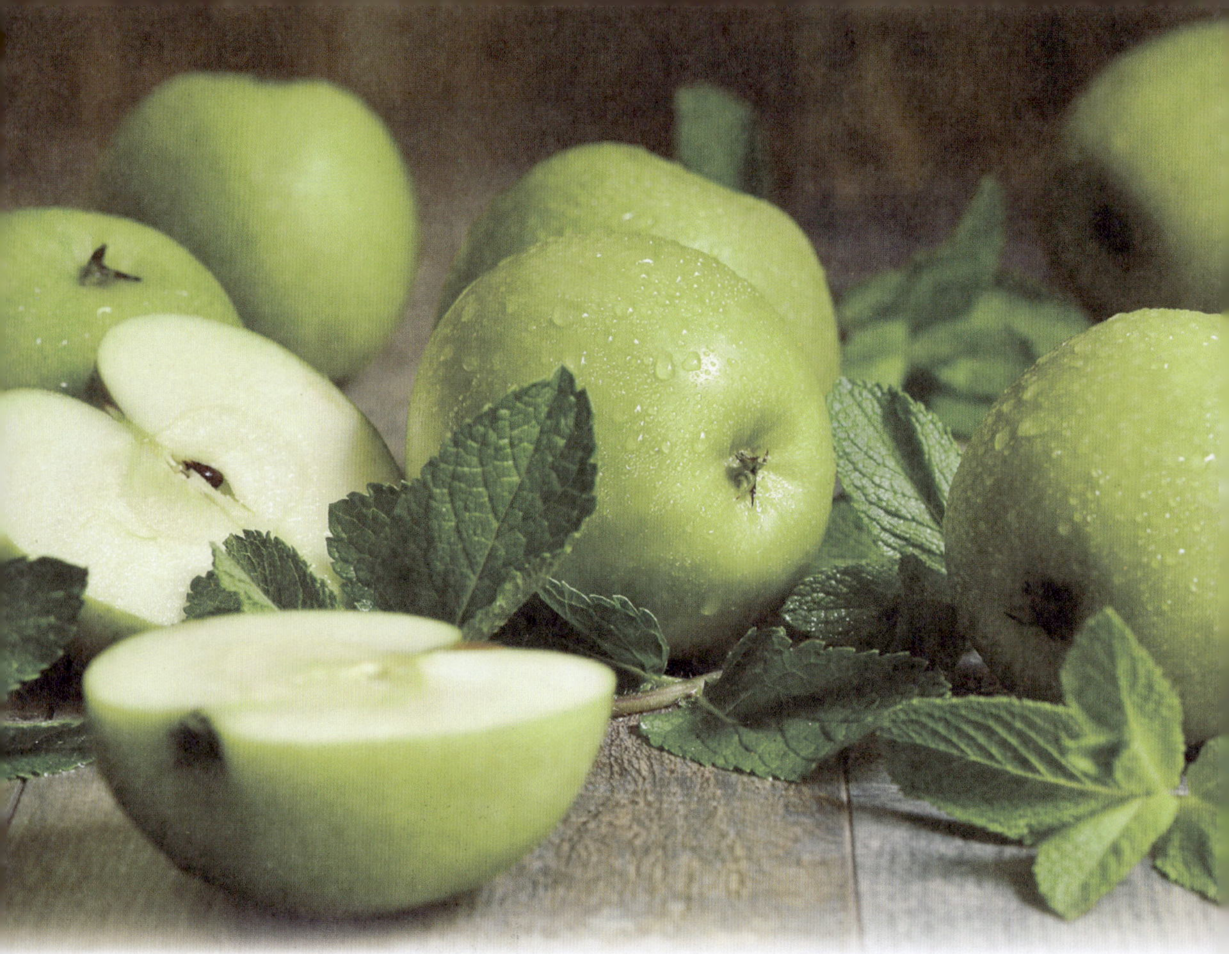

减轻了肠胃、肾脏的负担。

苹果中含有丰富的果胶，进入身体后，不但能加快胆固醇代谢，还可加快脂肪代谢。所以，哺乳妈妈瘦身应多吃苹果。此外，苹果还有补心润肺、润燥通便、生津解毒、益气和胃等功效，是温补的食物，也很适合哺乳妈妈的身体需求，而且其中所含的维生素、矿物质营养，也很符合宝宝的口味和需求，通过乳汁还能调理宝宝肠胃，是哺乳妈妈不错的瘦身食物选择。

哺乳妈妈不适合单独食用苹果的减肥方法，而且在数日内只吃苹果减掉的只是身体的水分，很容易反弹。

哺乳妈妈可以在保证均衡营养摄入的基础上，在两餐之间，如10：30左右或者15：30左右吃1个苹果就好。当然，也可以把苹果制成沙拉、苹果汁等，适时食用，也有相同的功效。

这样搭配最营养

★ "苹果+牛奶"是最能排肠毒的搭配，早上喝上1杯牛奶，加1个煮鸡蛋，营养又美味，10点多的时候再吃1个苹果，可以保持肠动力，大大改善便秘。

★ "苹果+鱼肉／鸡肉+生菜+西红柿"是矿物质、维生素和蛋白质最均衡的搭配，可以制成沙拉，配合午餐或者完全当成晚餐食用，有明显的瘦身效果，而且不影响乳汁分泌。

★ "苹果+西红柿"做成芳香苹果饮，富含营养，可以当作加餐饮用。

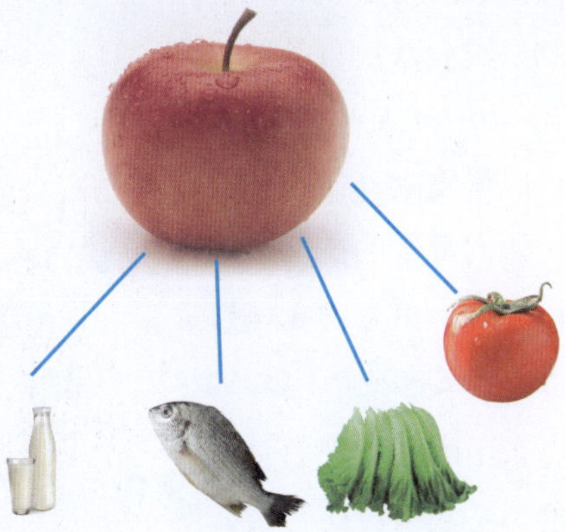

糙米

在谷物中，糙米因有强效的减肥瘦身功效，备受推崇。糙米也叫玄米，是指加工尚不精细的米，因含有更多的膳食纤维和B族维生素而深受瘦身人士的喜爱，它也被称作哺乳妈妈的肠胃"清道夫"。

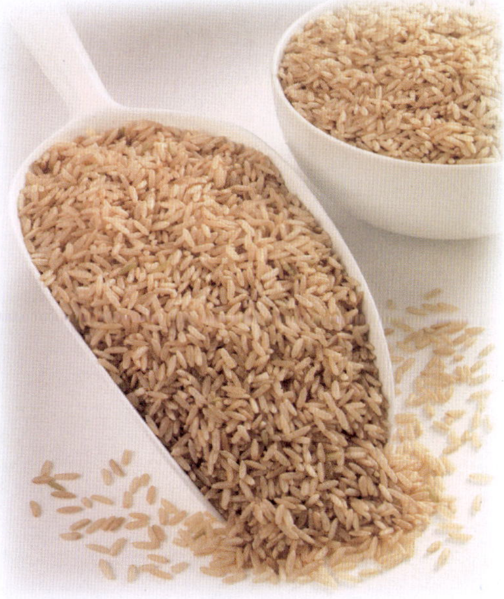

糙米中含有丰富的膳食纤维，可以促进肠道有益菌增殖，具有加速肠道蠕动、软化粪便、预防便秘、排肠毒的功效。研究发现，糙米进入身体后，它的血糖指数（GI指数）比白米饭低得多。在吃同样分量的糙米和白米时，糙米具有更好的饱腹感，更低的升糖指数，这有利于帮助哺乳妈妈控制食量，从而达到瘦身的目的。

糙米相对完整地保留了米胚芽，其中含有丰富的B族维生素和维生素E，能够促进血液循环，还可以提高人体免疫力，也比较符合哺乳妈妈的营养需求，有助于保证乳汁营养。

糙米因含有丰富的膳食纤维，所以口感不够细腻。为了保证哺乳妈妈充足营养的摄入，不宜单独食用糙米，可以与精致的白米以1：2的比例烹制米饭或以1：1的比例煮粥。通常，每天吃一碗糙米饭，可以慢慢改善便秘现象，有助于体内毒素的排出，不但对健康有益，更有助于保持身材的苗条和皮肤的干净透亮。

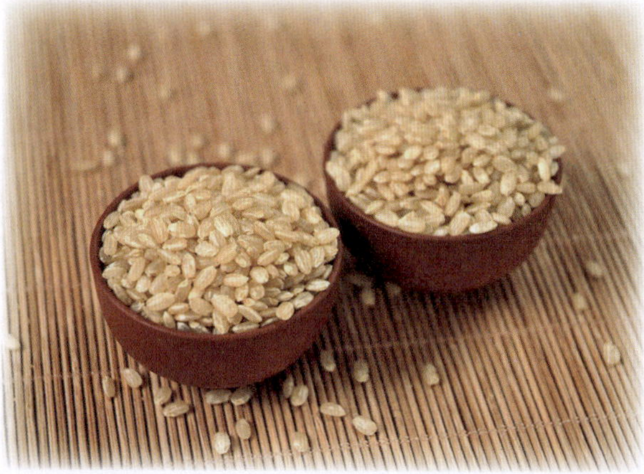

糙米中的膳食纤维是非水溶性的，吃起来会比较硬，所以哺乳妈妈在吃糙米烹制的饭时，宜提醒自己多咀嚼一会儿，而且咀嚼时间的延长也易使人产生饱腹感，更有利于对摄入总热量的控制。

此外，糙米消化时需要大量水分，所以哺乳妈妈在吃糙米饭的同时，可适当多喝点汤，或者多喝些水，有助于刺激肠胃蠕动，改善便秘并且促进新陈代谢。

这样搭配最营养

★“糙米+大米”是常见搭配，吃着舒服，营养也比较合理，可提高哺乳妈妈饮食中膳食纤维的含量。

★“糙米+南瓜／红薯”搭配煮粥，不仅可以缓解糙米粗糙的口感，而且有助于促进肠胃蠕动，排肠毒。

★“糙米+五花肉”是最美味的搭配，均衡了糙米与五花肉的营养，符合哺乳妈妈对营养的需求。

★糙米不仅能瘦身，还能治疗贫血、便秘和净化血液，非常有利于新妈妈的身体调养。

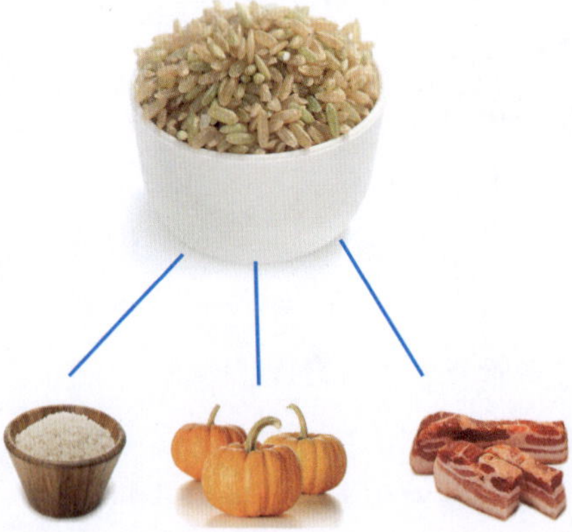

不影响哺乳的瘦身饮食

说起“哺乳期是否可以瘦身”这个话题，可能90%以上的妈妈都会告诉你“不可以”。生活中很多哺乳妈妈为了保证宝宝的“粮食”，无论多想瘦身都要一忍再忍。其实，这是因为她们没有发现产后恢复的好方法。

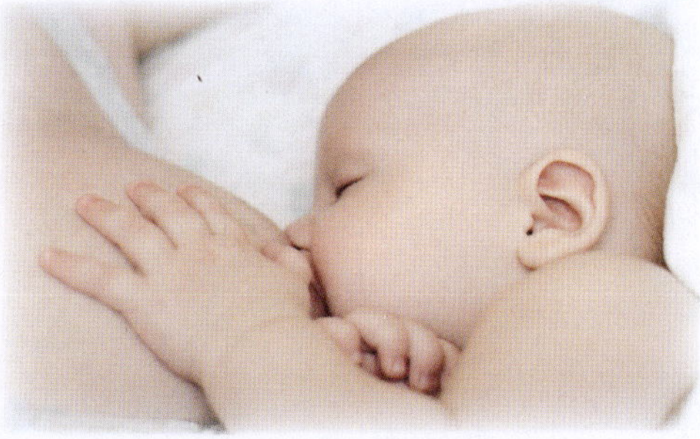

产后瘦身和给宝宝正常哺乳是可以共存的，这样做的关键是妈妈要调整好饮食，达到哺乳与瘦身的平衡。最好不要节食减肥，因为饮食中的蛋白质、脂肪是乳汁分泌的重要保证，节食减肥可能会影响哺乳妈妈的乳汁分泌。

哺乳妈妈还应抓住减肥的时间，关于这点可先咨询医生，在征得医生同意的基础上，通过调整饮食、改善饮食习惯等方法，来达到瘦身的目的。

晨起1杯水，排毒又瘦身

哺乳妈妈每天晨起后喝1杯白开水，不仅养生还能瘦身。我们在夜晚睡觉的时候，身体在排泄、呼吸的过程中消耗了体内大量的水分，在早上起床后，人的身体会处于生理性缺水状态，所以早晨及时补充水分，对身体很有好处。

另外，早晨喝白开水可以帮助排便和排尿，将身体内的代谢物快速地清出体外，而且还可以让皮肤变得更加光滑细腻。

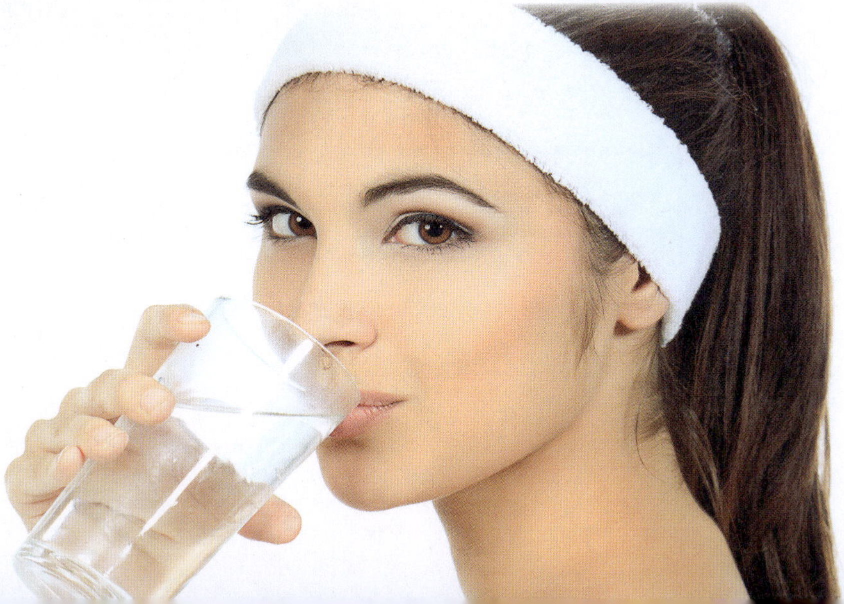

正确饮水瘦身

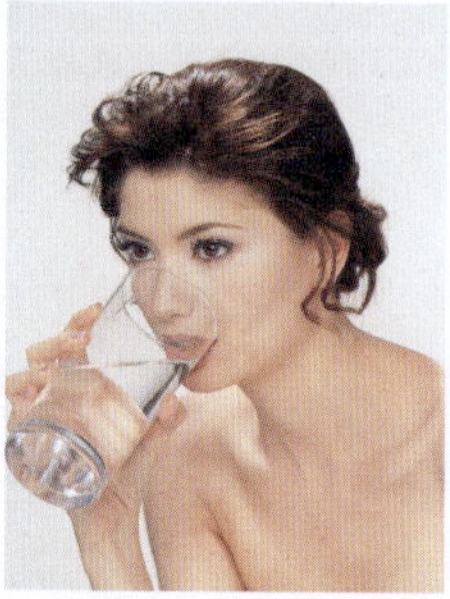

虽然我们每天都喝水，但生活中很多喝水方法都是错误的，大大降低了水对身体的代谢作用。现在开始检查自己喝水喝对了吗。

温水的温度。饮用水的最适宜温度是20～30℃，这样的水既不会因为太冷而刺激食管，也不会因为太烫而破坏消化道黏膜。

少量、多次、慢饮——正确饮水三原则。合理的喝水方法应该是，把一口水含在嘴里，分几次徐徐往下咽，这样才能充分滋润口腔和喉咙，有效缓解口渴。

适时喝点淡盐水。很口渴的时候，或者早上起床后喝点淡盐水，会使结肠部位得到水分的滋养，有助于缓解便秘。

主食不能缺

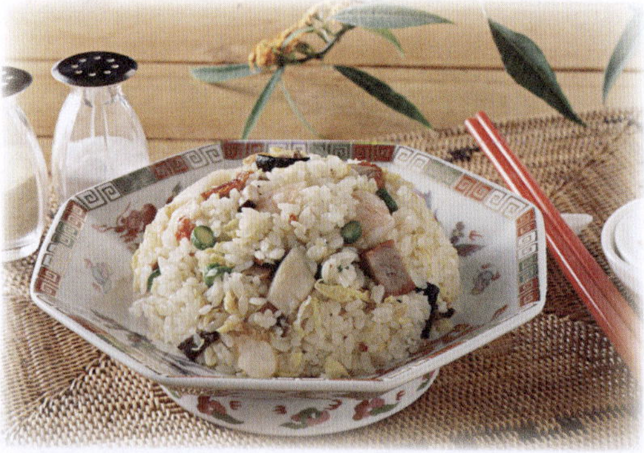

在哺乳期间，家人总担心哺乳妈妈产后营养不够，让哺乳妈妈多吃些肉、蛋、奶、蔬菜、水果类，以为主食是次要的，而且容易长胖，不利于产后瘦身。

事实上，主食是产后哺乳妈妈餐桌上不可缺少的一部分，是糖类、膳食纤维、B族维生素的主要来源，也是热量的主要来源。

如果哺乳妈妈选择少吃甚至是不吃主食，会造成营养缺失，长此以往身体会吃不消，还会影响乳汁分泌。因此哺乳妈妈不仅不能抛弃主食，还应该以主食为主，但需适量，保证营养均衡。

从现在开始，哺乳妈妈要重视主食的“主导地位”，如果怕吃得太多，可适当减少主食的量，配蔬菜、肉、蛋等，这样既不会摄入过多热量，能产生饱腹感，营养还丰富。

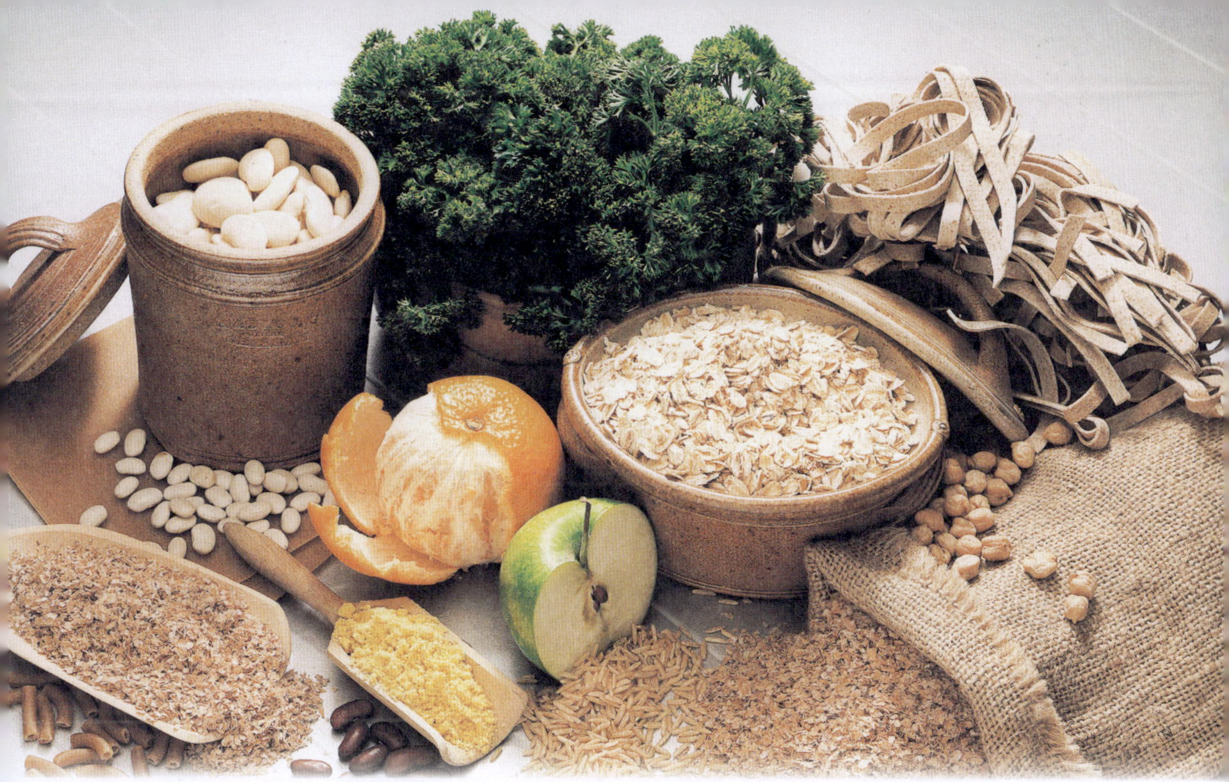

五谷杂粮饭最减肥

从中国人的饮食习惯来看，米饭、馒头等富含糖类的食物确实是长胖的“罪魁祸首”，所以很多减肥的女性都杜绝了食物中的主食，希望以其他食物来代替，然而这种节食方法并不适合哺乳妈妈。

其实，米饭要吃对了，也可以起到减肥的效果。粗粮相对于精细米面，其中所含膳食纤维大大增加，可以增加饱腹感，减少哺乳妈妈总热量的摄入。

家人可以将粗粮、豆类等与米面搭配起来熬成软饭或粥，来给哺乳妈妈食用。不过，哺乳妈妈也要注意，不宜食用太过粗糙、坚硬的食物，仍需以精细米面为主，以免影响消化。

每天蒸个香蕉，肠道顺畅

产后便秘非常常见，如果不能及时得到缓解，不仅会给哺乳妈妈带来痛苦，也会影响身体的恢复。

如果哺乳妈妈有便秘和痔疮，产后要多注意，在产后第1周注意汤水补给，可多吃一些粥、面条等汤水多的食物，补充肠道内的水分，也可多吃些通便的蔬菜和水果等，其中香蕉是不错的选择。

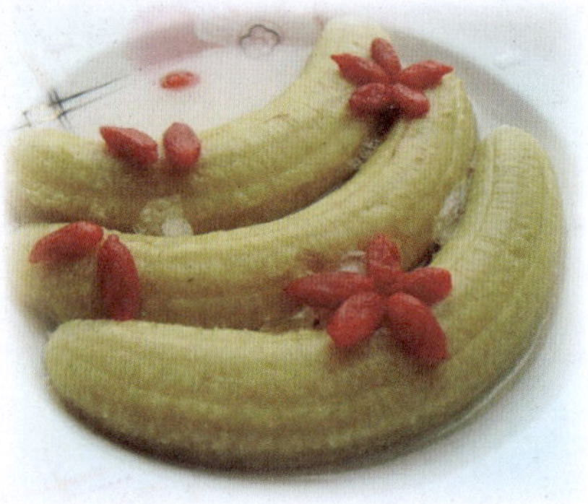

哺乳妈妈易出汗、口干，呈现燥热症状。香蕉含有丰富的糖类，有清热润肠、促进肠胃蠕动的作用，很适合哺乳妈妈食用。不过，香蕉直接吃润肠作用不明显，哺乳妈妈可以把香蕉和蜂蜜或冰糖一起蒸一蒸，早起空腹食用，通便效果更好。香蕉本身就很软，所以蒸的时间不宜太久，10分钟左右即可，连续食用2天，就可以看到效果。

如果哺乳妈妈嫌麻烦，可以每天1杯牛奶，加1根香蕉，当早餐食用。加餐时可以吃1个苹果，也有较好的通便效果。

月子期瘦身 应量力而行

坐月子可是女人一生中改变体质、调理身体的最佳时机，产后新妈妈身体虚弱，需要休养、进补，但这段时间新妈妈的新陈代谢也逐渐变快，如果能抓住时机，科学调养，量力而行，新妈妈月子里也能瘦。

第1周，排毒为重

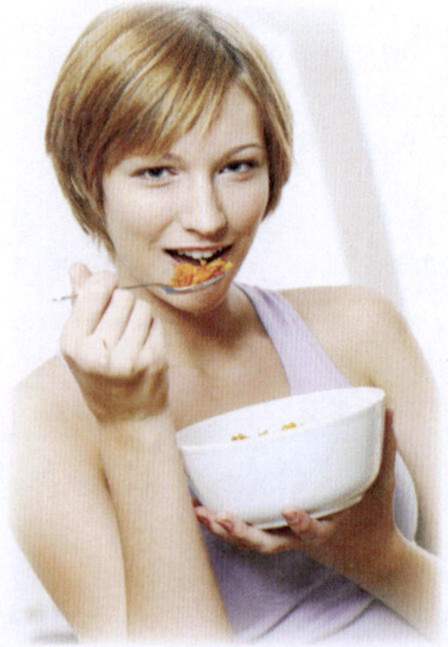

产后第1周，新妈妈刚刚经历分娩，身体还非常虚弱，由于孕期子宫膨大导致的水肿未消，肠胃的消化吸收功能尚未恢复，子宫因刚刚分娩尚未恢复，这一切都表明，新妈妈体内有毒素。因此，产后第1周，新妈妈的主要任务是改变新陈代谢，促进排毒。

产后第1周，新妈妈在恢复的同时，要

改善新陈代谢，促进体内恶露、潴留的水等废物的排出，缓解产后水肿、腹胀等症状。但此时，新妈妈的体力还比较差，胃肠功能因分娩受到影响尚未恢复，在饮食上宜保证清淡，多吃易消化、刺激性小的食物，可以吃些面条、粥，以及喝些蔬菜汤等，也可以根据当地习俗，吃有助于代谢排毒的食物，如香油等。

发汗排毒要适可而止

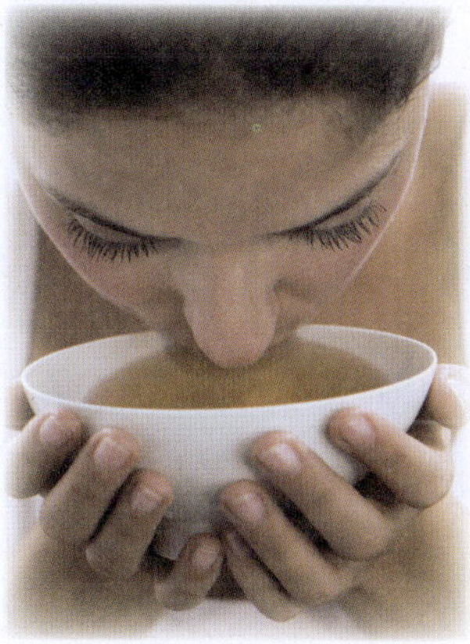

顺产的妈妈在月子里，为了让打开的骨缝闭合，让体内的毒素排出，需要发汗。有些地方让新妈妈发汗时，会给新妈妈喝热汤，有的会建议新妈妈在月子末尾，身体基本恢复后去蒸桑拿，但这些做法对新妈妈身体不利。新妈妈即使出了月子，身体也是比较弱的，不宜待在满是蒸汽的房间里，容易晕倒。

此外，月子里发汗虽然有利于新妈妈身体健康，但也要适可而止。因为新妈妈月子中本身新陈代谢就快，容易出汗，月子期间可以通过偶尔喝热汤的方式适当发汗即可，不必每天都发汗。持续发汗会令原本就身体虚弱的新妈妈变得更弱，反而不利于健康。

产后喝生化汤

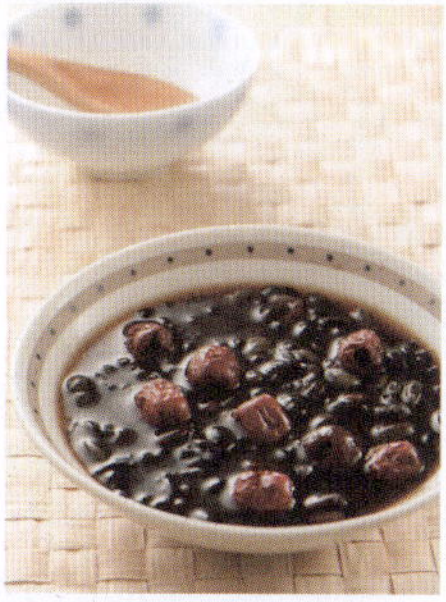

很多地方的新妈妈都有在月子里喝生化汤的习俗，不少新妈妈也口耳相传生化汤的好处，但医生提醒新妈妈，产后生化汤别随便喝。

生化汤有养血祛瘀、温经止痛的功效，适用于产后恶露不行、小腹冷痛症状，中医多用于产后子宫复旧不良、宫缩疼痛的辅助治疗。如果新妈妈恶露排出正常，是不需要喝生化汤的。此外，生化汤要根据体质、子宫恢复状况等来调配，并不能一方多用，所以网上散播的生化汤方子并不适合所有新妈妈。如果新妈妈有子宫复旧不良等问题，最好到医院，及时查找原因，在医生指导下做针对性治疗。

运动排毒，让身体更轻便

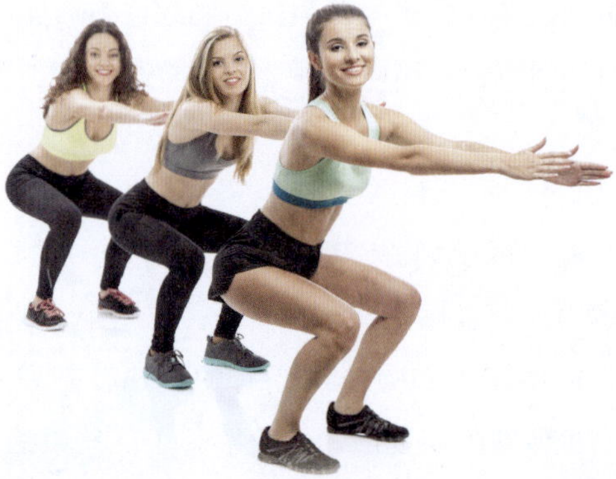

运动也是排毒的重要方法，肢体的活动能够加快血液循环，促进肠胃蠕动，帮助体内毒素快速排出。产后第1周，新妈妈还不能做大量运动，运动幅度、强度、时间都受到限制，但有些舒缓的小拉伸活动，新妈妈可以尝试一下。

顺产的新妈妈从产后第1天就可以活动了，剖宫产的新妈妈则要等刀口恢复后再进行。新妈妈的活动可先从翻身、下床等日常生活中必需的动作开始，然后根据身体恢复和承受能力，逐渐增加活动幅度和活动量。例如，顺产的新妈妈在产后12小时内，在家人的扶持下，在室内散散步，或者去卫生间的活动量就足够了。在产后1周内，运动都要以舒缓的日常活动为主，以新妈妈感觉舒适为度，不可过量。

简单运动，改善血液循环

在产后1周内，新妈妈宜多卧床休息，可在床上做一些简单的腹部活动，改善血液循环。由于刚分娩完，新妈妈的身体还很虚弱，在运动的选择上宜谨慎，尽量选择没有大幅度动作的运动，以微微促进血液循环为宜。以下动作非常简单、舒缓，顺产妈妈从产后第1天就可以做。

平躺于床垫上，双臂和双腿平行放置，每次坚持 5 分钟即可。

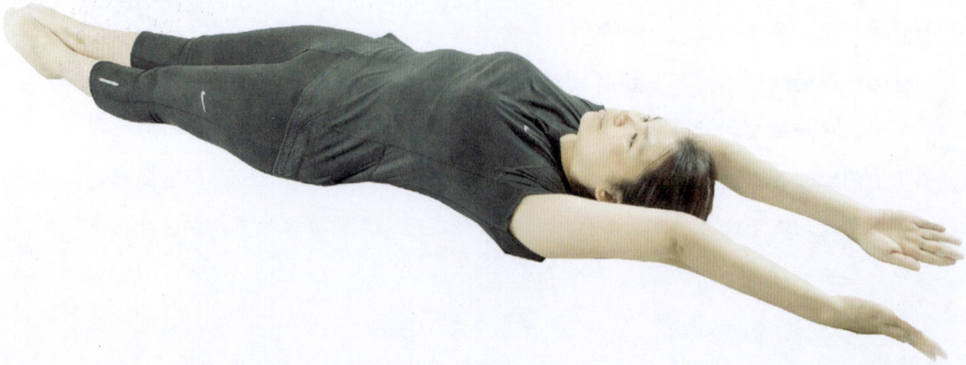

第2周，子宫恢复最要紧

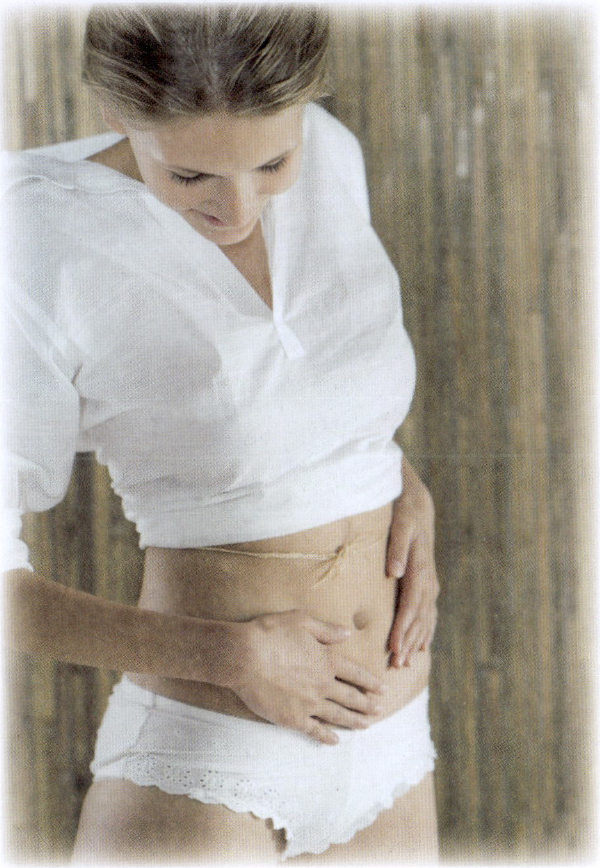

经过1周时间的调整，新妈妈身体渐渐恢复，脾胃功能开始恢复。在这一周里，子宫会恢复，基本上进入盆腔内。如果此时新妈妈摸摸小腹部，能摸到硬硬的、圆圆的东西，表明子宫恢复不佳，要促进子宫恢复。

恶露是子宫恢复的“晴雨表”，随着产后新妈妈身体的恢复，恶露的质、量、颜色都会发生变化。提前了解这些变化，可以推测子宫恢复情况。

分娩后，新妈妈多会排出像月经一样的血样恶露，色鲜红，含大量血液，量多，有时有小血块，有少量胎膜及坏死蜕膜组织，一般可持续三四天。

分娩四五天后，子宫出血量逐渐减少，浆液增加，转变为浆性恶露。浆性恶露持续10天左右，浆液逐渐减少，白细胞增多，变为白色恶露。

分娩10天后，恶露呈现黏稠、色泽较白的状态，其中含有大量白细胞，表明子宫恢复状况良好。一般子宫恢复良好的，恶露会在产后14～21天消失，产后42天内恶露干净均属正常，新妈妈可以根据自身情况加以判断。

按摩腹部，巧排恶露

新妈妈产后瘦身，要坚持瘦身与调理身体并进的原则。按摩腹部就是一个很好的

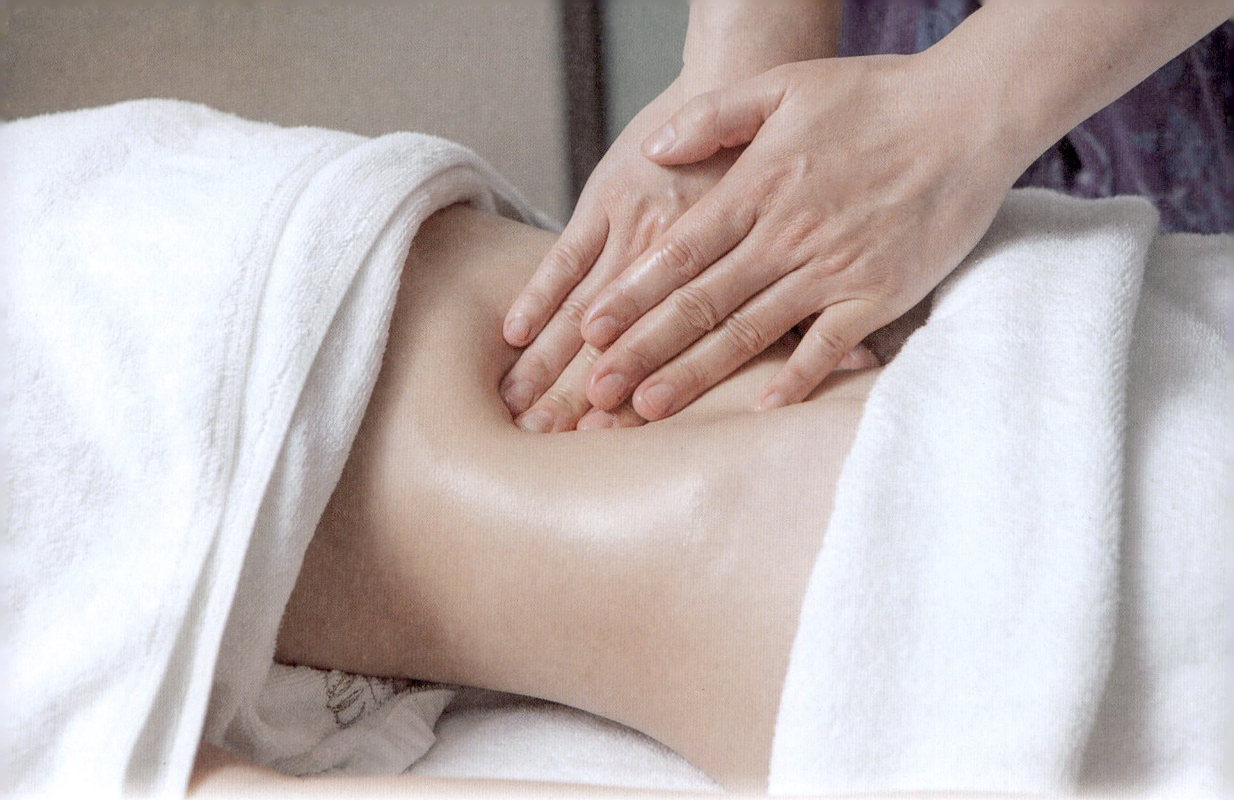

运动方法，既有利于新妈妈尽快排出恶露，又能让腹部的肌肉变紧实。新妈妈可以这样按摩：

平躺于床上，用拇指在肚脐下约10厘米处（子宫的位置）轻轻地做环形按摩。每天按摩2次，每次3～5分钟。当子宫变软时，用手掌稍施力于子宫位置，做环形按摩，如果子宫硬起，则表示收缩良好。

当子宫收缩疼痛厉害时，暂时停止按摩，可采取俯卧姿势以减轻疼痛。腹部按摩可以刺激胃肠蠕动，帮助子宫复原及恶露排出，也可预防因收缩不良引起的产后出血。

靠墙站站就能瘦

产后妈妈想要塑造好身形，只要注意一些细微小动作就可以了。瘦身根本没有想象那么难，不用多费心，每天靠墙站站也能瘦。不信，新妈妈就试试吧。

每天晚饭后30分钟，靠墙站立，把整个背部紧贴在墙壁上，臀部、背部、腿、腰部、头、脖子等都尽量贴紧墙面，每次15分钟，每天做一次，一周后就可以收到效果，不仅瘦腰，腿也会变得又细又直。这是因为人在靠墙站立时，大腿内侧、小腿肚、腹部等部分的肌肉紧张，可促进脂肪消耗。

这种方法很适合新妈妈，不用花太大力气，时间也不长，每天15分钟就够了。不过要是在实施过程中，新妈妈有不适的感觉，千万不要勉强，及时停止。

第3周，小动作瘦全身

进入产后第3周，大部分新妈妈的身体已经恢复得很好了，恶露已经变成白色，有的新妈妈恶露甚至已经消失了。不过，这并不代表新妈妈的身体完全恢复，因分娩损失的血、元气，以及内脏的恢复等，还需要一段时间。

新妈妈此周还是宜以休息为主，但是适时做些小活动，对日后的瘦身可是非常有益的。在这周内，新妈妈依然不能久站、久坐或久蹲，但可以在室内溜达，做一些简单的不累的家务，如整理洗好的衣服等。对处于产后第3周的新妈妈来说，这些看似简单的、随手可做的小活动，也能为以后瘦身打下良好的基础。

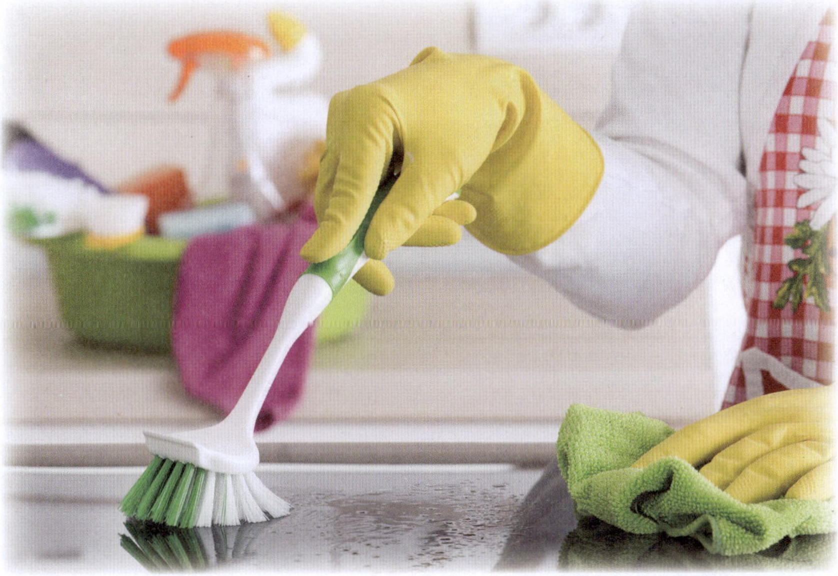

搭配蛋白质饮食，瘦身也要健康

产后第3周，宝宝的母乳需求增大了，总是把新妈妈的乳房吃得瘪瘪的，此时催乳成为新妈妈当前最主要的工作，而营养又均衡的饮食是充足母乳的重要保证。所以产后妈妈要吃得好，并配合运动，才能既保证母乳，又能瘦身。

在产后2周内，由于新妈妈肠胃正处于恢复状态中，多是清淡饮食，从本周开始，新妈妈的胃肠完全恢复，需要多补充蛋白质了。

新妈妈可以多吃一些鸡、鸭、鱼、瘦肉、牛奶、蛋等脂肪含量少，优质蛋白质含量高的食物，其中鸡蛋、牛奶中的氨基酸比例最适宜，可常食。但产后新妈妈不可多吃鸡蛋，每天吃一两个就够了。牛奶可以保持每天1杯，不仅能补充蛋白质，还可以补钙。

产后妈妈在补充蛋白质的同时，别忘记吃蔬菜、水果，只有均衡的营养，配合适当的运动才能瘦得健康。

此外，想要瘦身的哺乳期妈妈宜将动物蛋白质和植物蛋白质搭配食用，两种蛋白质可以相互补充，避免营养单一化，更有利于健康。动物蛋白质主要来源于肉类、蛋类和牛奶，而植物蛋白质则来源于大豆、豆制品及坚果。产后新妈妈每餐饭既要保证有肉类，也要有豆制品。

第4周，瘦身好时候

到了第4周，很多新妈妈都会感觉身体较前3周有很明显的变化，变得轻快、舒畅了。腹部明显收缩了很多，会阴侧切和剖宫产的新妈妈也不再出现伤口的疼痛，此时，正是顺应身体的状况，进行产后运动和瘦身的好时候。

产后第4周，全身各部位几乎完全恢复正常，新妈妈的心情也会变得轻松些。天气晴朗的时候，可以带着宝宝走出房间，呼吸一下室外的新鲜空气。空闲的时候，也可以自己到屋外走一小会儿，对健康大有好处，也有利于让自己尽快调整到怀孕前的状态。

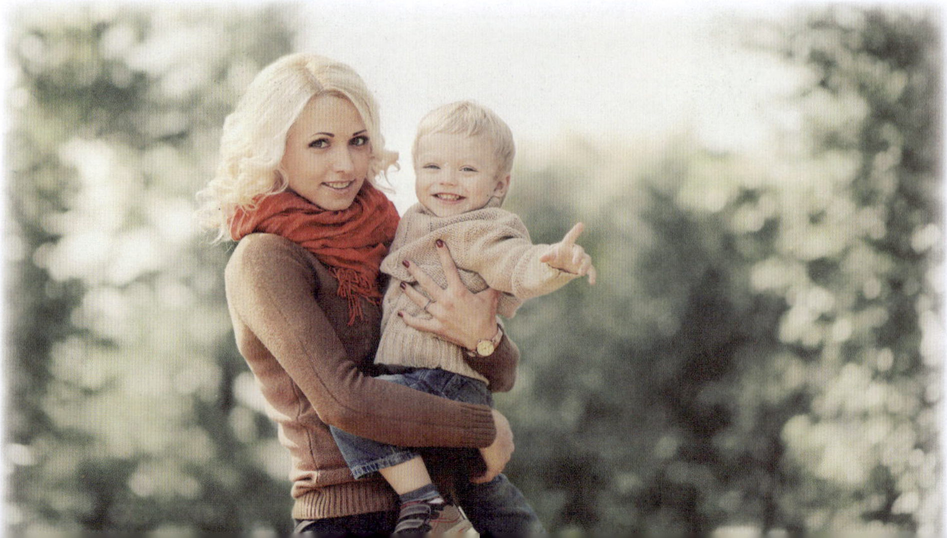

可适当增加运动量

经过了将近一个月的身体恢复，大部分新妈妈的身体已基本复原，在医生允许的情况下可以适当增加运动量，但同样以不感到疲劳为前提。如果新妈妈贸然增加运动量，不仅会前功尽弃，还会对身体造成伤害。新妈妈尤其要注意，一定要避免那些高强度的动作，毕竟身体还没有完全恢复。

随时进行的锻炼方式

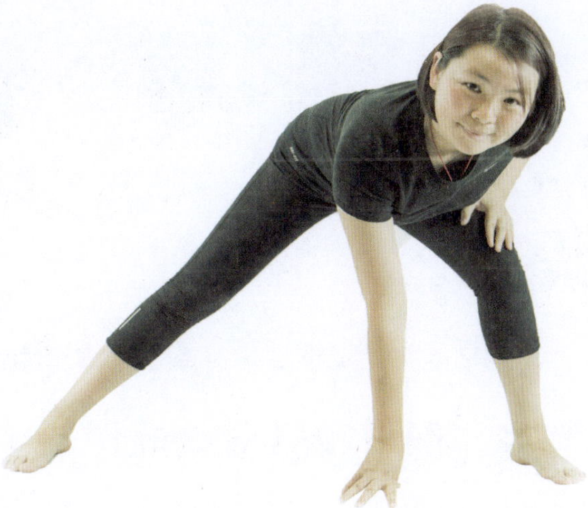

快出月子了，家人对新妈妈和宝宝的照顾可能不像之前那么无微不至，需要新妈妈更加独立了。有的新妈妈就觉得时间很紧张，整天忙忙碌碌的，没有时间瘦身。其实，产后不一定要专门拿出完整的一段时间来锻炼，生活当中随时随地都可以进行锻炼。如洗衣或做饭时，不要只是站着，可以做提肛运动。打电话时，用脚尖站立，使腿部和臀部的肌肉绷紧。因为产后忙于换尿片及抱宝宝，总是弯腰，所以有机会就要深呼吸，伸直背，挺直腰杆。平时乘坐电梯时，尽量贴墙而立，将头、背、臀、脚跟贴紧墙壁伸直，这样做都可以使新妈妈的身材保持挺拔。

边散步边瘦身小妙招

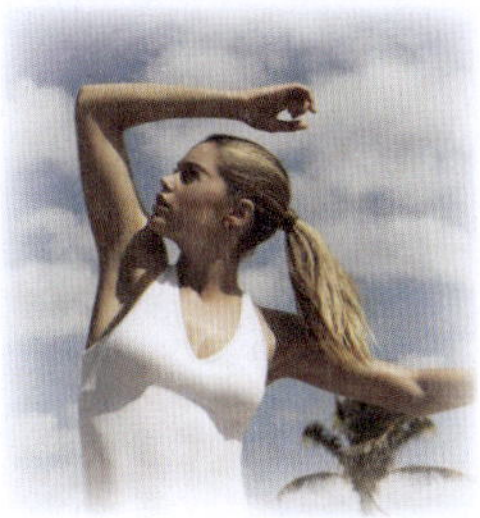

★ 边散步边收紧腹部：可以在走路、站立时都稍稍收紧腹部。不但腹部会趋于平坦，走姿、站姿也会优雅许多。

★ 拍打小腹：边散步边拍打小腹可是减腹的好办法。双手攥成空心拳，轮流叩击小腹左右，可按一定节奏拍打，这会比单纯散步多消耗一两倍热量。

暂时不能出门的新妈妈也别急：这些动作完全可以在房间里边溜达边进行。

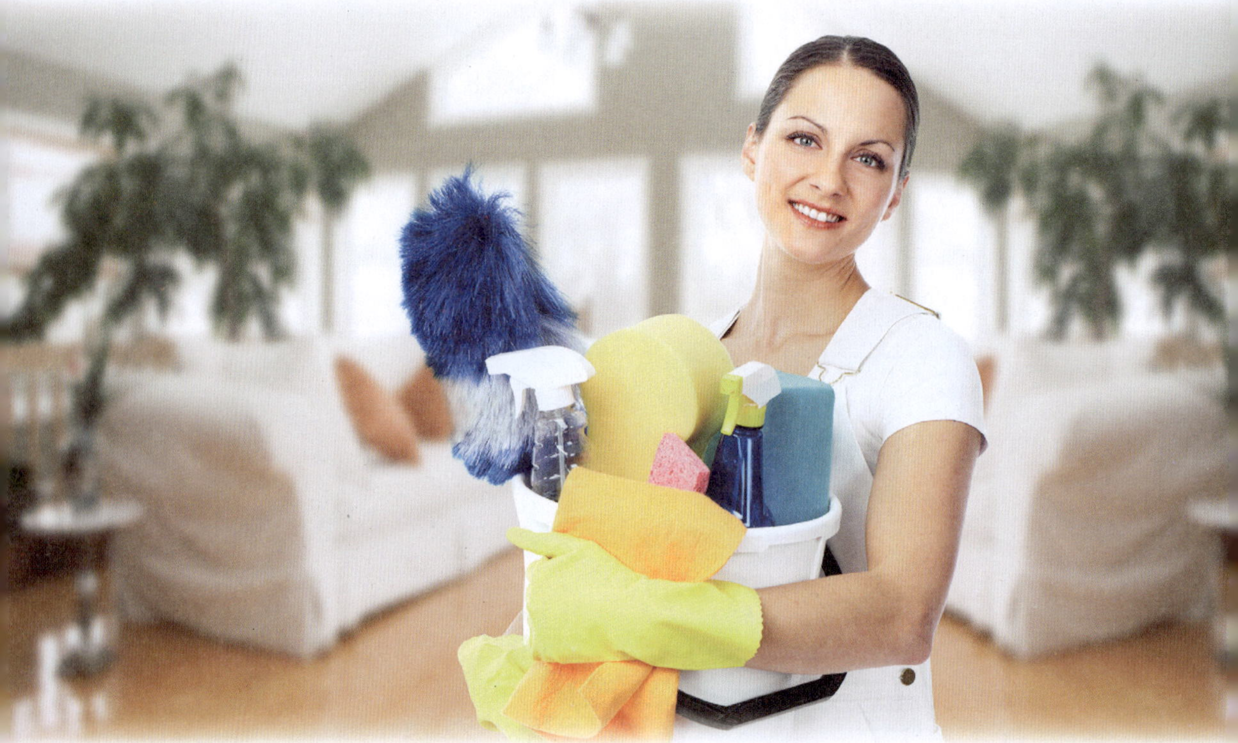

第5周，简单家务活动筋骨

到第5周的时候，新妈妈的子宫进一步恢复，慢慢收缩到原来的大小，身体的其他状况也在一步步恢复，此时可以继续坚持上周的瘦身计划，也可以根据满月后身体的情况，做些中等强度的运动。在饮食上，宜继续坚持营养搭配，可适当注意膳食纤维的摄入。

从本周开始，新妈妈会明显感觉到身体恢复得很好了，在保证足够休息的同时，也可以做些简单家务，如自己带宝宝，天气好时带宝宝去户外散散步等。这样做可以调节身体的新陈代谢，促使体内产生催乳素，令新妈妈产生幸福感，而且也有助于促进体内脂肪分解，消耗多余的能量。需要注意的是，做家务时不要太劳累，也不要过度用力，避免提重物，一切活动都要以不感觉到疲劳为宜。

避免高强度运动

进入本周，很多新妈妈都以为自己已经出月子了，其实不然，新妈妈自宝宝出生、胎盘娩出到全身器官（除乳腺）恢复至正常状态，大约需要6周，这42天称为产褥期，也就是我们通常所说的坐月子，所以本周新妈妈运动和瘦身时仍旧不能掉以轻心。

可重复前几周的瘦身运动，根据身体的恢复程度，适当增加运动时间和次数，但是千万不可做高强度动作，避免对身体造成损伤。

适当做些简单的家务

本周，大部分顺产新妈妈的身体已经恢复，剖宫产妈妈也已基本恢复正常，可以适当做些简单的家务，如做饭、用洗衣机洗衣服、给宝宝洗澡等。这些简单的家务能让新妈妈的产后生活丰富起来，不觉乏味，还能起到锻炼的效果。

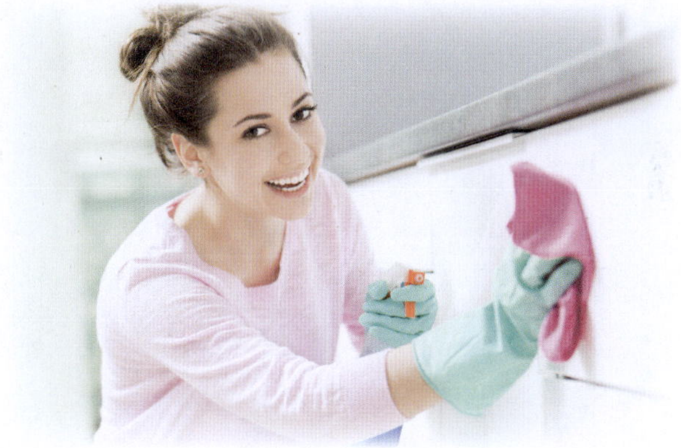

不过，新妈妈不能因为身体已有一定恢复就开始进行繁重的劳动。新妈妈应避免长时间站着或集中料理家务，因为此时身体还是相对虚弱的。

虽然此时新妈妈的身体已经基本恢复，但还是要以休息为主，所以在做家务时，要以不疲劳为限。

第6周，出去走走吧

进入产后第6周，大部分新妈妈的身体都已经恢复，基本上与孕前无区别了，所以这时也是新妈妈运动的好时机，真正开始运动瘦身的时间来了！在饮食上，新妈妈因要保证哺乳，还需要摄入均衡的营养，尤其是B族维生素的摄入，有助于与运动搭配，让新妈妈恢复曼妙身姿。

产后第6周，新妈妈可以根据自己的身体状况来选择运动内容，可以适当加一些器械练习，如哑铃等，但在练习前最好先问问医生或健身教练。在运动过程中，也要及时观察身体状况，出现不适，要及时停止。

此外，产后6周在进行运动时，还是需要“悠着点”，别急于求成。毕竟现在的体重可是怀孕后40周长出来的，所以减重也应慢慢规划。在运动的选择上，也宜保持前几周的强度，可以出去走走，做做舒缓的拉伸练习，系统地练习肌肉的运动最好遵从医生的建议，等到做过产后42天检查以后再开始。

照顾宝宝、锻炼，哪个都不能少

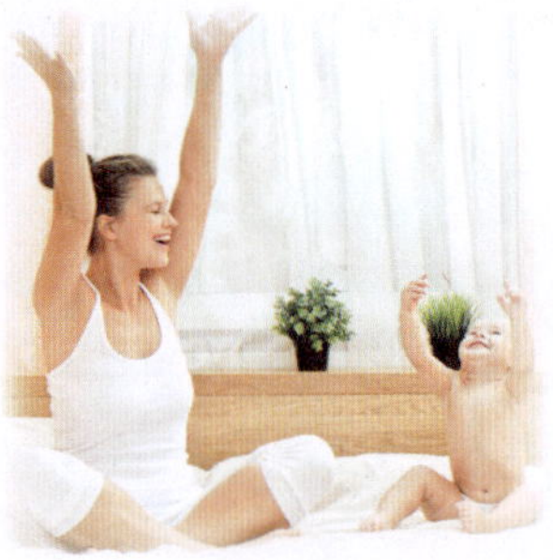

★ 新妈妈要照顾宝宝，抽出专门的时间来锻炼很困难，但是只要有心，这件看似困难的事，也能变得很简单。

★ 有氧运动30分钟，分成3次做。如果你无法腾出30分钟来运动，可以尽量在一天里锻炼3次，每次10分钟。

★ 找到自己喜欢的锻炼形式。锻炼的方式有很多种，但只有自己喜欢的运动才能坚持下来，如和宝宝一起做运动。现在有很多亲子运动，非常有趣，还能锻炼身体，新妈妈可以找一些能把宝宝放到背巾里的舞蹈动作，和宝宝一起做一做。

★ 建立一个新妈妈瘦身群。新妈妈可以与身边的妈妈建立一个瘦身群，可以相约一起运动，或者制订瘦身计划，也可以在网上互相交流运动心得，也有助于新妈妈把运动坚持下去。

本周运动要遵守的守则

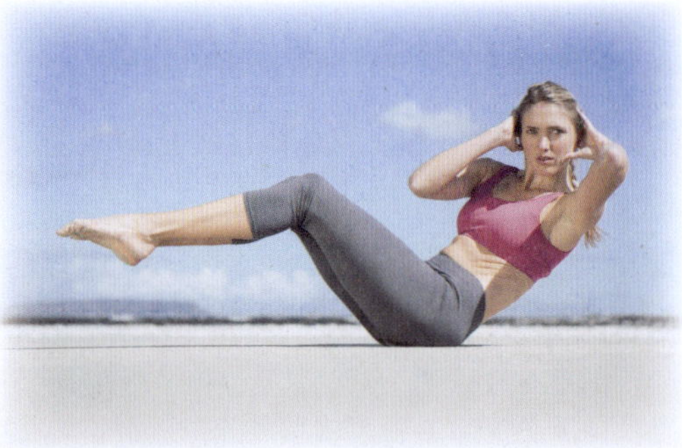

产后第6周，新妈妈可以做一些中等或高强度的瘦腰收腹运动了，但在做之前，新妈妈需要确定两点。

第一，要确定自己在最初的几周是否做运动了。产后运动需要循序渐进地进行，从产后开始运动，到产后6周，应该会觉得自己强健而有活力，此时运动幅度、强度才可以稍微增加一些。

第二，确定腹肌是否恢复。新妈妈可以用运动的方式来确定，如果新妈妈能轻松地做15次腹部收缩运动，并且已经做了好几天，那么表示腹肌能够承受一些强度更高的训练了。如果新妈妈在做腹部收缩运动时，有肌肉肿胀感，或者做的过程中肌肉会颤抖，则表示新妈妈选择的运动太激烈了，有必要恢复重新做一些较轻松的运动。

剖宫产新妈妈这阶段依然需要做舒缓的运动，直到手术后的10～12周，才可以逐渐增加运动强度。

剖宫产妈妈这样瘦身

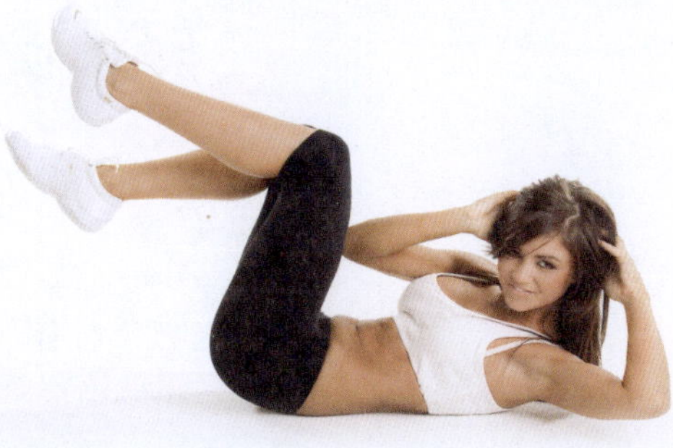

剖宫产新妈妈的腹部、子宫等，在分娩过程中受到了不同程度的损伤，所以不能贸然开始瘦身、运动，需要等待身体的恢复，以及做好充足的准备。即使在身体恢复后，开始瘦身也宜注意细节，以免影响身体健康。

由于剖宫产的伤口恢复需要时间，因此剖宫产妈妈的运动需要比顺产妈妈晚一些。剖宫产妈妈通常在产后56天后脱离产褥期，经产后常规检查，医生确定可以运动之后，才可进行有针对性的消除腹部脂肪的运动，如仰卧起坐、游泳，以及锻炼盆底肌肉等稍强烈一些的运动。

术后24小时，一定要下床

随着分娩后麻醉药效的消失，剖宫产妈妈会感到伤口疼痛。此时，很多新妈妈都不愿意动，就想躺在床上扛过疼痛，但其实，剖宫产新妈妈在术后24小时内，一定要下床。

术后24小时及时下床，一是需要解决排尿问题，剖宫产妈妈越早排尿，对身体康复越有利；二是术后及时下床走走，有助于避免肠粘连，让剖宫产妈妈身体恢复更好。

很多剖宫产新妈妈因为害怕下床时伤口疼痛而不肯动，这是错误的。尽管下床很疼，但是新妈妈应该想到这相对于自然分娩的痛苦要小多了，要端正态度，及时下床排尿，帮助伤口愈合。

不能运动，但可以适当活动

剖宫产新妈妈在月子里虽然不能进行肌肉运动，但是从产后3周开始，可以进行一些舒缓的活动，如在室内走一走，做一些柔和的拉伸运动，或者在床上活动一下四肢，这对促进剖宫产新妈妈的新陈代谢及身体康复是非常有益的。

理论上，产后3个月，剖宫产新妈妈就可以进行有针对性的肌肉运动了，体形也会随着运动和饮食的控制而渐渐恢复到孕前。研究显示，科学合理的饮食和运动，加上正常的工作，会让大多数妈妈在宝宝1岁以后恢复到孕前的体重和体形。

42天后 轻松瘦全身

出了月子，终于可以“动”起来了！新妈妈的瘦身计划终于可以启动了！不过，新妈妈的身体还没有完全恢复，运动也要谨慎。跟着身体的恢复状态“动”起来，轻轻松松瘦全身！

超简单瘦身瑜伽

瑜伽很适合产后妈妈，它不仅能让妈妈的身体和心灵在忙碌的照顾宝宝过程中保持放松和舒适，还能拉伸、锻炼肌肉，让身体变得柔韧。只要坚持做，就能塑造完美曲线，让妈妈的身体看起来流畅而又美丽。令人惊喜的是，瑜伽还能帮助身体恢复！

瑜伽的瘦身效果没有有氧运动明显，但长期练习瑜伽，能调整全身曲线和线条，坚持一段时间后，就会发觉腰腹部位，穿衣服时明显变得宽松，体态也更匀称。

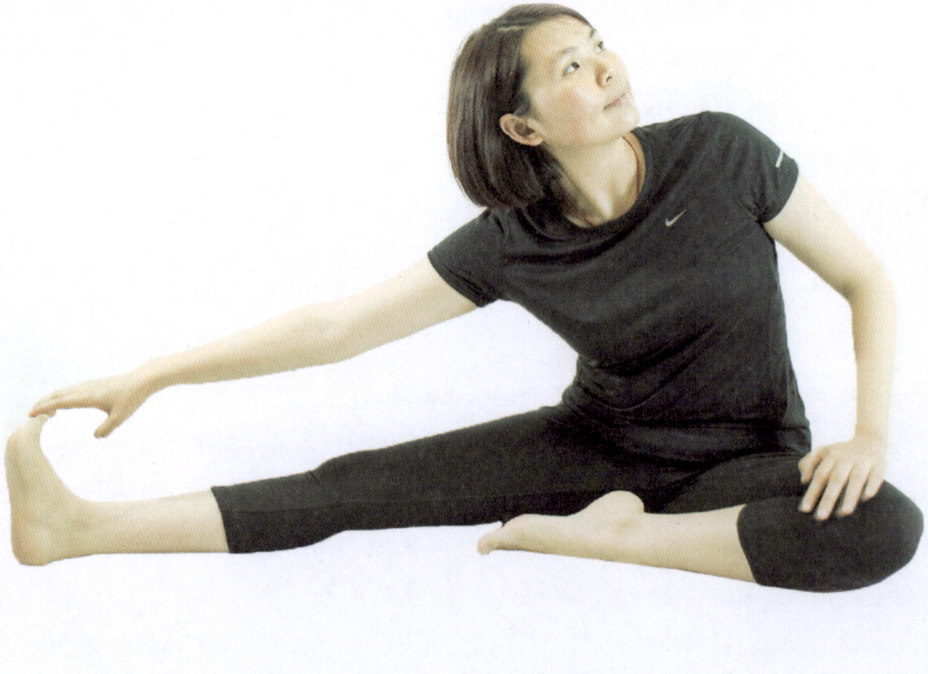

蹬自行车——灵活髋部，缓解静脉曲张

可以按摩内脏器官，产后妈妈常做此动作，有助于去除子宫内的瘀血，锻炼两腿，使腿部肌肉更加有力，可提高髋部和膝关节的灵活性，减轻静脉曲张所引起的胀痛感，令两腿修长而匀称。

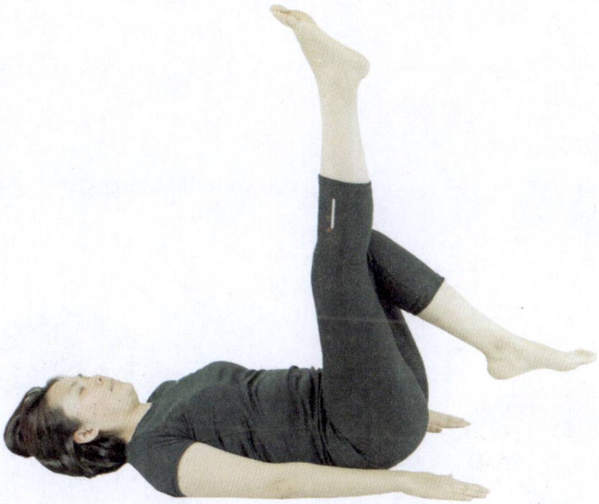

1. 仰卧在垫子上，两手放于体侧，手心朝下，双腿弯曲放松。
2. 屈膝抬高双腿，上半身保持不动，感觉自己要蹬自行车的样子。
3. 首先左腿保持弯曲，右腿向上伸直。右腿向下蹬去，保持在空中的姿势，左腿仍然保持弯曲姿势不变。
4. 然后右腿弯曲，左腿向上伸直。在左腿蹬下去的时候，右腿同时抬起来。
5. 按照这个顺序，先顺时针方向蹬10次，再逆时针方向蹬10次。

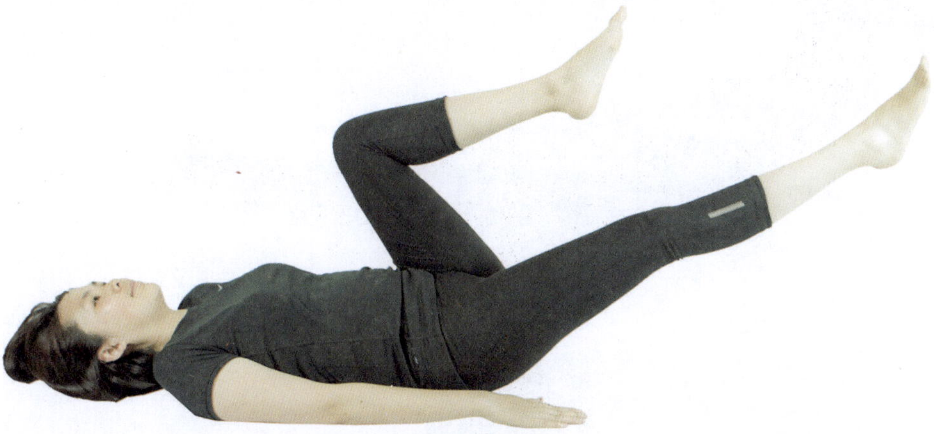

虎式变体——产后不要大骨盆

这是产后妈妈极好的练习姿势，有助于使脊椎得到伸展和运动，强壮脊椎神经和坐骨神经，减少髋部和大腿区域的脂肪，还有防治产后子宫移位的作用。

温馨提示

清晨或傍晚练最好

清晨身体还有些僵硬，做做瑜伽能激发身体活力，让一天保持好精神。傍晚的瑜伽可以扫除一天的疲劳和紧张，使新妈妈感到宁静平和。

练习频率

此动作，每侧腿重复5次，一次5分钟。每周做3次，频率因人而异，需循序渐进。

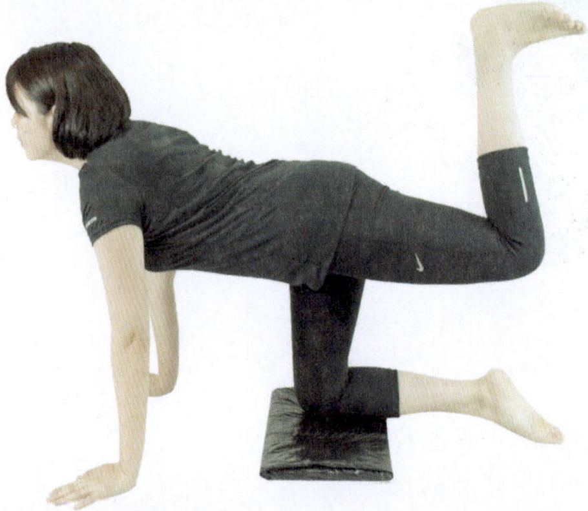

1 双腿屈膝跪于垫上（建议跪在毛毯上），双臂垂直于地面，保持背部的伸展。吸气时抬起左腿。

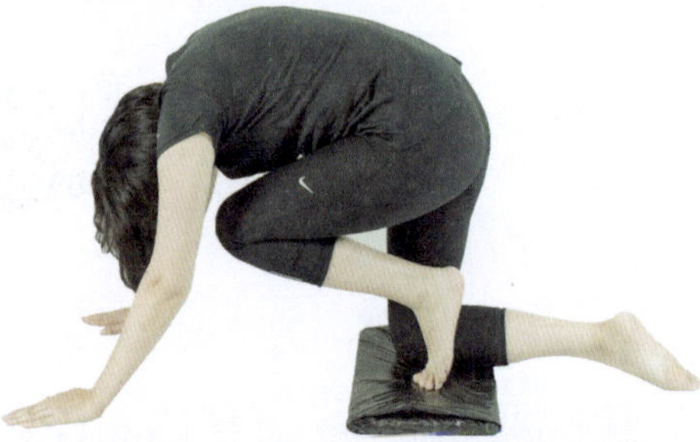

2 呼气时左腿屈膝向前，同时低头。

3 吸气时身体回原，右腿屈膝，脚回勾。重复5次，换另一侧。

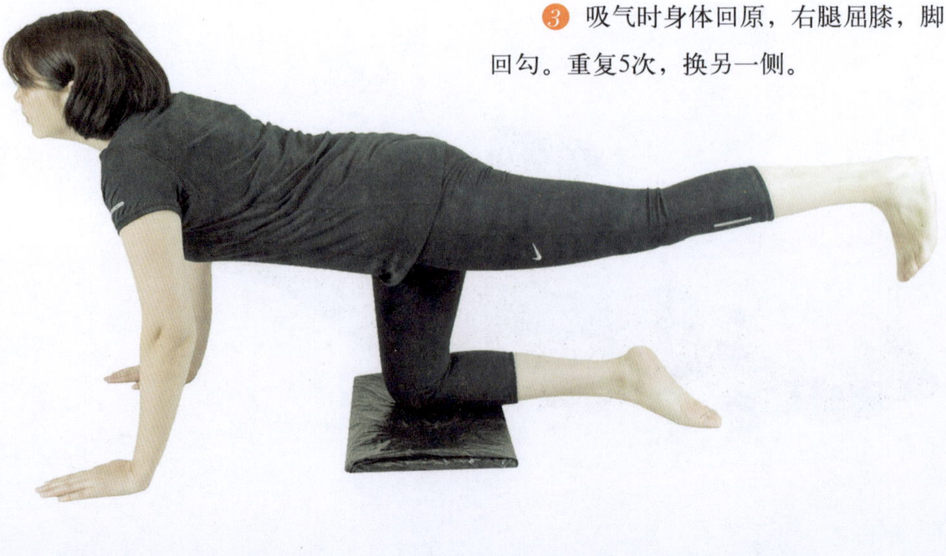

侧角伸展式——增强身体柔韧性、平衡感

这套动作能最大限度地拉伸身体肌肉，不仅能瘦小腿，还能拉伸双臂、肩部和腰背部的肌肉，同时还能增强身体的柔韧性和平衡感。

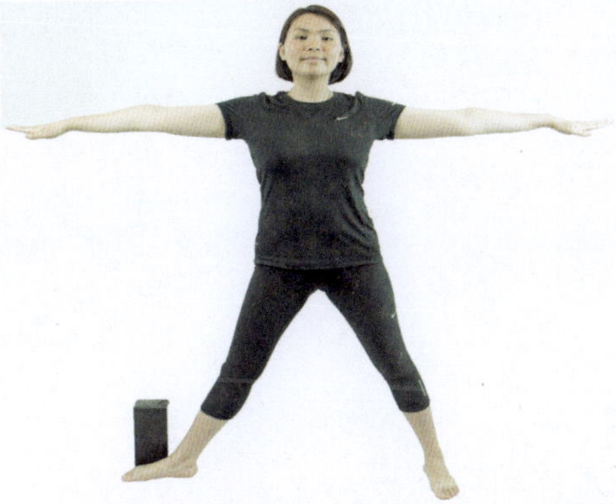

1 双臂侧平举，双脚分开一腿长，左脚尖稍内扣，右脚90°向外旋转。右脚脚跟对准左脚脚心。

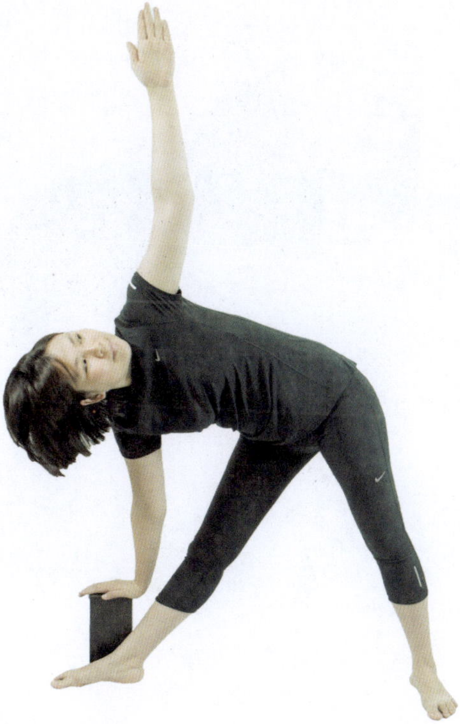

2 骨盆和躯干朝向正前方。吸气，右手带动身体向右侧拉伸。呼气，右手下落，放置于右脚外侧的瑜伽砖上。吸气时向上延伸脊椎，双膝上提，右大腿收紧。

运动时长和强度

整体动作以不超过15分钟为宜。

如果身体允许，可以稍事休息一会儿再继续做一遍。

运动中途感到不舒服要立即停止。

一周做几次

每天做1次就可以。

身体柔韧度好的新妈妈可以每天晨起和晚上各做1次。

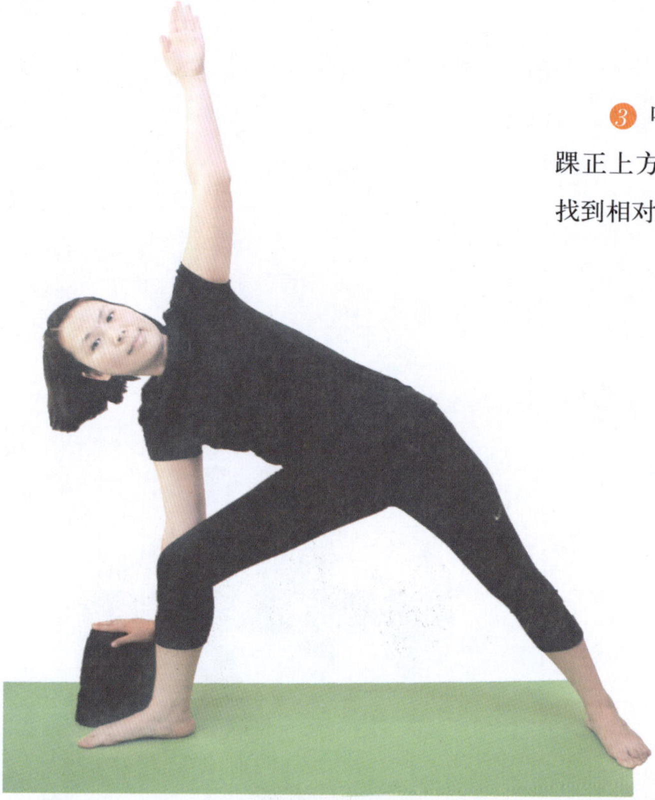

③ 呼气，弯曲右膝，膝盖位于脚踝正上方。右手小臂与右小腿重合，找到相对抗的力量。

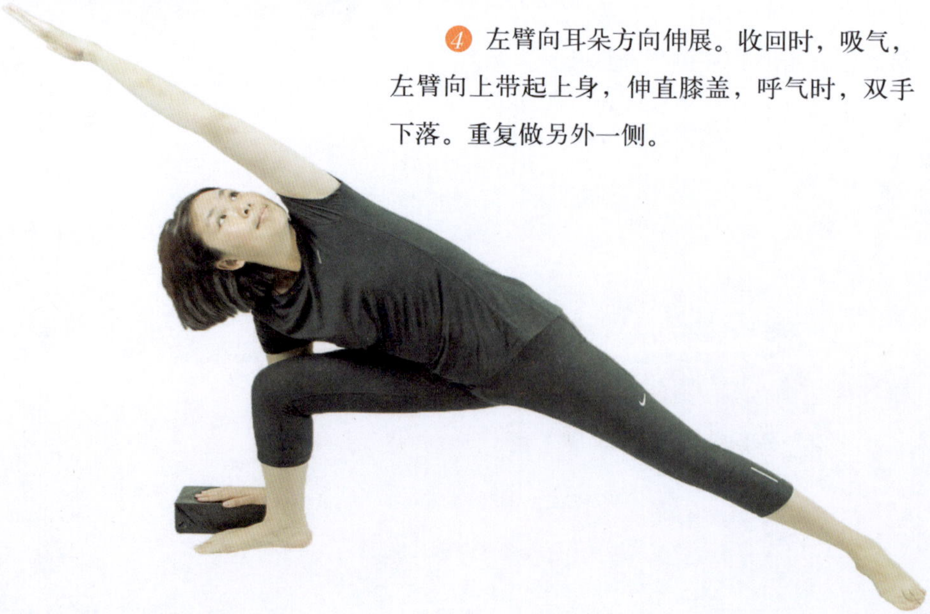

④ 左臂向耳朵方向伸展。收回时，吸气，左臂向上带起上身，伸直膝盖，呼气时，双手下落。重复做另外一侧。

英雄坐扭转——美化腰部、肩背部线条

此动作非常适合小腿肿胀、膝关节易疼痛的新妈妈做，有保护膝盖的作用，扭转腰部，双臂上拉的动作能拉伸腰背部，美化新妈妈的腰部、肩背部线条。

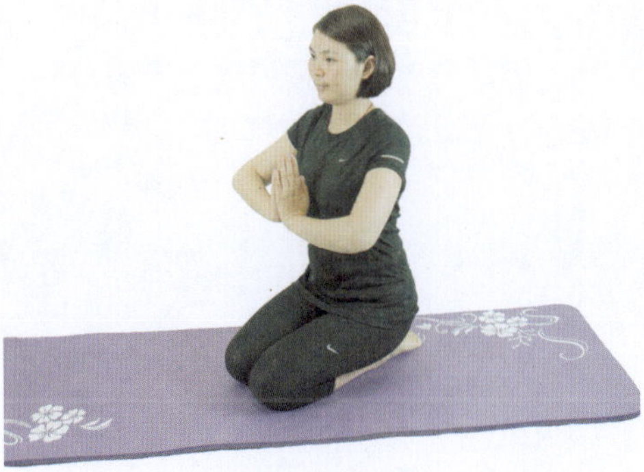

1 双腿屈膝跪坐于垫上，双手合十，呼吸平稳。

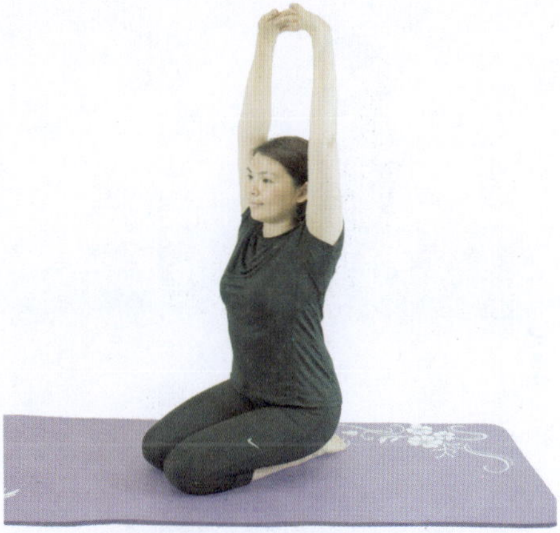

2 吸气时，双臂向上抬起十指交叉，反转手腕掌心朝上。

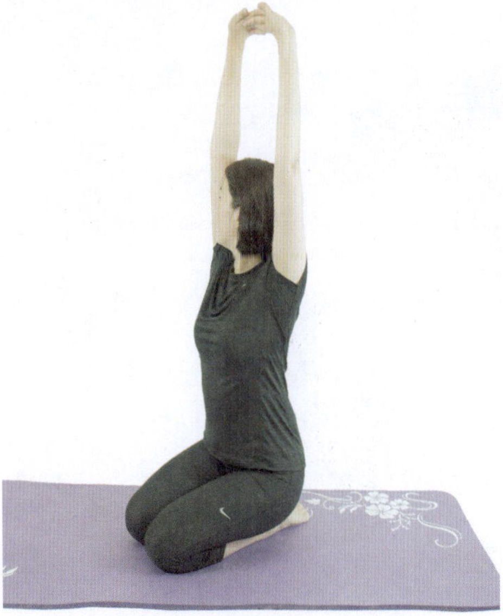

3 保持两侧腰部的向上伸展。呼气时，身体向右扭转，停留20秒。吸气，回到中间。再做另一侧。共2组。

运动时长和强度

整个动作中都要保持背部挺直，效果才好。

进行5分钟就可以了。

注意肩关节别过分拉伸。

一周做几次

每天早晚各做1次就可以。职场妈妈在工作间隙站着也可以做一做。

温馨提示

运动前

做瑜伽前要选择一个合适的胸罩，别太紧，也别太松。

运动时

要循序渐进进行，扭转动作宜缓慢。背部要保持挺直，可在扭转时保持15秒，以加强效果。

半脊椎扭转——辣妈绝不能虎背熊腰

这套半脊椎扭转式瑜伽能够增强脊椎的灵活性，收细腰围，非常适合新妈妈瘦腰、拉伸背部。分娩6周后可做。

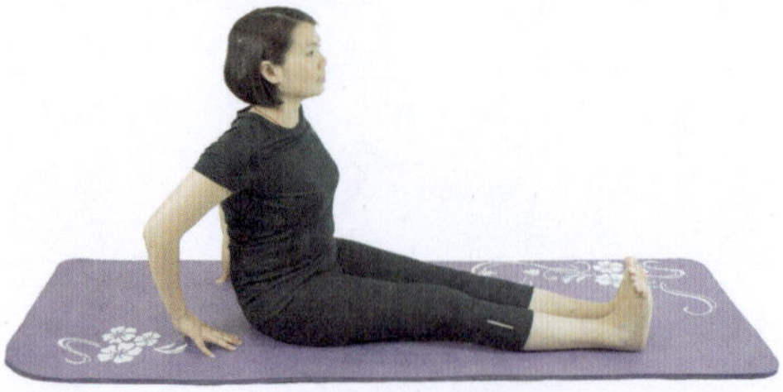

1 坐在垫上，两腿向前伸直，脚趾勾起，手臂垂放于体侧，背部保持向上伸展。

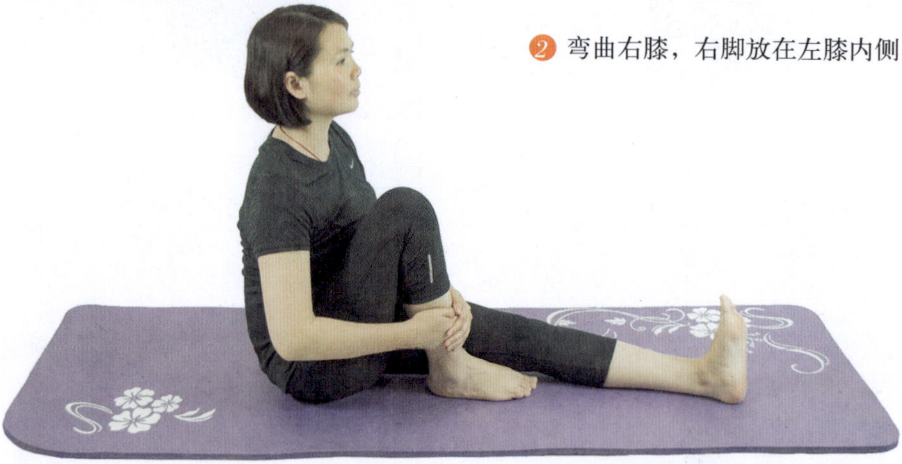

2 弯曲右膝，右脚放在左膝内侧。

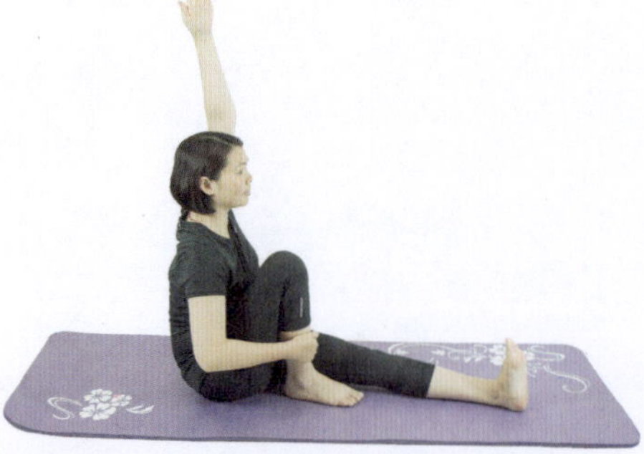

3 吸气，左臂向上伸展，右手放在右小腿上。

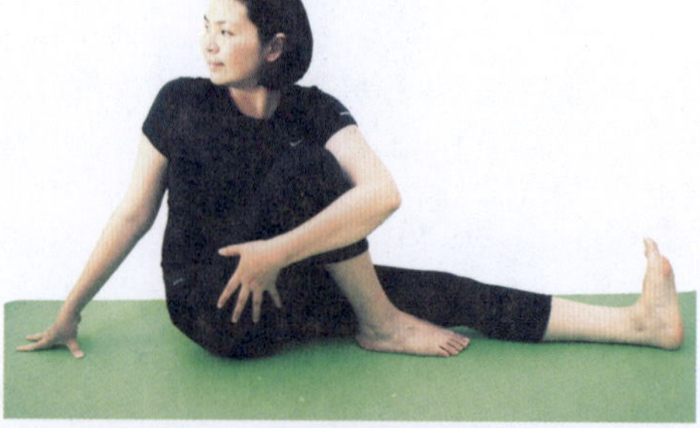

4 呼气，从胸椎开始向右后方扭转，左手放在右大腿上，右手放置身后，保持均匀呼吸，停留15秒。吸气，回到第一步。稍做调整，练习另一侧。

腿部拉伸——按摩腹部促恢复

此动作能拉伸大腿、小腿、背部、腹部肌肉，缓解产后妈妈腰酸背痛，屈体姿势，还能按摩腹部器官，有助于提高其正常功能，防止或缓解静脉曲张。

1. 起跑式，左腿屈膝90° 于地面，右腿向后伸展。
2. 将右腿屈膝落在毛毯上，吸气时，将左腿缓慢向后伸展，同时背部向前伸展，停留15秒。
3. 呼气时，左腿屈膝向前，右小腿抬起贴靠大腿后侧，右手辅助拉住脚背，停留15秒。按照顺序，做另一侧。

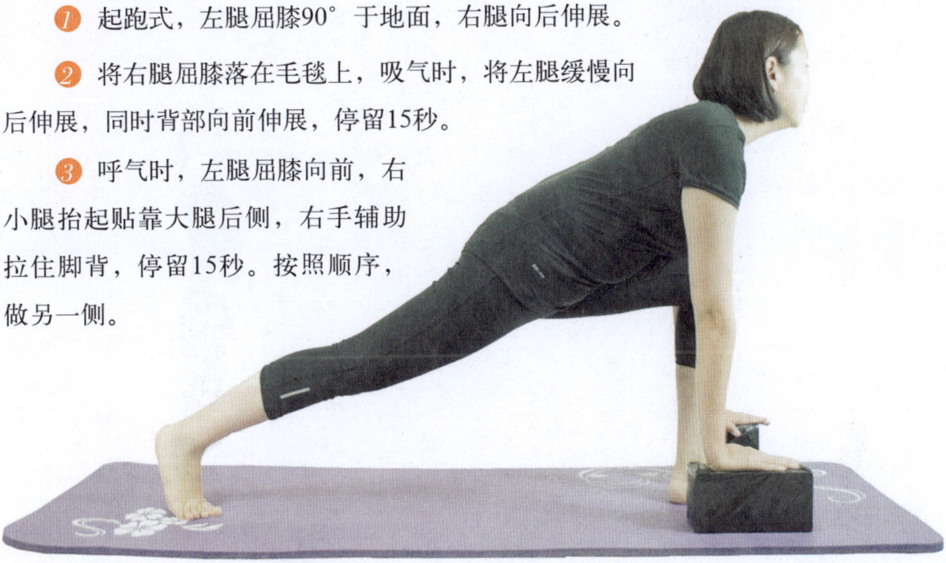

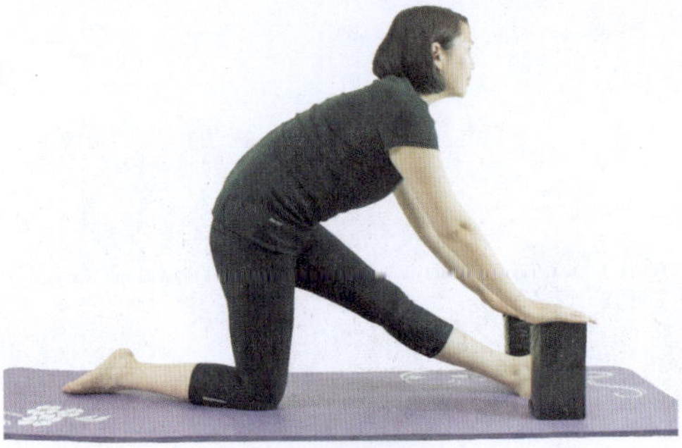

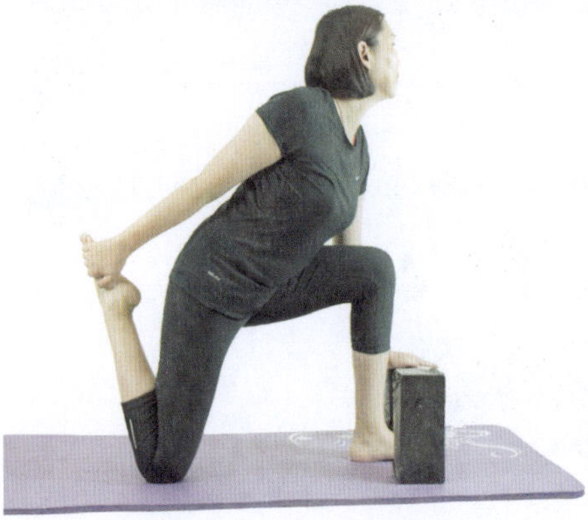

练习瑜伽小贴士

空腹或饭后2小时后练习较好。

在练习瑜伽前30分钟，最好喝点水，有助于促进新陈代谢。

每天练习40分钟，新妈妈可以分成4段来练习。

运动注意

每天做此动作，两侧都做1遍，一天重复两三遍。

这是一个舒展幅度较大的动作，运动时注意一定要轻柔，不要给腹部压力。

如果觉得后面的动作困难，做第一步就可以了。

太阳致敬式——调整身体各系统

这个动作是多个体位的组合，对身体的益处极多，对身体消化系统、循环系统、呼吸系统、内分泌系统、神经系统等多个系统都能产生良好的影响。

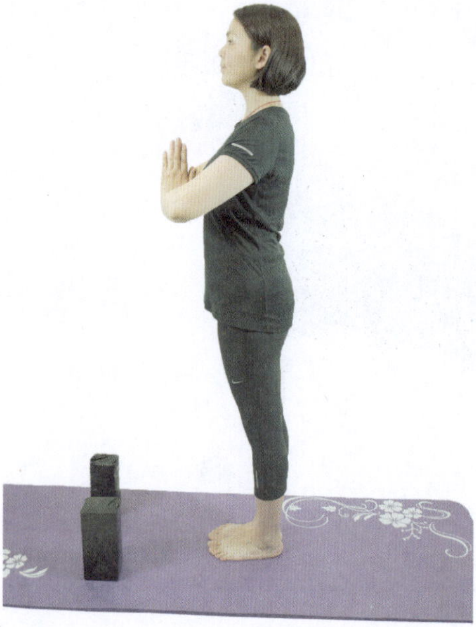

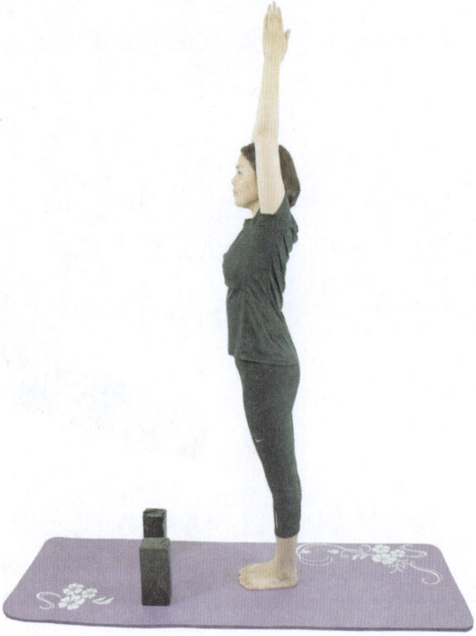

① 站立，放松，两脚靠拢，两掌在胸前合十，正常呼吸。

② 随着吸气把双臂高举过头顶上（举臂时，两手食指相触，掌心向前）。

③ 呼气时，保持背部的伸展，身体向前向下弯曲，双手支撑在瑜伽砖上（不要弯曲双膝），以不感到太费力为限。

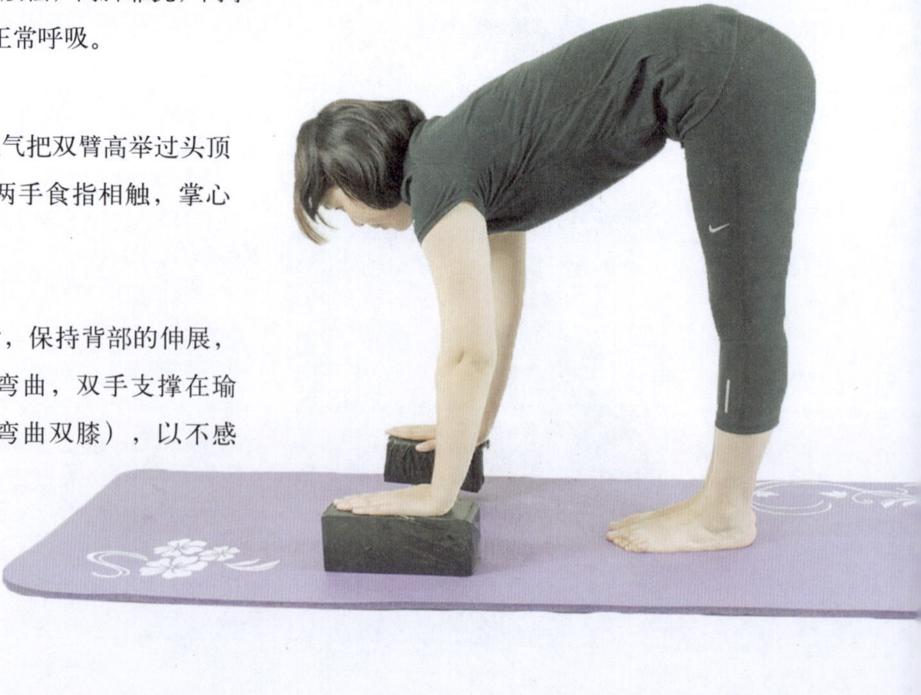

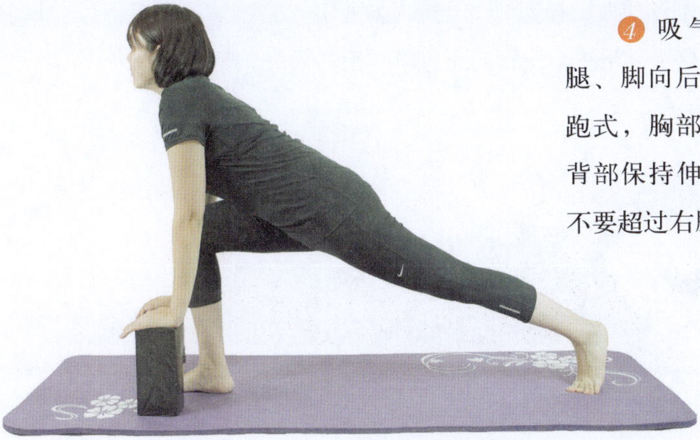

④ 吸气，同时把左腿、脚向后伸展。保持起跑式，胸部向前方上提，背部保持伸展（注意左膝不要超过右脚趾）。

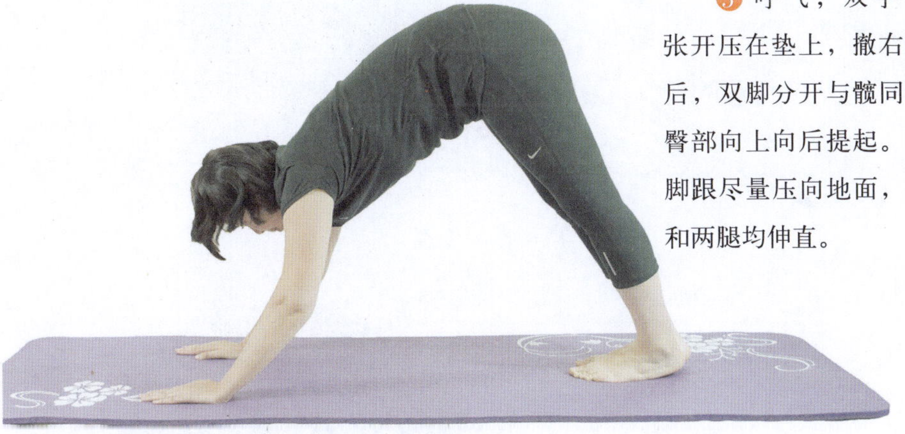

⑤ 呼气，双手十指张开压在垫上，撤右腿向后，双脚分开与髋同宽，臀部向上向后提起。两脚脚跟尽量压向地面，两臂和两腿均伸直。

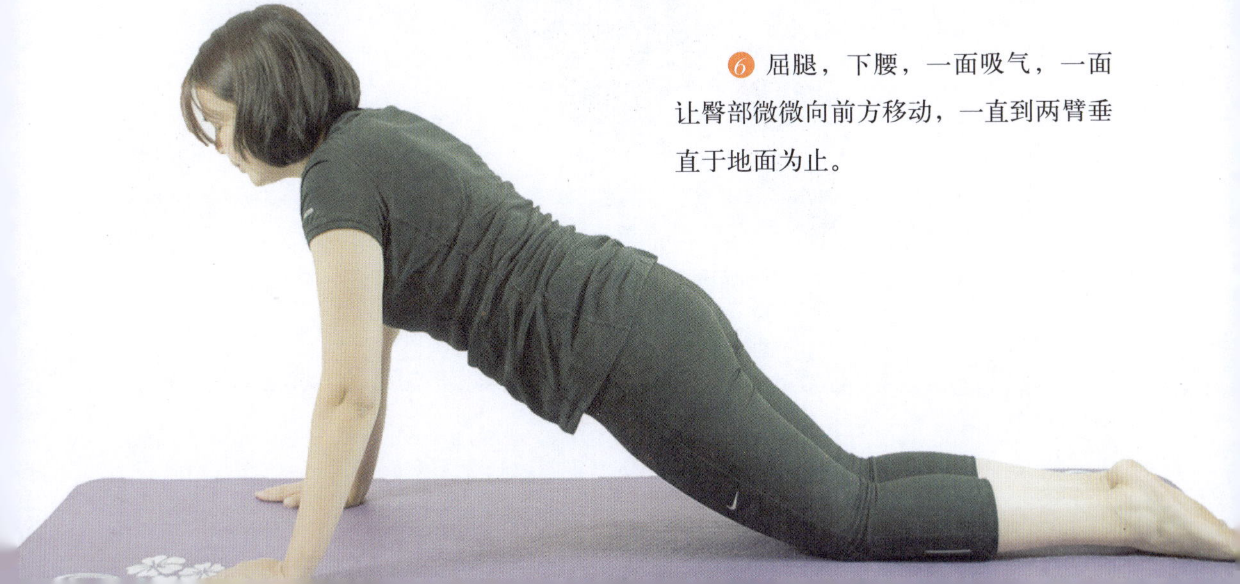

⑥ 屈腿，下腰，一面吸气，一面让臀部微微向前方移动，一直到两臂垂直于地面为止。

这个练习还能给身体包括大脑补充氧气，而且放松并兴奋身体，所以适合在早上或白天进行，有消除全身多余脂肪的作用，还可以防治月经失调等。

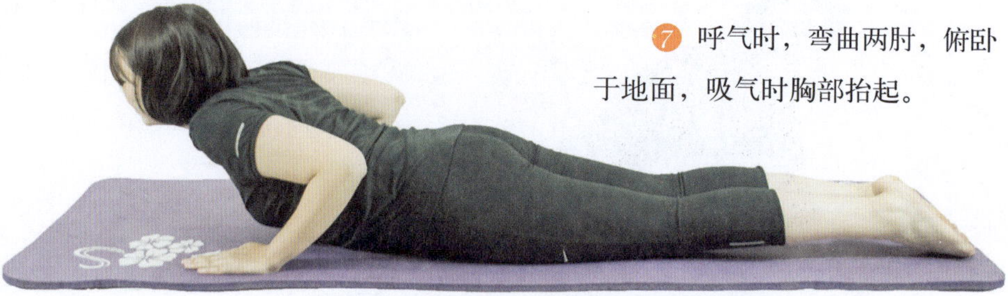

7 呼气时，弯曲两肘，俯卧于地面，吸气时胸部抬起。

8 推地面起身，呼气时坐于脚跟，婴儿式。

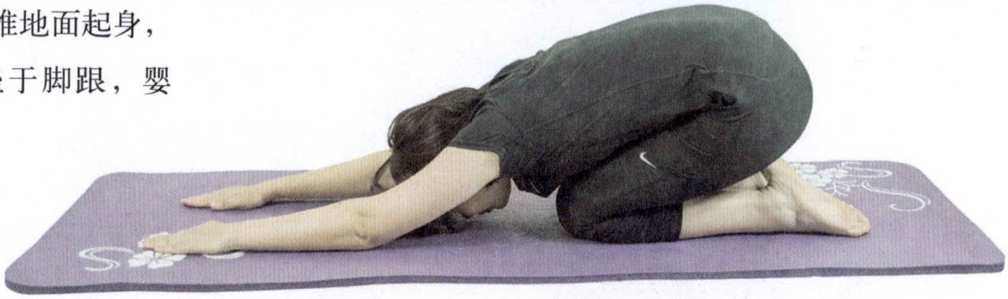

9 吸气起身，呼气时到下犬式。

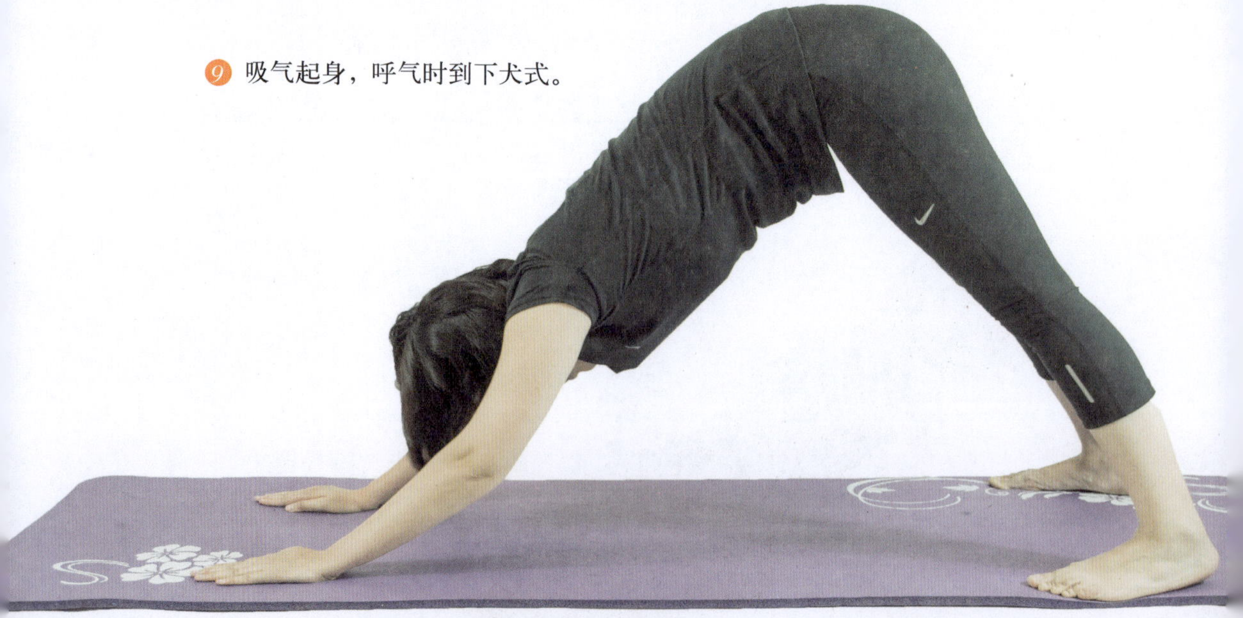

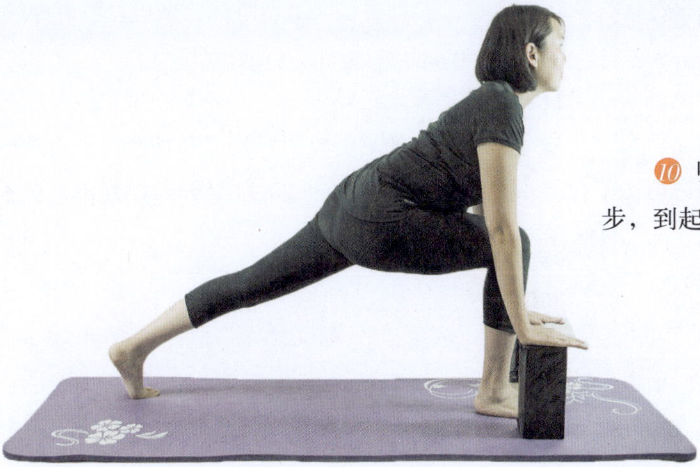

10 吸气，右腿向前迈一大步，到起跑式。

12 同时慢慢抬起身体，回原。

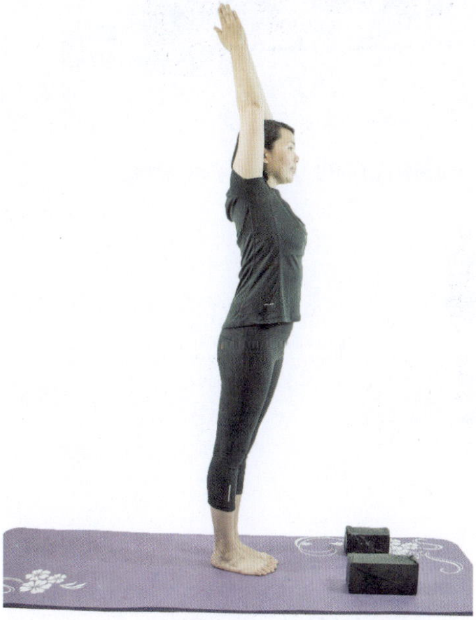

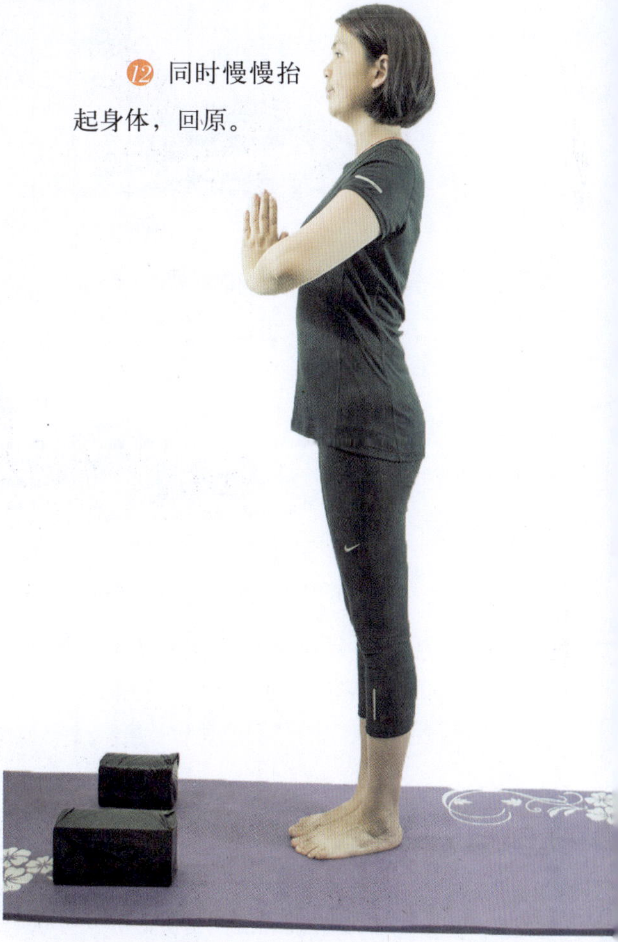

11 左脚向前一步，与右脚平行，吸气，两臂伸直慢慢抬高。

每天10分钟瘦身操

对每一个想要瘦身的新妈妈来说，坚持不断地运动是一件不容易的事，很多新妈妈就因为“偷懒”了一天，很可能就使整个瘦身计划失败。导致没办法坚持下去的原因有很多，可能是产后妈妈太忙碌，也可能每天运动时间太长。其实，运动没有那么难，每天只需要10分钟，动动就能瘦全身。

鳄鱼扭转

躺在床上，看着婴儿床上沉睡的宝宝，妈妈做一做此套动作，全身肌肉都放松了，可以让自己有一个香甜的睡眠，还能活动骨盆，强壮脊椎，消除身体多余的赘肉。

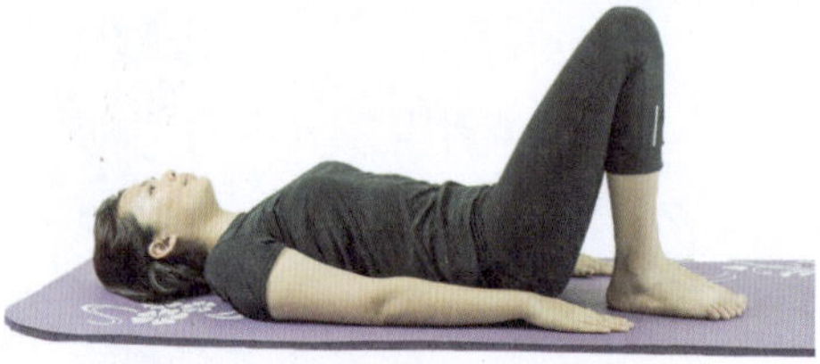

1 仰卧在垫上，双腿屈膝，臀部先略抬起向左移动。

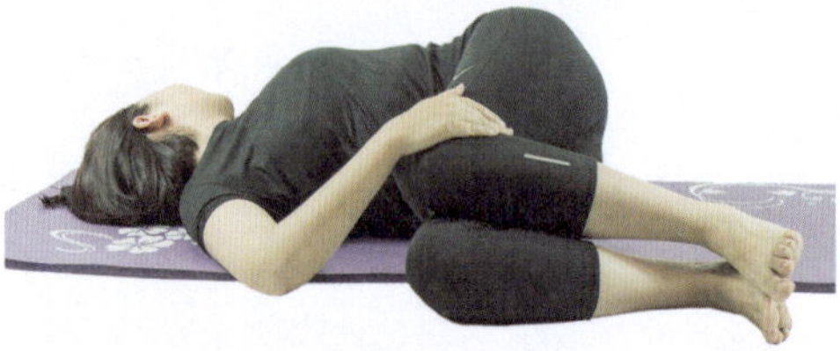

2 再将双膝倒向右边，眼睛转向左手的方向，保持20秒。

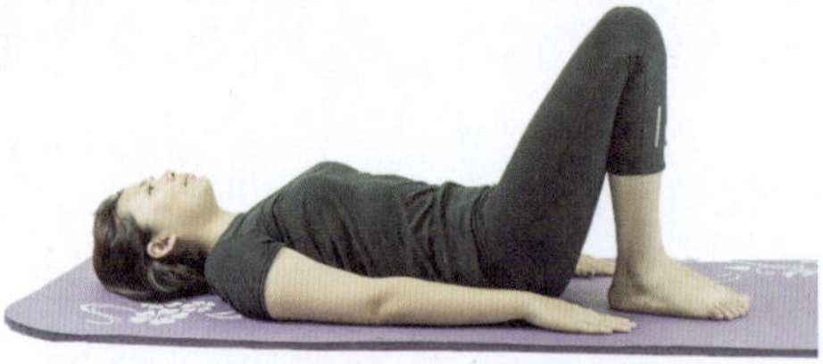

3 吸气，双腿回到中间，将臀部先向右移动。

4 再将双膝倒向左边，眼睛转向右手的方向，保持20秒。注意，不能直接扭转；双膝不能靠拢，可用手扶住轻压。

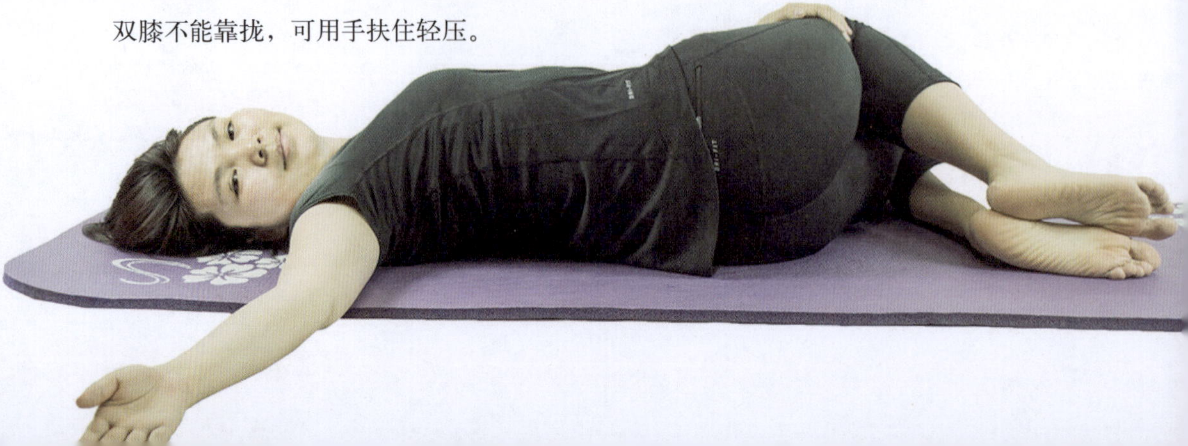

压球提臀

此动作强度中等，而且可以根据新妈妈的情况，自己控制强度、速度，非常适合产后练习。常做此动作，能有效锻炼臀大肌和体内最大的肌肉，加强腰背部及大腿后侧力量，锻炼核心稳定性，更有效地提升臀部。

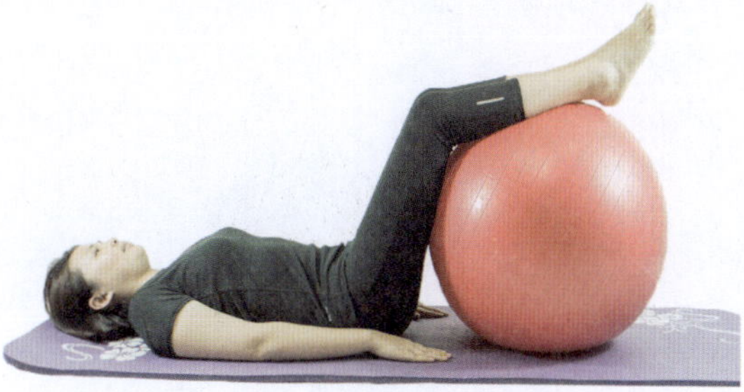

1 仰卧于垫上，将球放置在小腿下方，吸气，做好准备。

2 呼气，缓慢将身体向上抬起，双腿有力地向下压球，吸气，停留。

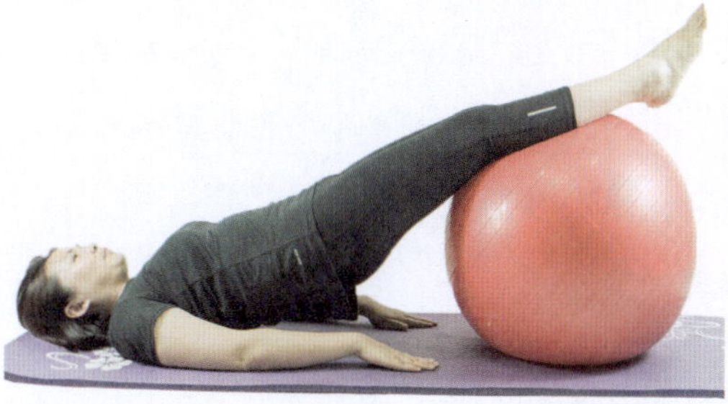

服装

最好穿紧身的运动服装，因为运动过程中宽松的衣服可能被健身球压住。

练习前要准备

练习前，与进行其他运动一样，新妈妈要做好充分的准备活动。

注意呼吸

要注意正常的呼吸，以获得好的练习效果，注意自己的呼吸过程很重要。

3 呼气，屈膝，将球滚至双脚下方，臀部尽量向上提起。

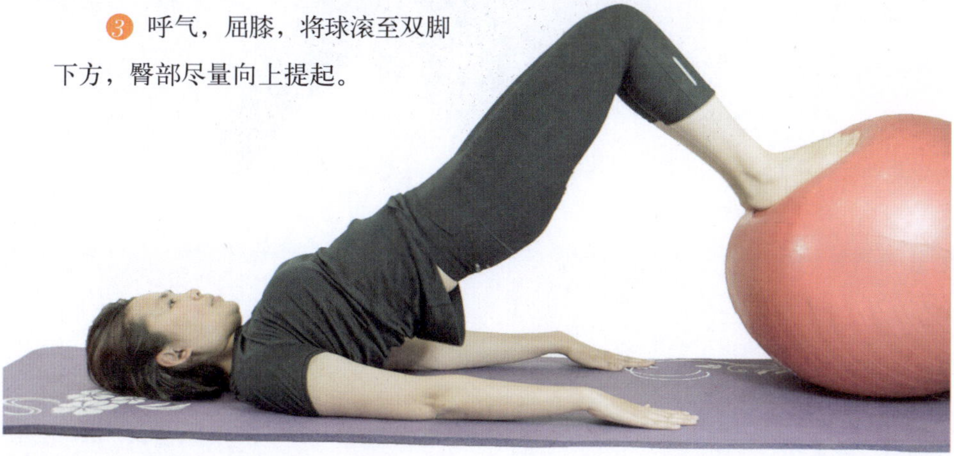

双角扭转——强健骨盆和髋关节

这个动作是前屈与扭转的组合，可强健双脚、膝盖、腿部和髋关节的韧带和肌肉群，改善呼吸和背部疼痛，对产后新妈妈容易出现的便秘、消化功能减弱也有很好的调节作用。

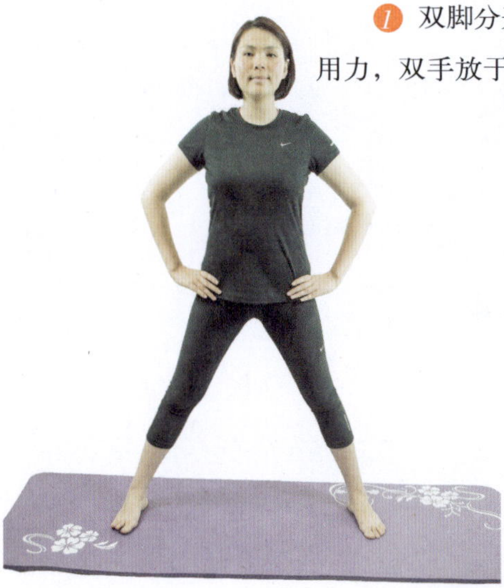

1 双脚分开两肩的宽度，双腿用力，双手放于髋部。

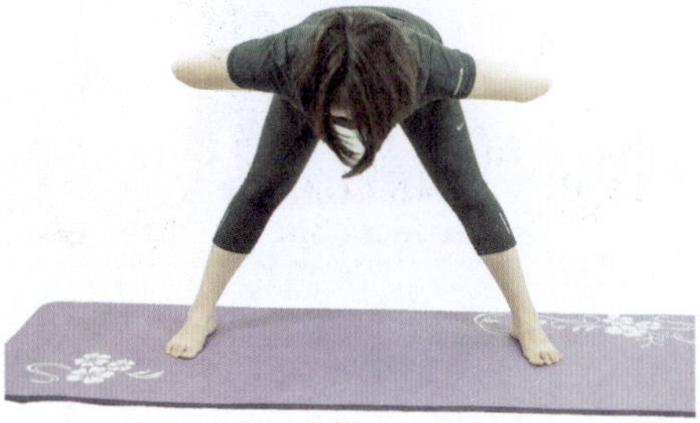

2 吸气，双手放于腰部慢慢向前弯腰，尽量伸展脊椎，使后背与地面平行。

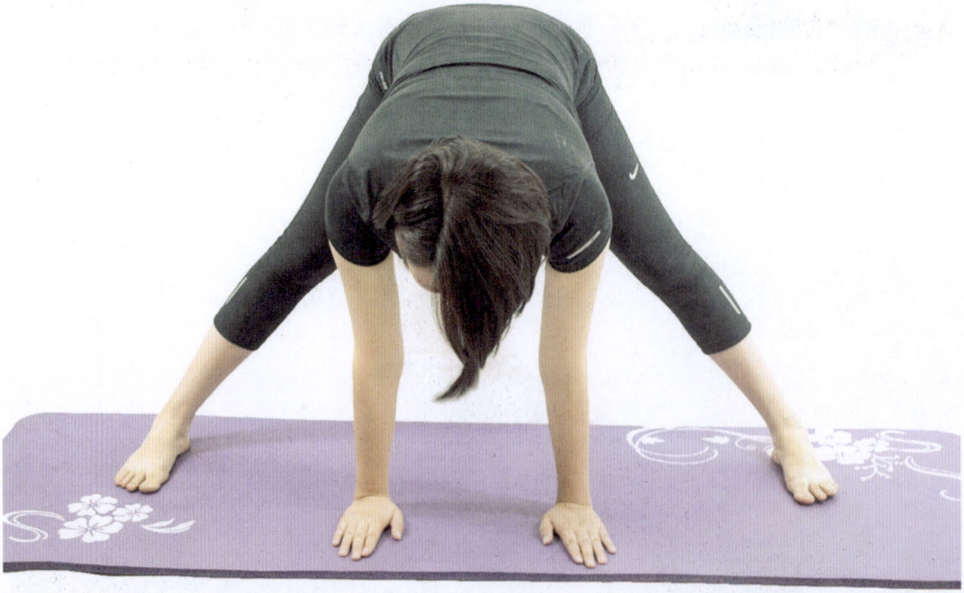

3 头尽量向前顶，尾骨尽力向后，双手置于肩膀下方，向下推地面。吸气，使身体尽量延展。

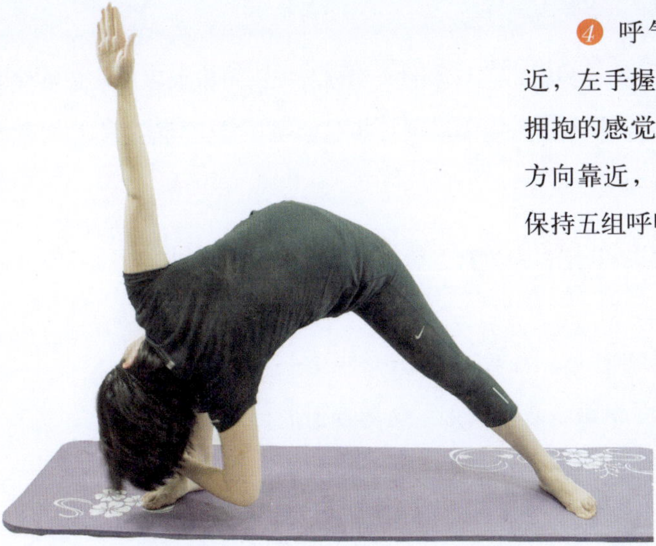

④ 呼气，身体向右腿方向靠近，左手握住右脚踝外侧找到向内拥抱的感觉，带动身体向小腿胫骨方向靠近，同时伸直右手臂向上，保持五组呼吸。

⑤ 吸气时回到步骤3位置。呼气，换另外一侧。

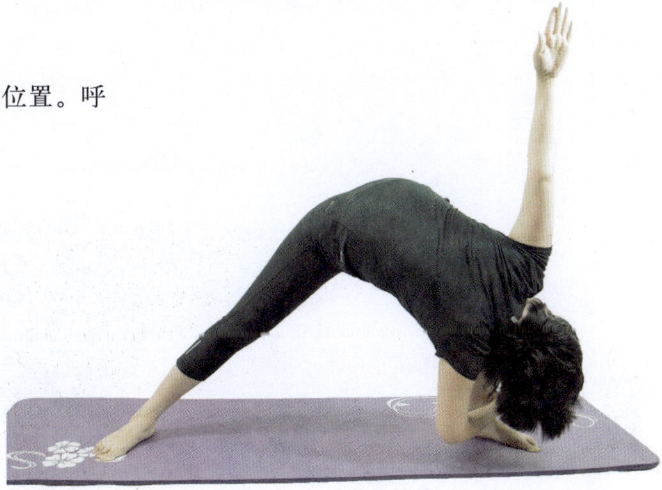

运动时长和强度

2分钟内做完，可以配合稍有节奏感的音乐。

每天1次，可每天做，要依据自己身体恢复情况而定。

此动作属于中等强度动作，做此动作前，新妈妈宜做好运动准备。

半月式——促恢复，令身体更轻盈

半月式动作舒展，能拉伸到新妈妈身体的大部分肌肉，可很大程度地缓解产后疲劳与焦虑，有助于新妈妈找回身体的轻盈感觉。此外，这套动作对盆腔器官的复位也有很好的辅助作用。

1. 双脚分开一条腿的长度，左脚趾微微内扣，右脚向外旋90°，两手臂伸直侧平举。
2. 呼气，身体向右侧拉伸，右手放于脚踝或小腿上。
3. 吸气，屈右膝，左腿向前跟一步，保持有力的伸展。左手叉腰，右手放在瑜伽砖上。
4. 呼气，右手推砖向下，左腿向上抬起与地面平行，保持腿部内旋，左手臂伸直向上，胸腔尽量舒展。
5. 反方向再做一次。如此反复3～5次。

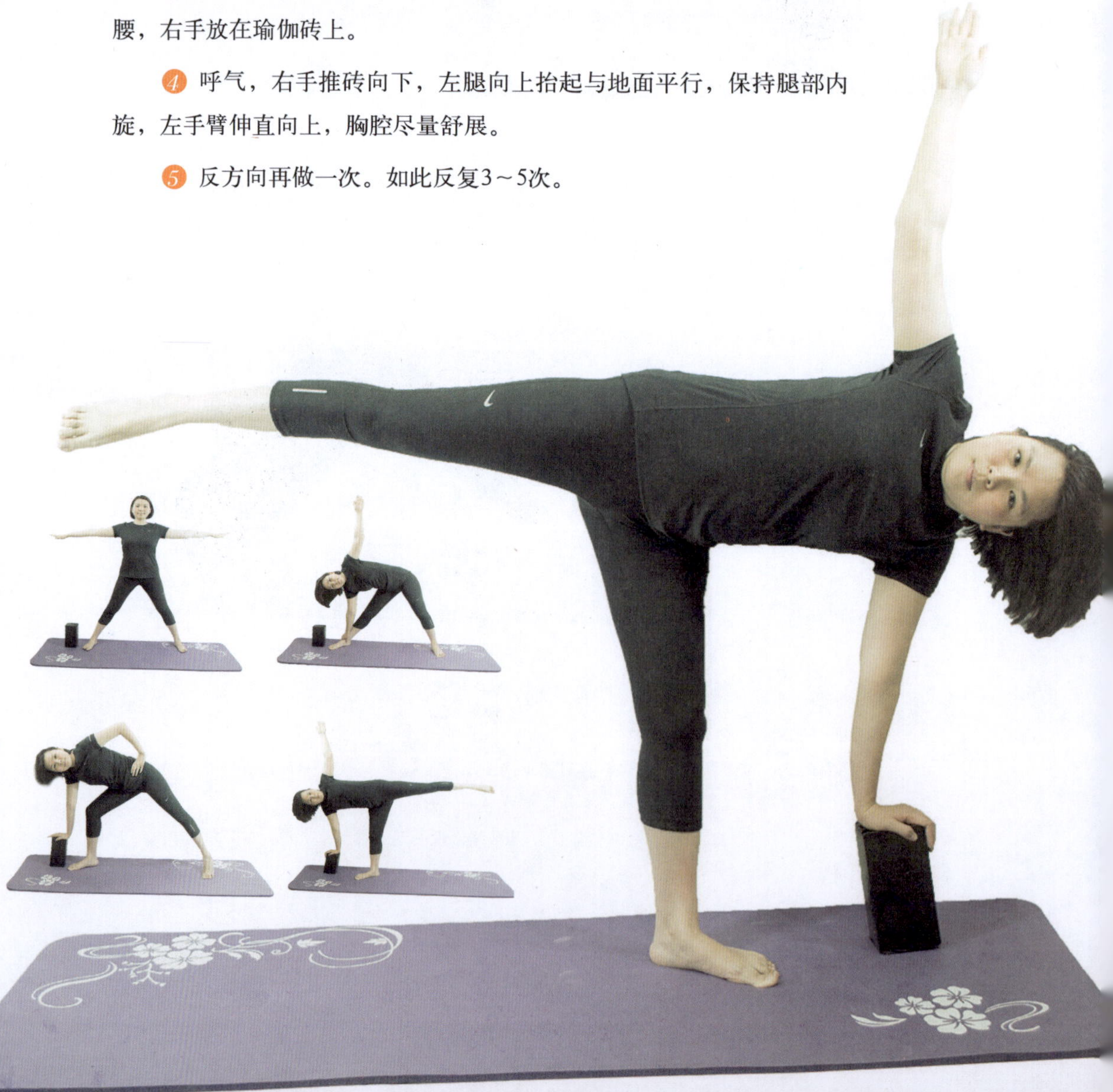

直腿扭转——全身都要瘦

一套简单的动作，每天坚持10分钟，就可以让腿部、腰腹、手臂、臀部通通都变瘦。降低做运动的速度，延长肌肉紧张的时间，还能收到令人惊奇的效果。新妈妈赶紧试试吧！

1. 仰卧在垫上，手臂向两侧打开，呼气时左手去够抬起的右腿，同时左腿轻抬，保持平衡。

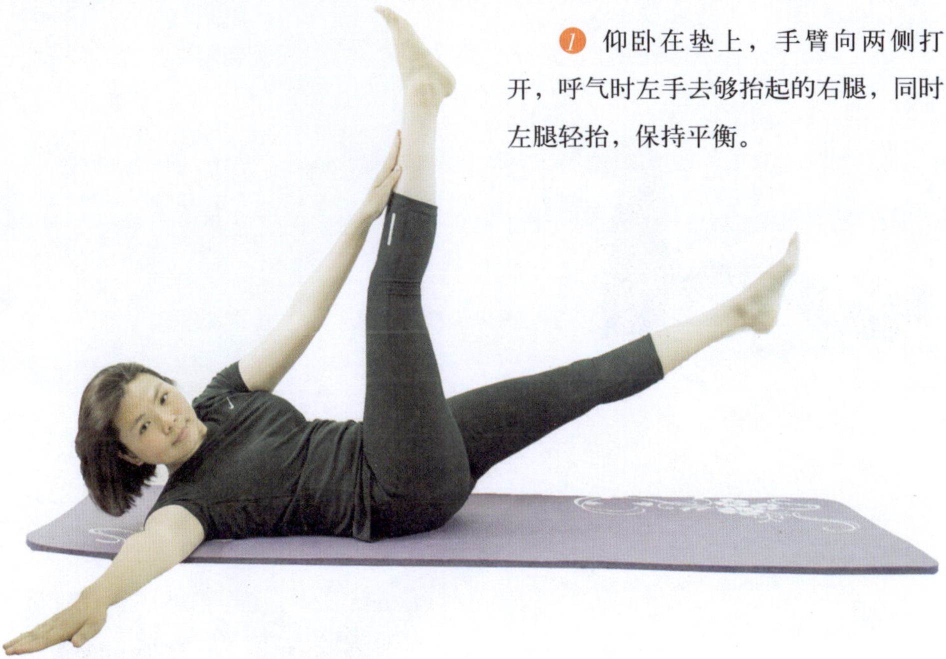

2. 呼气时，双手抓住轮流交换抬起的左右腿，加快节奏做15次。

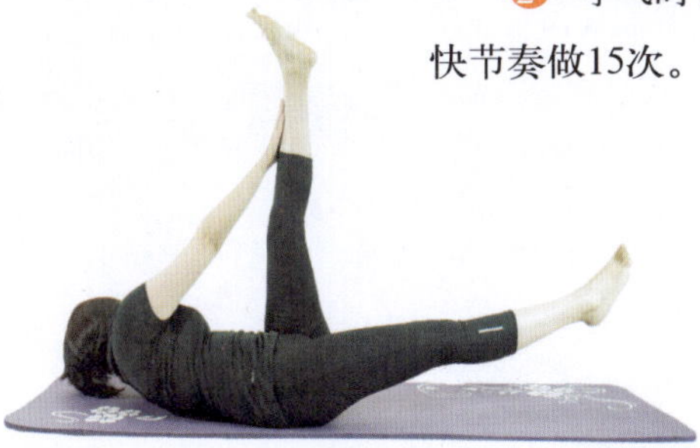

3. 吸气回到中间，呼气时，再做另一侧。重复15次。

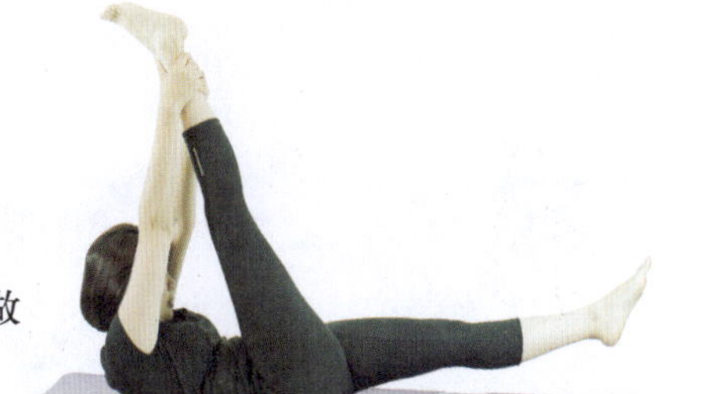

屈膝卷腹——平坦小腹练出来

产后新妈妈的腹部肌肉是非常薄弱的，经常做舒缓的锻炼腹部肌肉的动作，有助于新妈妈身体的快速恢复。这套动作看起来很简单，但是可以有效锻炼腹部肌肉和双腿的灵活性。

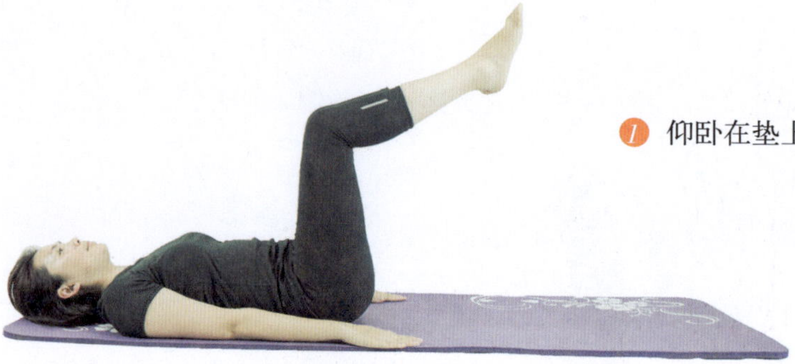

1 仰卧在垫上，双腿屈膝抬起。

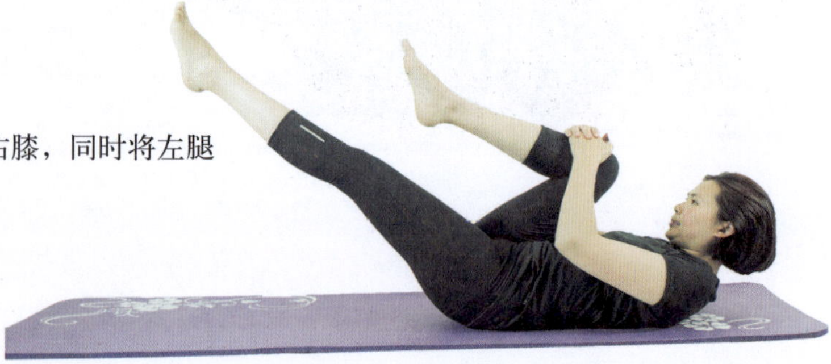

2 呼气时抱右膝，同时将左腿向前伸直。

3 再呼气时，抱左膝，右腿伸直。节奏加快，重复20次。

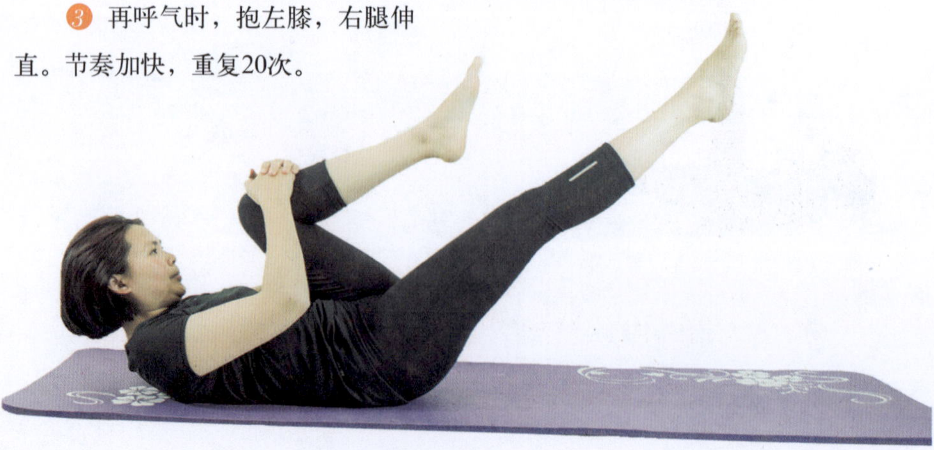